手術刀與靈魂

THE SCALPEL AND THE SOUL
Encounters with Surgery, the Supernatural, and the Healing Power of Hope

外科醫師與超自然經歷的邂逅，
以及療癒的希望

艾倫·翰彌頓醫師_著 謝瑤玲_譯

獻給吾妻琴妮——我宇宙中的太陽

一顆善良的心……是太陽和月亮；應該說，是太陽，不是月亮，因為它明亮燦爛且絕不改變，永遠盡忠職守。

——莎士比亞，《亨利五世》，第五幕，第二場

contents

前言

安德魯・魏爾醫師（Ardrew Weil, M.D.）

本書作者是個善於說故事的外科醫生。他在本書中所說的故事，是他外科生涯的經歷中，令他難忘的病人、同事和良師。由於他的專長是神經外科，需要接受開刀的病人通常病況危急，有創傷性的腦部外傷或惡性腦瘤，病人和醫師都面臨重大決定和緊迫的死亡，後果則受到機會、運氣和命運的影響。

艾倫・翰彌頓具有「全人」的觀點，也是我在整體醫學中所強調的。他和我一樣，眼中看到的病人不只是生理軀體，更是具有心靈和情感的人，是有靈性的實體。為了理解健康和疾病，儘管明顯受傷或生病的是身體，但醫生必須檢視和關注的卻不只是生理上的，更須關注一個人生命中的種種層面。你將要閱讀的故事是一個技術純熟的醫生暨科學家的觀察，揭示了人的生命中，生理與非生理層面之間驚人的關係。

可能許多在加護病房工作的醫師和護士，都曾觀察到情緒對結果的影響，以及某種無法解釋之意識力的存在。但我由經驗得知，他們很少談及這些事，或讓這些事影響到醫學的思考和執行。艾倫・翰彌頓將他不尋常的經驗記錄下來與我們分享，並且自這些經驗中得到寶貴的體認，令我讚佩。他所下的結論有時候出乎意料，但總是可靠，即使是從極不幸的事件中得到的結論。

艾倫不只是操刀動手術而已，也曾是個外科病人。由於他早年受過傷，導致脊椎下半部的神經受到壓迫，不得不在年紀較大時接受重大的重建手術。手術並非完全成功；他的雙腿持續衰弱且疼痛不止，迫使他最後放棄再為病人開刀。手術刀隱含的承諾及可能造成的危險，他都深深瞭解，因此，他的獨特經驗使他可以對我們這些必須決定該不該接受手術治療的人、我們這些別無選擇的人，以及我們所有思索過身體的脆弱和生命有限的人，提出實際的忠告。

艾倫是我的朋友，也是我在亞利桑納大學健康科學中心的同事。我覺得他是個可靠、踏實、又有科學頭腦的人，他所說的故事，有些很心酸，有些很有趣，有些很不尋常。我沒有理由質疑這些故事的真實性，因為它們與我自己的經驗類似。

有些醫學專家對即時療治嗤之以鼻，認為非正統療法所引起的意外療效，只是「奇聞軼事」，不值得科學關注。「奇聞軼事」是不屑的說法，用以表示對挑戰正統模式的觀測難以苟同。真正的科學始於無止的觀察。如果觀測不符合現實的標準模式——正因為如此——科學家就應該給予關注。觀察的結果，就是我們提出假設並加以求證的原料。其實，anecdote（奇聞軼事）一字源自於希臘文，意思是「未發表的」。艾倫・翰彌頓將這些「外科精神層面的故事」加以出版，帶給我們極多的省思。

緒論

宇宙開始看似一個偉大的思想，而不是一部偉大的機器。

——詹姆斯・金恩爵士

這一連串的故事，每一個都包含了真實的病人和真實的事件，我並未做太多更動，少數的更動是為了保護個人的隱私。偶爾，基於法律的理由，對於一個仍然在世的醫生，我會保護他的身分；有時候，我會將兩、三個人物合併為一個。

我剛踏上行醫的旅程時，想要瞭解腦袋和思想之間的差異，到最後，我也必須設法解決心靈的難題。可以說，這是一系列我慢慢成為醫師的故事；或者也可以說，這是發現我自己在面對心靈的問題及碰到危機時，竟然措手不及的故事。推算是無可避免的。我必須重新評估我的人生，從童年到現在，從我自己的價值觀到病患的價值觀。不過這也是一段救贖的旅程，終會導致我認定生命有時超越了生死，也超越了恐懼。

二十世紀初，北極探險家羅德・阿孟森必須在北極圈上度過一個冬季，和愛斯基摩原住民住在一起。在那個沒有太陽的季節，他和部落的巫醫共住一處。那幾個月裡，他觀察巫醫運用各種巧手妙計，以他的魔法吸引族人的注意力。最後，阿孟森忍不住了，決定質問巫醫：對於他的「魔法」只不過是哄人的把戲，難道不會覺得不安嗎？巫醫微微一笑，答道：「我的魔法並不在我的把戲中。我真正的力量在於，我曾經到外面的冰上住過好幾個月，直到最後聽到了宇宙的聲音。宇宙的聲音就是母親呼喚所愛子女的聲音，那才是我真正的魔法。」

我希望這些故事中也有真正的魔法。我要請求你，象徵性地握住我的手，和我一起去巡視病人，和我一起站在病床邊看著他們，就像我當時和現在一樣。讓他們來告訴你他們的故事。讓你自己透過我去體驗他們的奮鬥吧！要有耐心：他們的心靈教誨自會為你訴說一切。

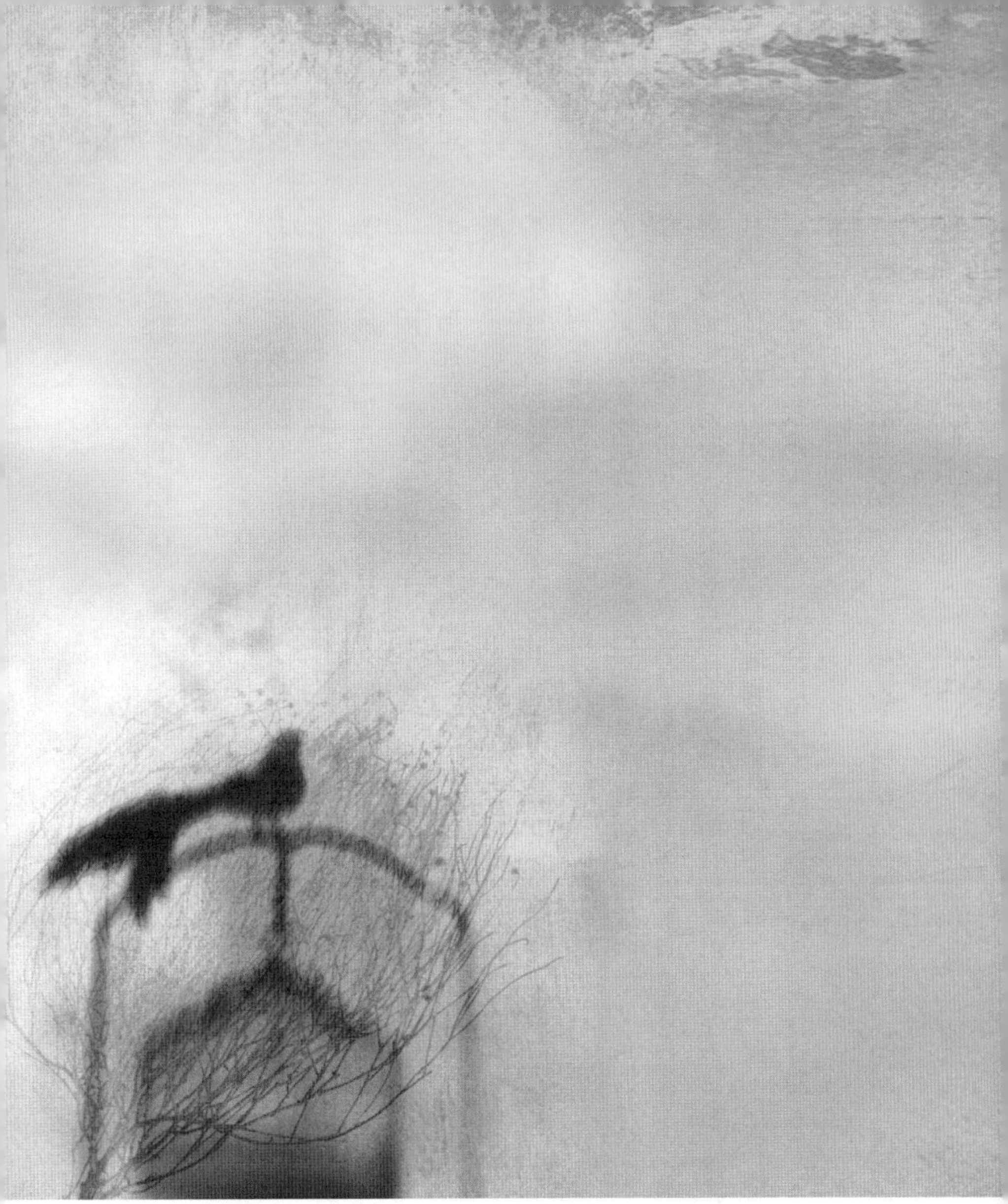

1 水晶球

吉普賽女人的預言

我八歲時，媽媽帶著哥哥派崔克和我到康尼島遊樂園去。要不是母親最好的朋友貝蒂非要去那裡一趟的話，她絕不可能同意帶我們去的。貝蒂必須去那裡，是因爲她有一張折價券，買十二歲以下的兒童票時可以打七五折。時間有限，貝蒂的大女兒再過一個月就要滿十三歲了。因爲貝蒂不肯單獨坐地下鐵一路坐到康尼島去，所以我媽只得陪她同行了。

只因爲我們要去康尼島，並不表示我母親喜歡去。她不必去那裡就知道自己討厭那個地方。那裡有一條木板路。人們吃炸熱狗和棉花糖。他們會買玩具貓熊，也會去坐遊樂設施。那些遊樂設施完全無益，也不會把你帶到任何地方去。我媽是德國人的後裔，所以她不信任無聊的玩樂。貝蒂卻是個忠誠的愛爾蘭天主教徒，會把握短暫的簡單樂趣。

貝蒂覺得如果可以在木板路邊找到一個算命的吉普賽人，一定會很棒，她可以替所有的小孩算命。母親非常勉強地把那個吉普賽婦人所要的兩個銅板遞給她。先看我哥哥的手相，他的手相預示了他將來會富有，並且娶一個電影明星當老婆。我媽不以爲然地哼了一聲。當她不認同時，鼻翼會習慣性地張大，而且像噴射機吸入空氣一樣呼呼作響。但是讓我媽勃然大怒的是，當那個吉普賽婦人握住我的手說：「這一個，他以後會當醫生，甚至會很有名呢！」我媽大笑說：「胡說八道！」然後她自那個吉普賽婦人手中拉過我的手，將我帶了出去。

當時的我看起來的確不大可能會走醫學這條路。任何一點點有機的東西我都怕，例如血或結痂；我也受不了自己的手弄髒了。對於未來的事業，我有別的計畫：在我生命的前十年，我想要當一個牛仔；接下來的兩年，我想要當美國ＳＳ號的海軍司令官；等到我要上大學時，那艘船已嚴重生鏽，所以我決定要當一個畫家。

我在綺瑟佳學院念了兩年半，想要畫出好的油畫。雖然我喜歡那些可以描繪裸女的機會，但卻畫不出個所以然來，所以我只得將主修改爲英文，尤其著重在美國文學上。畢業後當一個老師，可以使我有固定的收入（雖然薪資微薄），生活無虞。但不久就連這些計畫也被推翻了：我已累積了足夠的學分，可以提早畢業——太早了！

過早離開大學，令人對未來感到惶恐。越戰打得激烈，只要有脈搏和至少一隻好眼睛的年輕人，都會被徵調去東南亞當兵。我很驚慌。我的入伍抽籤號碼也很低：一零七號。我很有可能被徵調，我確信自己會到越南去，那就和死了差不多。

我到註冊處去跟他們爭辯。我堅持一定有錯誤，學分算錯了，我怎麼可能這麼快就唸完大學呢？註冊組那位中年女士聽我說出對徵兵的疑慮時，對我露出鱷魚般的笑容。她很肯定：這一年結束時，我會比畢業學分多超修十二個學分。而且，沒錯，他們已經通知徵兵處了。她顯然十分得意。越戰的問題之一，就是這場戰爭使大部分的人都成爲混蛋。

我到軍方的徵兵處，進行了好幾天的測試，想要查明對我而言最好的軍事專業（ＭＯＳ）會是什麼。我從未被告知測試結果，他們只會叫我第二天再回去做更多測試。這些測試似乎沒完沒了，其中一個測試我還滿喜歡的：他們透過測試檢查你的手眼協調有多敏捷。另一項我也喜歡的測試是：它呈現出一種完全莫名其妙的語言。我一定考得不錯，因爲這項測驗一結束，徵調處的長官就把我帶到一旁去，問我有沒有想過在情報處工作。你知道，像中央情報局（CIA）或聯邦調查局（FBI）？坦白說，這兩個地方的英文縮寫聽起來都比ROV（越南共和國）好多了，所以我就說當然。我心想，就當一個間諜吧，有何不可？

天呀，那之後的變化可大了。他們直呼我的名字，帶我到一間私人辦公室，端咖啡來給我。我還得再考一些試，但是現在我單獨在一個房間裡，而且我眞的很努力在寫考卷。我的想法是，想要避開這場戰爭，爲政府工作，將情報編爲密碼或加以解碼，都勝過許多別的方法，而且似乎很安全，不需要動刀動槍的。

於是我就一路考上去，爬過性向測驗、智商測驗、心理分析和安全調查等階梯，一心希望有人能讓我繼續待在大學裡。

接著，我有一個吸大麻的朋友對我提到生物系有一個資淺的教授，專門研究猛禽。這個教授想要找一個實驗室的助理。

「眞的嗎？他可以給我什麼報酬？」

「呃，這個教授，他訓練這些猛禽如何撲殺鴿子，以免牠們被空軍的戰鬥機捲進去。」

「他殺鴿子？」

「呃，總勝過殺嬰兒吧！」

「當然，當然。我明白你的意思。」其實我並不明白他爲什麼那樣說，但是和一個陶醉在大麻煙中的人爭辯是無益的。

「喂，醒醒吧！」我的朋友吼道：「他是爲了空軍在訓練這些鳥的呀！只要他每次放出一隻老鷹去抓鴿子，確定那些鳥不會被捲進噴射機內把引擎撞毀，就可以爲美國政府省下好幾百萬元。我告訴你，這些他媽的老鷹可值錢了。這對國家安全或什麼的，一定很重要吧。所以說，像那樣的研究工作，可以讓你在情報處之類的地方當一個情報員，但你還是可以留在學校裡。明白嗎？不用當兵！」

他這個主意的確很棒。我聽說過，有些研究員不必被徵調，因爲他們的研究基金是國防部給的。這值得一試。

發現自己的天份

布魯斯・鄧寧是個民族學家，主要研究鳥類行爲。他的博士論文寫的是「聚衆行爲」：燕子或烏鴉等小鳥，集合成一群後，攻擊比牠們大型且危險的猛禽。這些小鳥以數量取勝，飛來飛去，讓大型的猛禽分心，沒有機會去撲擊毫無防備的獵物。我覺得有人想要在這個領域成爲傑出的研究員，實在是滿奇怪的。不過這是否眞的可以讓我不用當兵，仍值得探查一下。

康乃爾大學的鳥類實驗室設在狀似一條土司麵包的小山後面，從山上可以俯瞰卡優佳湖。這棟建築物有種軍事風格，入口閘門處有一名警衛，他會在記事板上檢查你的名字是否有登錄，然後打電話通報。我精神一振，這完全像國防部的哨兵之類的。建築物本身低矮，顏色漆成政府建築物慣用的那種棕綠色，整個地方簡直像在呼叫：「從事國防工作」——這是想要免當兵的關鍵句。

鄧寧博士高高瘦瘦的，一半像是大學時打過籃球，混合了另一半的書呆子。他有個像鳥一樣的習慣，就是站立時重心時常由一腳換到另一腳。鄧寧博士帶我進入「猛禽樓」，裡面放了一排又一排大型的鐵絲籠，每一座都有二十尺高，每座籠子裡都放了一段很大的樹幹，當作鳥的棲木，而且每座籠子裡只有一隻鳥。老鷹，獵鷹，有些則是大型的老鷹，來自加拿大、非洲、亞洲，當然還有美國。所有的鳥都是美國魚類及野生動物處的官員從走私者那裡沒收來的。

我們進入一座鳥籠裡。我一進到裡面，就看得出這裡有幾千立方呎的空間，但是仍然感覺窄小，幾乎令人窒息。鳥糞的酸味並沒有增加吸引力。地上有一些已經乾掉的肉片。

這座籠子裡裝的是一隻巨大的金色老鷹，蹲伏在角落的樹幹上。我本能地貼近門板，將手盡量往出口處的門把放。鄧寧博士在籠子中央蹲下來，那隻鳥立刻發出一聲鳴叫，朝他飛來，像一隻長得過大的雞，在他腳邊的地上繞圈圈。鄧寧博士噘嘴吱吱作聲，那隻老鷹突然跳到他的臂膀上。老鷹起碼有二十磅重，我看到鄧寧博士胳臂的肌肉繃緊，努力想撐住那隻鳥的重量。

在這一刻，無論鄧寧博士叫我做什麼，我都會做的。我從來沒有這樣的經驗，在如此近的距離感受到那隻老鷹的莊嚴和力量。因此，當他讓老鷹再次飛回牠的棲木去，然後要我和他走回他的辦公室去時，我想我可能還因爲太興奮而有點呼吸困難。

他解釋說他要我開始用一隻稱爲伯勞鳥的燕雀做一項「試驗性的」的工作。我從沒聽說過這種鳥。這種伯勞鳥顯然因爪子太小而無法將獵物扯爛，因此牠必須把獵物刺到鐵釘或倒鉤鐵絲上，也就是任何可以將軀體刺入並固定不動的東西，才有辦法吃。這種習性聽起來很駭人。鄧寧博士提議我進行一項研究計畫，包括以小老鼠餵食一對築巢的伯勞鳥，然後將一塊釘了各種不同顏色和尺寸釘子的木板，以各種不同的角度拿給牠們看，看牠們最常選擇使用的是哪一個「刺入點」。這跟我心目中的「崇高科學」不大吻合，倒像是去發現幼稚園衣帽間裡用來掛外套的鉤子中，小朋友最喜歡的是哪一根。不過那好歹也是一項研究，而且我也漸漸地在乎起結果來。我開始好奇，伯勞鳥從那些看起來幾乎難以分別的各種釘子中，究竟會如何選擇。後來我慢慢看出了對伯勞鳥而言，這些釘子的細微差異，我愈來愈能猜到伯勞鳥會選擇哪根鐵釘，不久之後，我的準確度高達百分之七十五以上。

鄧寧博士讚許我在伯勞鳥研究計畫上的進展。當統計分析的結果顯示，十隻伯勞鳥中，有九隻喜歡將老鼠插入一根以三十到四十五度的角度突出的鐵釘上時，他感到很興奮。這雖然不足以贏得諾貝爾獎，但總是一項新的知識，而我對自己有助於建立這項新知識也感到光彩。那不是驕傲的感覺，而是一種私密、溫馨的感受——爲人類龐大資訊中的一小點，留有你隱匿不見的一點點痕跡而感到自豪。

我猜我被那些伯勞鳥給迷住了。更令我興奮的是，鄧寧博士僱用我在他位於校區的實驗室裡工作。這項研究牽涉到尋找一種稱爲抗利尿激素（ADH）的不明蛋白質，血液流量的改變會增加它的分泌。鄧寧博士相信，將一隻老鼠的腎臟移除，可能引起血液循環中

ADH的大量增加。結果他的假設是正確的，而且他因此辨識出一種由腦垂體分泌出的多縮氨基酸激素，稱爲血管加壓素，如今已知是血液流到腎臟去的一項決定因素。

對我來說，這些並不重要，只不過我必須移除數百隻老鼠的腎臟。要命的是，我還眞喜歡切除那些腎臟——醫學名詞稱爲「腎切除術」的一種手術。我喜歡坐在實驗室的長椅上，任時間流逝。我喜歡碰觸外科儀器、握著手術刀和切割肌肉組織的感覺。我雙手的動作愈來愈快了，眼睛似乎也可以快速閃動。一切都清楚了：當時我就知道自己必須成爲一個外科醫師。

後來我一直沒有被徵調。一九七一年，徵兵的數字只有到一百零五，但是逃避當兵使我發現了我的雙手。醫學的專業知識對我來說從不具有任何吸引力，對我而言，就是雙手：沉浸在一個由指尖和眼球之間的空間所構成的安靜、自足的宇宙中。

外科醫師有句名言：「沒有手術的一天就像普通醫學一樣。」如果你不能用手去開刀，那你就和其他醫生沒有分別了。動手術開腸剖腹，是一種觸感。當內科醫生卻完全不同。如何不同？我也說不上來，因爲我從不想當一個內科醫生。我只想當外科醫生。

不堪回首的「狗舍工友」工作

大學畢業後，我的第一份工作並不怎樣，是管理員助理。我必須清掃位於紐約州優提卡市大街上的長老教會大教堂，我要抹地、打蠟，還要將那個地方從頭到尾清掃乾淨。我還另外在一個名叫克利斯・柯勒斯納的獸醫那裡兼差，他提出的條件讓我無法拒絕：只要我當他的「狗舍工友」夠勤快，那麼我在做完雜務後，偶爾可以在動物手術室裡協助他。

當一個狗舍工友所需要的勇氣，超過一般人的想像。你要處理所有的狗，包括可愛又友善的，和受訓爲攻擊犬的兇惡大狗。你要清掃堆積如山的糞便，拉肚子的、尿、嘔吐物、毛球、內臟的碎屑。狗籠和整個區域，每天都需要消毒。你要常常用收斂劑、漂白水，以及各種可以使樹皮剝落的化學品。你要餵食所有的動物。你得爲所有就要回家去的動物洗澡。要是有動物不幸死去，你得將牠火化。你要先將焚屍爐的火燒旺，然後把每隻死狗和死貓燒成灰燼。

處理那座焚屍爐是我所做過的工作中最需要膽量，也是最骯髒的。如果說一個人必須從「最基層」幹起，慢慢往上爬，我想「狗舍工友」就是一份最基層的工作。屍體是僵硬的，身上滲出惡臭的液體。你得摘下所有的項圈和名牌，等每一隻狗的每一部分都燒得精光時，你必須打開爐子底部的門板，挖出灰燼。你挖出的可能是燒乾淨的灰燼，看不出有一塊塊的骨頭，這時你可以把灰燼裝進塑膠骨灰盆內的塑膠袋裡，再把它放到一邊，和項圈、名牌、以及曾陪伴過那隻狗的任何玩具放在一起。當牠的主人來領取遺物和付費時，柯勒斯納醫生會把這盆骨灰交給他們。柯勒斯納對付費要求嚴格：除非將費用付清，否則絕不交還骨灰。

由於負責這個可怕的工作，我得以協助柯勒斯納進行所有的手術。柯勒斯納被公認是紐約州中部最好的外科獸醫之一，他爲許多大型狗，如拉布拉多獵犬和大丹狗，進行髖關節的整型手術；有時候我們也進行腹部手術（包括日常發生的結紮手術）。柯勒斯納偶爾會開幾個令他興奮、因此也令我興奮的刀。他喜歡心臟手術，但卻極少有機會動這樣的刀。他也喜歡白內障手術。柯勒斯納是白內障之王。有些種類的狗極易罹患白內障，尤其是柯卡（西班牙長耳狗），因此在我們狗舍的後方，總會有一、兩隻手術後等待恢復的柯卡。我很慶幸會得白內障的狗不是杜賓犬。你必須每天在牠們的眼睛裡滴兩次眼藥膏，而大多數的柯卡都很好應付，但是杜賓犬可兇了。

我喜歡每天參與手術，我知道沒有別的方法可以讓我如此近距離地看到眞正的手術。我也知道我要爲人動手術，而不是爲動物。柯勒斯納常優雅地提議爲一隻貓或一隻狗開刀，以解決牠的問題。動物的主人就會問需要多少錢，柯勒斯納會報一個價錢，然後他們會問：「呃，如果我們就讓牠安樂死的話，要多少錢呢？」動手術絕比不上安樂死便宜，所以我知道我想要爲人動手術，因爲打從一開始，我就知道那才是每個人都要你施展最高技巧的地方，而且開銷不是問題——至少理論上是如此。

對我而言，外科手術就像是一種庇護，吻合我的許多需求和怪癖。我有一點偏執狂。我之前說過了，小時候我討厭把手弄髒。我們全家到海灘去的時候，全家人都快被我搞瘋了，因爲我會站一整天，兩手貼著身側，以免摸到沙子。如果你喜歡保持乾淨，那麼外科是個極適合你的領域。

許多人會被偏執狂的行爲搞得很煩。你可以想像爲什麼。「不對，這個一定要放在那兒」，以及「這個一定要放回原位」，「不行，你要把這些按照大小順序排好，從右到左。」

當然，這可以把任何人弄瘋，但在手術室內卻是例外。我從未碰到一個病人不要他的外科醫生偏執，因此外科手術提供給我一種庇護。

我意識到我喜歡運用雙手，喜歡這種手工引發的「流動狀態」。就像運動員在競賽時或音樂家在演奏時會耽溺於忘我的境界一樣，外科手術也有一種無法否認的、令人上癮的吸引力，是一種可以持續幾個小時的「流動狀態」。你完全沉浸於工作中，時間靜止了。你不會感覺肚子餓得咕咕叫，或膀胱禁尿禁得疼痛，或背痛得呻吟。你幾乎沒注意到護士人員換班，陪你待在手術室裡的已經換了另一個團隊。這就是爲何手術室被戲稱爲「手術戲院」，因爲這裡就是一個戲院，一個好戲上演的地方。外科醫生必須換上戲服，戴上口罩，然後這齣戲才能開始。你可以感受到在空中跳躍的火花。

當我當第三年醫科學生的導師，必須和他們談到哪裡去申請擔任駐院醫師，以及他們可以考慮哪一項專科時，我發現天生注定要走外科的學生是最容易談話的學生，他們已經知道自己別無選擇：他們一定要成爲外科醫生。很簡單，如果你只要當外科醫生，任何別的你都受不了，那你一定要進入外科。外科選擇你，而非你選擇外科。

我常會想到康尼島上那個吉普賽老婆婆，因爲我覺得自己像是被一塊大磁鐵吸進外科這個領域裡。外科一直在等著我，而非我在等著投入它。如果我現在可以找到那個吉普賽老婆婆，我會親吻她；她秘密地爲我施打了一劑希望——一劑神秘的自信心。

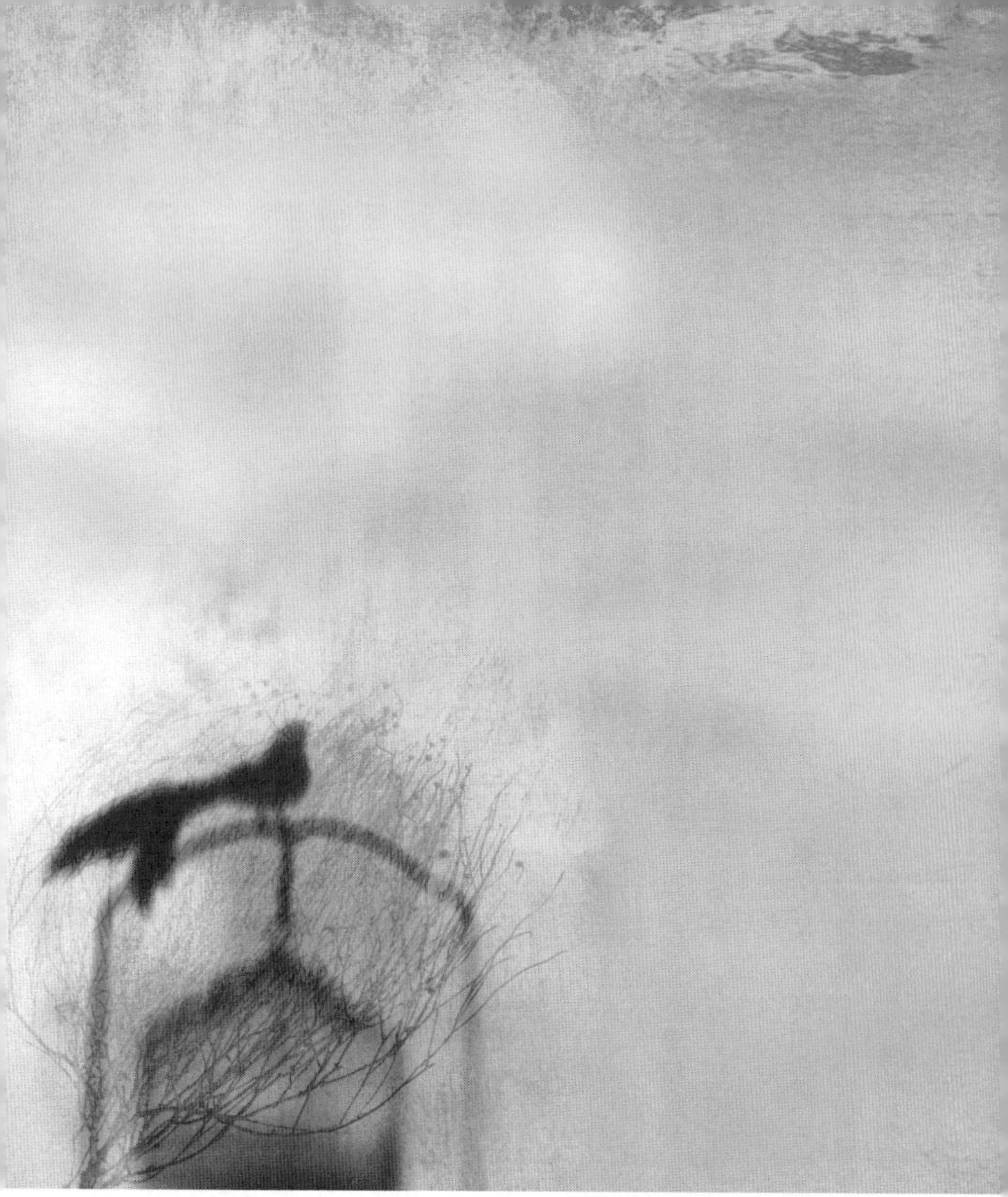

2 是警告？還是迷信？

宇宙給我的另類安排

一九八一年，雖然我明知危險，仍決定到非洲去當外科研究員。我的整個人都在抗議置生命於危險之中。住在非洲叢林裡，與外界先進的溝通隔絕，放棄我所珍惜的許多複雜的外科儀器，簡直就是知識性的自殺。但我還是去了。我在位於赤道上的加彭找到一家小醫院，在一個名叫隆巴瑞內的叢林小鎮上，就在歐古愛河邊。

如我所擔憂的一樣，這家小醫院孤立且簡陋。說它是醫院，只因爲史懷哲醫生曾以傳教醫師和倫理哲學家的身分在此行醫多年。我本來以爲以我的專業，到這裡來會是一個錯誤的決定。原始第三世界有可能讓我學到什麼以強化我的外科事業嗎？但是我錯了，在那裡，我發現宇宙可能對我有所安排。

就如在鄧寧博士的實驗室工作的經驗一樣，是機會選擇我，而不是我選擇了機會。到非洲去可以追溯到我童年時的一個幻想。我的小時候又瘦又小，運動很差、害羞、近視眼，又有氣喘，因此家人便鼓勵我朝室內活動發展，如下棋、音樂和畫畫。我的童年生活並非眞正在「生活」，而是在收集別人的生活，如紀念徽章、蝴蝶、郵票和彈珠。我也花了很多時間在製造模型船上。

我是個奇怪的隱士。星期六或星期天時，繼父會帶哥哥和我出去散步，希望我們可以做點運動並呼吸新鮮空氣。他總是扛著一個很大的收音機（不比一個麵包箱小），我們就一起聽電台播的一首接一首古典樂曲。我們常常散步到紐約市的博物館和公園去。

大致說來，我對繼父稱爲「豐富旅遊」的反應是中立的，他把散步說成像是難吃的維他命一樣。我哥哥派崔克則避之唯恐不及，每個週末都在尖叫聲和狂踢中被拖出門去。我相信，只要有一個週末讓派崔克不要去，之後他就會樂於遵從。相反的，我的不置可否卻讓繼父以爲我樂於同行。

事實是，我們所去的地方，有一處確實會讓我興奮到呼吸困難：紐約牡蠣灣的撒迦莫山。我們坐火車到那裡，那是我最喜歡的一部分，不過撒迦莫山本身也令我狂喜。那裡是美國第二十六屆、也是最年輕的總統羅斯福的家。我變得很煩人，常常要求要再去撒迦莫山。繼父帶我去那裡已不下上百次（保佑他的心）。我們參觀總統故居時，他會指出羅斯福總統小時候的總總，就像我小時候一樣，他會一件一件如數家珍，先用一隻手的手指數，再用另一隻手的手指。原本以爲是我天生弱小的寄託，現在卻確認了我和這位偉人之間的連結：羅斯福總統和我都收集自然界的樣本；我們兩人都愛船。我的繼父又指出，「看看羅斯福總統的成就吧！」繼父給了我一樣無價的東西：英雄。

因此，到撒迦莫山參訪的那些旅程過了將近二十年後，我得到一個到赤道非洲中心探險的機會。由於羅斯福總統帶給我的啓發，我才會塡寫申請表。如果是羅斯福總統，他也會去非洲的！他絕不會讓寄生蟲疾病、霍亂和肝炎阻止他。事實上，羅斯福總統晚年時曾踏上一個極危險的旅程，到亞馬遜盆地去探險，當時他已經五十幾歲了。我會講流利的法文，所以在爭取研究員獎學金時極具優勢，因爲法文是加彭的官方語言。再一次地，我並不知道會有一連串的巧合帶我進入自覺的新領域。

在我知道之前，我已經打包好了。我買了一頂獵帽和一件卡其外套。我必須承認，我是跑到麥迪遜大道上的雅伯康比時裝店去買這些東西的，因爲羅斯福總統就是到那裡去買他的旅行裝備。他買了一套訂製的制服，上面綴滿了上校的徽章，以展開那場有名的軍事戰役；在這場美西戰爭中，他領軍衝到聖胡安的山上，因此使他揚名立萬。就因爲羅斯福總統也可能會這麼做，所以我就到非洲吉朋隆巴瑞內鎭去了。

我們在加彭必須擔負各種醫療工作，從在極基礎的條件下進行複雜的手術，到治療只有叢林本地才有的一些根本聽都沒聽過的寄生蟲疾病。我們的醫療職務包括醫治一百個痲瘋病患者，他們住在一處孤立且殘破不堪的痲瘋病社區內；這種安排實在詭異，因爲此時痲瘋病已完全可以用醫藥控制，並不需要予以孤立或隔離。但是對許多一生下來就住在那個痲瘋病社區的人來說，離開那裡根本就是難以想像的，即使通往外界的門突然大開。就算家是個痲瘋病社區，但離家仍是件困難的事。

我最初的任務之一是在雨季時，划著用挖空的樹幹製成的獨木舟，到偏遠村落爲兒童注射必要的疫苗。夏季整整三個月，雨下個不停，赤道的河流被注入了幾千億加侖的水，這些河道提供了極有效率的通路，通往這些一年之中有九個月與外界隔絕的小村落。透過這扇狹窄的機會之窗去接觸這些村落的兒童，是非常重要的，否則的話，他們有許多人會死於小兒痲痺症、痲疹或水痘，而這些病在全球現代化的第一世界國家中，早已不被視爲是重大疾病了。

一年中其餘的九個月，自然就稱爲「乾季」。「乾季」這個稱呼，未免太輕描淡寫了，稱之爲「焦枯」還差不多。雨季時那些狂暴肆虐的雨水，突然間潛伏到地底深處去了，一夜之間，凶猛的急流泥水變成了池塘；再過一天，池塘變成水坑；到了第三天，爛泥都已乾裂，化爲沙塵。

接著，空氣中連一點濕氣都沒有了，微風一起，塵土飛揚。接下來的八個月，空氣因佈滿塵土而變成血紅色，灰泥像滑石粉一樣懸浮在風中，肆無忌憚地停留在半空，直到雨在一年後返回，將紅色塵土又帶回地上去，隨著雨水流入河中。

起初，施打疫苗的任務似乎很輕鬆，不過，麻煩的是交通。我們的交通工具是獨木舟——不過是用斧頭和手斧把一棵大樹的樹幹挖空一個洞罷了，並在較寬也較平的一端加了一個破舊的馬達。我的果菜機馬達都比這個馬達來得大！

我得在這艘獨木舟裡裝入幾箱疫苗、一打注射劑和一打針頭。我們只需要十二個針頭，因爲我們必須在每次施打過疫苗後，以磨刀石將針頭磨利，然後把針頭放進沸水中煮一個鐘頭消毒後再用。磨刀石本身相當笨重，必須踩腳踏板才能啓動，而這塊石頭重達一百磅。我很怕單是磨刀石就會讓我們的獨木舟下沉，對如此不穩定的交通工具而言，這項貨物實在可怕。

隨船同行的還有一個嚮導：一個勁瘦、肌肉發達的本地人，出身當地的「方」部落，名叫強─麥可，不曾間斷地猛抽馬波羅香菸（美國香菸）。爲了確保我們可以到達必須去的地方，我們另外帶了兩罐五加侖裝的汽油罐，這可以使我們多走一百五十英里。強─麥可在油罐旁邊抽菸，這令我十分緊張。

我注意到，船首放了一把三零—零六口徑的來福槍。強—麥可告訴我說這個武器是爲了防止被河馬攻擊。我問他我們這趟旅程是不是可能會碰到河馬。「喔，不會的，艾倫醫生。」

他們喜歡醫生這個頭銜，但前面一定會加上你的名，而非姓氏。我甚至不確定非洲人有沒有姓氏。「只不過有時候我們經過時，河馬會生氣，就會把船翻了。」歐古愛河的水流湍急。醫院墓園裡有些墓碑，全都是在河裡淹死的白人醫生的。

威廉．歐斯勒爵士，一個偉大的老師和醫學論述的巨人，曾說過世上的人可以劃分爲兩種人格：「公雞」和「貓頭鷹」。「公雞」族日出即起，跳下床，中午之前最有工作效率，晚上八點或八點半就上床，蓋好被子，睡得像塊木頭一樣安穩，爲次日充電。另一方面，「貓頭鷹」族喜歡熬夜，他們等到全世界的人都睡了之後，才坐下來，開始工作。「貓頭鷹」睡到中午過後，在一天至少已經過了一半之前，對世界的熙熙攘攘渾然不覺。

驚險的「疫苗之旅」

強—麥可原來的計畫是要我們在星期一離開。我們必須花大半個星期在河上行駛，到不同的村落去。我希望早點出發，可是就起床時間而言，強—麥可顯然是貓頭鷹一族，而我卻是公雞，我認爲一天之中最好的時刻是曙光乍現之時，這也是我被外科吸引的原因之一。每天早上手術房開始爲當天要進行的手術做準備時，是再興奮不過的了，令人腎上腺素直冒。身為公雞，我計畫早上七點之前就踏上我們的疫苗之旅。

前一晚，我特別檢查過獨木舟裝載的貨物，將所有的東西都綁緊，以免萬一翻船時會失去裝備和貨物。當我望著那艘可悲的船時，覺得那似乎是無可避免的結果。黎明之際，我慢跑到河邊去，卻驚訝地發現我們的獨木舟不見了。

船原本所在之處，在沙灘上留下了一些痕跡。我在一根木頭上坐下來，點上一根香菸（是的，我也抽菸），等待著。當強－麥可出現時，我問他知不知道船在哪裡。不知道。如果我們想去施打疫苗的話，就得先找到那艘船才行。強－麥可開始張望遠近可以看得到的河岸，說不定船在夜裡被河水沖走了。我們開步朝下游走。在潮濕、骯髒的河岸邊走了六個小時後，我們看到了獨木舟，掛在探進河中的一棵大樹枝葉上。我們那艘裝滿貨物的船就掛在那兒；在無人行駛的情況下，它在洶湧的河流中安全地航行了將近四英里，那表示它對此河道比我熟悉多了。

掛在船外的引擎已經不見了，是被偷了還是因為意外，並不重要。強－麥可和我動手把船拖行了四百碼，到一條小泥土路上。我們原本打算把船留在這裡，但是強－麥可又覺得把船藏起來比較好。我們又把船拖回叢林，用樹葉和樹枝把船遮蓋起來，此時這艘船已經不再是一艘船了，而是一個詛咒。

我們在酷熱中走回醫院去。更慘的是，開始下雨了。我們在醫院堆放馬達的倉庫裡找來一輛老舊卡車，然後我們駛過爛泥，回到叢林。在滂沱大雨中，每樣東西看起來都不一樣，我們繞了好幾個鐘頭才找到被隱藏得不見蹤影的獨木舟。我之前出於偏執地把一切東西都綁得很緊，所以我們花了一個多小時把繩結解開，再把船裝到卡車上。

我們往醫院駛回時，就像兩個剛剛將一條巨大的魚拉到卡車後，筋疲力竭的水手。雨依然傾盆而下，我們連晚餐也沒趕上。接著，強－麥可提醒我說，我們已經沒有掛在船外的馬達了，所以我們便在馬達庫存中搜尋備用馬達。運氣不錯，強－麥可找到一個自認為隔天早上之前可以修好的馬達。我把卡車鑰匙交給他，回到我的茅屋，喝了夠多的蘇格蘭威士忌後，上床睡覺了。

第二天早上，我可絕不是一隻「公雞」了。我疲憊，脫水，又很臭。我努力洗著那雙睜不開的眼睛，勉強刷了一下牙，用一點蘇格蘭威士忌吞下早上該吃的奎寧之後，便拖著疲累的步伐走進用餐室。我不能空著肚子去面對獨木舟造成的難題。我看起來一定很狼狽，當我走進用餐室時，可以聽到別人的驚呼聲。

「我們掉進河裡了。」我怯怯地說。我吞下一些「水果沙拉」（碗裡只有燉過的李子和杏子），然後又吃了一大堆「可麗餅」（加水果的煎餅，上面灑了糖），又喝了很濃的本地咖啡，然後才走出去看我們的疫苗之旅是否可以成行。

我們的卡車停在河邊，濺滿了已經乾掉的泥塊。卡車上躺著獨木舟，所有的貨品都堆在獨木舟旁，另外還有一個看起來似乎可用的馬達，看得出來那個馬達經過修理和上油。強－麥可不見蹤影，但由卡車上的證據看來，我猜測他一定整夜都在修理馬達。

我召募了一群人，包括護理人員、助手和病人們健康強壯的家屬，把我們的船抬下卡車，再將獨木舟的各種繩索和升降索綁回去。為免船又被漂走，我把它從河邊移回，將船首繫到卡車的後輪車軸上。我相信這應該是個合理的船錨。

前一天的忙亂使我萬分疲憊，因此我坐在樹蔭下，打了一個早上的盹兒，間而抽一根馬波羅香菸，直到強—麥可輕聲把我喚醒。一轉瞬間，我們解開了繫在卡車後方車軸上的繩索，將三根划槳（一根是備用的）塞進獨木舟裡，並把它拖向泥土滾滾的河水中。有一小群陌生人聚在一起，看著我們離開。強—麥可在船尾處坐定，就在船外的馬達邊，我則坐在船首的貨物之間。我們將船推離河岸，揮手道別。

將船划出小小的港灣之後，我們立刻被捲進滾滾河水中，一下子便遠離了。醫院的地面似乎突然向後退，看起來像是自我們後方飛開一樣。很顯然的，現在作主的是歐古愛河。強—麥可拉了兩下啓動索，很快啓動了船外的馬達。馬達撲撲作響，但比起洶湧的流水聲，幾乎連竊竊低語都稱不上。我忍不住想著，有河流的自然加速，爲什麼我們還需要船外馬達。但我很快就看出，划槳根本就沒用，唯有靠引擎才能導引獨木舟。強—麥可操縱的技術極佳。風景快速自我們身邊流逝，全是一片模糊。我忍不住讚嘆，比起半修建、半毀損又崎嶇不平的道路，在河上航行可眞是有效率多了；不過乾季時，我們除了靠陸路，也別無選擇。怪不得多少世紀以來，河流將加彭的漁村連結起來，形成一個完整的網絡，但道路系統卻一直不發達，根本就不值得開發。

我回頭看強—麥可，心裡感到焦慮、不安。但他看起來似乎很愜意，不時留意著洶湧的河面。他帶著一頂破舊的米其林棒球帽，帽緣壓低，以抵擋強烈的日照。他上身打赤膊，下半身穿了一條短褲，腳蹬一雙夾腳拖鞋，一隻手輕鬆地跨在船外的船舵把手上。雖然我聽不見小馬達發出的聲音，卻可以看到我們後方依節奏噴出的藍煙。當我望向強—麥可時，他面露微笑，對我揮手。他似乎很高興航行在河上，但我卻已經在想著要怎麼把船駛回醫院。我本來以爲只要將船掉頭往上游走就可以了，現在卻清楚地看出，在河上行走，必然是朝下游走，而這麼強的水流，我們怎麼可能靠一個小馬達就有足夠的馬力逆流而上呢？我強壓住詢問強—麥可的衝動。

獨木舟順著河水，或彎或衝，飛速前行了幾個小時。我們沒有停下來吃東西或小便；河水如此洶湧，根本令人連想都不敢想。水流聲加上馬達的嗡嗡聲，使我們即使想講話都很困難。我們必須以雙手圈住嘴巴，大聲吼叫，但是在這艘不時傾斜的獨木舟上，我們自然不敢爲了讓彼此聽清楚些而朝對方移動。

我問：「你知道路嗎？」

「什麼？」

「我們要去哪裡？」

「什麼？」

「強—麥可，我們迷路了嗎？」

這一次他聽到了。他搖搖頭表示沒有，微微一笑，用手朝河面上一劃。水把我們帶向哪兒，我們就去哪兒。過了半天之後，河面終於變寬，河水看來比較平靜，也比較易於航行了。現在我可以和強—麥可說話了，而這有助於舒緩我的緊張。我對於夜晚即將降臨感到關切。河兩岸的樹林看起來深不可測，不僅在我們身上投下黑暗的陰影，而且在盤根錯節的樹根和樹幹之間，也沒有可以讓我們上岸的空隙。

「強—麥可，你知道我們今晚要在哪裡停留嗎？」

「艾倫醫生，前方大約八公里處，有一塊平地，那是個好地方，那裡有犀牛。但還是一個好地方。」他說。

「我們離第一個村莊有多近呢？」

「坦賓嗎？」他說：「我不知道。那個村子在歐古愛河的一條支流上，但我不確定是在左邊還是在右邊。」

「你是說，你不知道嗎？我們快要走到叉道了（我舉起手指，比出一個「和平」的手勢），而你卻不知道我們應該走左邊或右邊嗎？」

他聳了聳肩。

「強—麥可，你沒有地圖嗎？我們怎麼知道要走哪一邊呢？老天爺，我們會錯過那個村子的！」

強—麥可對我皺了皺眉。

我變得十分焦慮。沒有地圖引導我們，也沒有收音機可以呼叫指示，河流的分岔處就快到了，我們只能靠丟銅板或玩「我猜、我猜、我猜猜猜」來決定該航向何處。我突然想到，這就是爲什麼有些人會在非洲的荒野中迷失，從此下落不明，不禁暗自咒罵自己竟會如此盲從這個倒楣的嚮導。

很快的，我們走到一段相當平直且開敞的河面，而且我看到分岔處就在前方，兩邊看起來都很好走。

「強－麥可，哪一邊？左邊？還是右邊？告訴我！」我尖叫。

他再一次聳了聳肩。他真的不知道。

「我們在分岔處先停船。把船停住！」我認爲先上岸，遠勝過立刻選擇行駛在其中一條河道。強－麥可似乎並不在乎我們走哪一條，我覺得他只是想要安撫我的緊張。樹林延伸到河邊，不過河流沖刷出一小塊地面。我指了指那裡，強－麥可便把船轉向，沿岸而行。我跳下船，沿著泥濘的河岸向上爬，直到終於抓住一棵大樹的樹根，然後我用另一隻手拉過綁住船首的繩索。

那一刻，我的夥伴帶給我的挫敗感突然消失無蹤，我意識到自己非常需要他。如果我獨自一人被困在此處，那就完了；不然就是他得想辦法再回上游來找我。我再次用力緊抓住樹木和繩索。強－麥可和我密不可分，被船、河流和我們的旅程綁在一起。只有兩個人在一起，才可能成功或生存。突然間，不知道身在何處似乎已無關緊要了，重要的是，我們在一起。我突然感受到某種快樂和平靜。

非洲老人的神秘夢境

當馬達最後一次將船推向我們的小灘頭後，強－麥可熟練地將它轉停。他傾身向前，抓住我緊握的繩索，和我合力把船朝岸上拉。我們就站在泥巴中，咧嘴而笑，從頭頂到腳趾都滿含笑意。我們已經登陸了。我們拉著獨木舟，很快地爬上那陡峭的河岸。最後，在一團藤蔓、樹根和潮濕的泥土地中，我們停下來休息，躺到地上，滿懷感激地吸吮著風。我輕拍著強—麥可的肩膀，他臉上現出一個燦然的笑容。我知道那是出自他的內心，就和我的笑容一樣。我對於自己之前竟會懷疑他，感到羞愧。

突然間，一個身材不比一個男孩高大的黑人，彷彿從附近一棵樹的樹幹中跳出來似的，跳到我們面前。他那結實的身體，似乎一點脂肪也沒有，肌肉像電纜線般鼓起，滿布青筋。他的個子雖然矮小，身材卻顯得強壯有力，使我聯想到一頭黑豹。這個闖入者只穿了一條短褲，帶了一條穿有幾個硬幣的項鍊，但是幾抹灰色鬈髮卻爲他增添了某種莊嚴。他的肩上掛了一個皮袋子，裡面裝的東西不時蠕動著，或許是他的晚餐吧？

我從沒想過要害怕。他身上似乎沒有武器，那雙長了厚繭的腳，顯示他一生沒穿過鞋卻東奔西走，他的手同樣因時常使用而十分厚實。但是他並沒帶著刀、弓或槍，甚至連長矛也沒有，就站在那裡望著我們，和善的，幾乎是慈愛的，然而卻顯得一切都在他的控制之中。

我和強—麥可都跳了起來，將沾滿泥巴的手抹一抹，對他伸出了右手。他瞪著我們的手，有點笨拙地伸手握住。強—麥可爲我們介紹，先用方族的語言，再用法語。那個老人——如果他眞是個老人——以芳族語回答強—麥可，然後再轉向我，以法文重複他的問候。他低頭看我們一路拉到這裡來的獨木舟，以及綁在船裡的貨物，露出了笑容。那抹微笑似乎暗示著，我們是有史以來曾在歐古愛河上航行的笨蛋中，最幸運的兩個人。

強—麥可解釋我們是從史懷哲醫院來的。我不禁想著，他知道那所醫院嗎？他曾經去過那裡嗎？或許他曾見過史懷哲本人？

「我們在找一個叫坦賓的村子。」我解釋道：「強—麥可和我要把藥物帶去給坦賓的村民。」我們的客人雙腿交叉，優雅地席地而坐，點了點頭，臉上有一個燦爛的笑容。接著，他再次握住我們的手，這次是熱烈地握著。

「是的，我知道。」他以破法文說：「我還以爲你們昨天就會來了。」他無奈地搖搖頭，似乎對自己的錯誤感到驚訝。

「昨天？」我問。

「我夢見有兩個人來到坦賓。坦賓是我的村子。但是在我的夢裡，那兩個人迷路了，不知道該往哪裡走，所以我被要求到這裡來站崗並幫忙。我被要求站在這條河流的分岔處，將他們帶到我的村子去。」他輕描淡寫，理所當然。

我問：「是誰要求你到這裡來的呢？」

「我的夢是一個信息。」他說：「不過在夢裡，你們昨天就到了。我的信息弄錯了，所以我就等著。也許那個夢是對的，是我自己搞錯了日期。誰知道呢？但是你們來了！」他笑得合不攏嘴。

我啞口無言，回想到前一天獨木舟帶給我們的種種困擾，沒有電話，沒有電報，沒有收音機，也沒有鼓，我們沒有任何方式可以通知他或任何人說我們會遲到一天。這個人夢見我們要來，而且我們迷路了（這是事實）。他依據夢中潛意識的指示，到河流的分岔處來，等了不只二十四小時。爲什麼呢？我突然恍然大悟：帶引我們前進的並不是河流，而是一股隱形的力量。在這一刻，害怕的想法和迷路的可能性，都顯得非常荒謬。

我們的救主名叫大衛，是一個當加彭還是殖民地時到各處去傳教的法國天主教教士爲他取的。他的眞名叫「烏廷」，方族語意爲「通天眼」，而他的夢證明他是名副其實的。接下來，我們和他一起坐船到坦賓，一路都非常快意。當我們在該村的河岸登陸時，即使是上帝，也不可能以更尊敬和更殷勤的方式來接待我們了。

當我回想這一切時，覺得找到那座村落代表的正好是巧合的相反——如果巧合是指兩個事件隨機湊在一起。缺乏想像力的人可能會認爲這些是巧合，但我開始感受到那並非湊巧，而是透過意圖。烏廷的出現，會不會是意料之中的？有沒有可能他是受到「意志力」的召喚？那麼這整件事就是恩賜了。我得到的結論並非我們被找到且導引到那個村子去，而是我的目的可能和一個陌生人的夢重疊，甚至必須依賴這個陌生人才能達成，而不是靠我完成。

美國作家梭羅曾寫到，拋棄偏見永遠不嫌遲。我接受這份恩賜。烏廷相信他必須等著帶我們到村子去，事實證明他是對的。事情的發展似乎理所當然。我無法否認，我的得救多虧了他的夢。某種力量派遣他來幫助我們，我衷心感激。

強—麥可和我從烏廷的村子走到下一個村子，然後又是下一個。八天之後，我們已到過二十幾個村莊，爲將近五百人施打過疫苗。我們終於航行到首都利勃維爾附近的堤防旁，當強—麥可將船拉出水面後，便開始卸下船上的貨物。我很困惑。「嘿，你在幹嘛？」

「卸貨呀！」他回答。

「爲什麼是現在？爲什麼在這裡？」

他看著我，好像我是個白癡。「因爲我們已經走完了。我們結束了。」

「什麼？」

沒錯，那就是終點。強—麥可卸下我們的最後一項裝備，然後把他的來福槍揹到肩上。我們根本沒看到半隻河馬。在另一側的肩上，他扛著我們忠心耿耿的船外馬達。他嘴上叼著根香菸，以下巴向我示意搬起我該搬的裝備。

我彎腰拿起我的帆布袋和一個儀器箱，冷不防地，強—麥可舉起一腳，用力踹向獨木舟的船首，那艘船便捲進了水流中，快速向前流去，瞬間消失了蹤影。

他說：「說不定一個漁夫會找到它。」

「呃，那現在呢？我們要怎麼回去醫院？」

「不能坐船。」他說：「我們搭便車回去。」

這時我才意識到，原來那艘獨木舟是一種只能單向使用且用完即丟的船，明年他們會再造一艘新的。

「別擔心。」他又說：「路上隨時會有便車的。」走了半里路後，我們來到返回隆巴瑞內和史懷哲醫院的主要道路，而且搭上了便車。

有些事情，只有當我們回想時，才能看出眞正的意涵。有句老樵夫的格言說：「如果你不想迷路，停下來，回頭看看你是從哪裡來的。」非洲有很多點可以印證這句話。最初我對非洲的看法是，它可提供我第三世界的醫學和公共健康層面的觀點。但是當我回想時，發現令我震撼並使我改變的，卻是人與人之間的互動和洞察。

當我們置身於一個普遍迷信的文化時，極易受到迷信的影響。並非只有無知或不識字的人才會迷信。西方對於現代科學力量的推崇，只不過是另一種深信不疑的主張罷了。沒見過鬼的人，自然可以很容易就說不相信有鬼。魔咒只有對易於感受的人才有效。但是我在非洲時，卻失去不少對科學的信仰，開始對魔法、禁忌和詛咒的力量有較深入的認識。烏廷因爲做了一個夢而在河流的叉路找到我們，我要如何解釋呢？我們的命運怎麼會和一個素未謀面、完全陌生的人的沉思，如此緊密地相連呢？有時候，當地的民間傳說比所有的西方科學更有道理。

例如，所有的方族嚮導都會說一個關於歐古愛河河底住了一條棕色巨蟒的故事，他們相信這條威力強大的蟒蛇想要殺死白人。當地的嚮導會問我想不想碰觸那條蟒蛇，然後便指示我把划槳探入水中。當我放進划槳時，可以感受到急流的拉扯。

「就是那樣！」他們會說：「那就是蟒蛇！牠想把你拉進河裡，才能把你呑掉。」我覺得那不過是河水的急流罷了。我問有沒有人看過那條蟒蛇時，他們全都點頭說看過。他們堅稱，那條蟒蛇並不容易看到，因爲牠的顏色和滿是泥漿的河水一樣，都是深棕色的。再說，方族人的眼睛比白人微弱的視力要強多了，所以才看得到蟒蛇。

由於那條巨蟒很想殺死白人，所以嚮導們堅持，如果我想活命的話，千萬不可在沒有當地嚮導的保護下，一個人冒險到河流去。我當然想過，說這種迷信的事有助於保證讓害怕的白人必定會僱用當地人來操船，可是迷信和傳說是在白人到來之前就已經深入人心了。畢竟，正如一個河流的嚮導指出的，難道我沒看到那些死在河流中的白人留下的墓碑嗎？我說過了，在白人的墓園裡，有十幾個墓碑，幾乎每一個都死於歐古愛河。所以說，當白人冒險乘船時，那條蟒蛇就會知道。他們堅持，一個白人一定要謹愼地選擇一個有經驗的方族嚮導才行。所有的嚮導都同意這一點。

當我離開加彭，回到波士頓後，有機會和包勃．艾雪碰面，他已獲選爲下一年度要到加彭去的史懷哲研究員。包勃在醫學院裡小我一屆，是個熱切的野生動物攝影師，熱愛戶外運動。他邀我到他位於劍橋區的公寓，拿我拍攝的照片給他看，並向他「簡報」他到隆巴瑞內的史懷哲醫院後可能會碰到的種種。

我和他共度了一整個下午，讓他看我所有的照片，跟他說了一些故事。我也跟他提到歐古愛河裡的那條巨蟒，並且告誡他，千萬不要在沒有當地嚮導的情況下，一個人冒然航行，因爲不管是不是迷信，方族的嚮導都是經驗豐富的航行者，他們的協助和忠誠曾救助我度過難關。

後來包勃並沒有聽我的忠告。他在執行該年度的疫苗施打計畫時，和來自下游村莊的一個白人一起搭汽艇離開，結果不幸罹難，船翻覆了，兩個人都淹死了。包勃的遺體被沖到三十里外的下游，出事後兩天才被找到，遺體埋在史懷哲醫院的小墓園裡。也許這指示著一個可怕的巧合，但是一點點迷信或許可以救包勃一命。

是迷信？還是警告？

當我們不明瞭迷信的基礎是什麼時，可以輕易對迷信嗤之以鼻；當這個世界必須靠魔法才能變通時，魔法才有力量，那時我們就必須讓自己相信魔法。非洲之行讓我學到，迷信的力量存在於表象下，只要略微扭轉一下觀點，你就看得出來了。

身爲一個神經外科醫師，我發現無論我多努力去磨利個人的技巧和技術，或去增進我的專業知識，仍無法克服每天在手術房中上演的迷信的影響。例如，如果一個病人覺得他動手術那天很倒楣或有死亡的預感時，我會毫不遲疑將手術取消。

有一次我開車到醫院去動手術時，突然必須緊急煞車，因爲有三隻禿鷹站在馬路中央撕扯一隻兔子的屍體。當我到達醫院時，病人正好要被推進手術房裡，我看到他太太彎身親吻他的額頭，並叫他「我的小兔子」。我把手術取消了。禿鷹的警告並不是巧合，四個小時後，那個男人心臟病發作。如果那是發生在手術進行中，很可能會要了他的命——如果我對禿鷹的警告置之不理的話！在麻醉的狀況下心肌梗塞，可是相當嚴重的。

所以說，是什麼引發了什麼呢？是先有雞，還是先有蛋？也許有人會爭辯，認爲我突然取消手術，讓病人感受到壓力，才會引發心臟麻痺。或是我眞的解除了自己的難題，並救了病人一命呢？你去思考吧！我想不出個所以然來。

還有另一個病人，他跟我說手術前一晚，他夢見自己掉進湖裡淹死了。當我決定將手術時間延後時，病人很不高興。一天之後，他的胸部劇烈疼痛，嚴重地心臟衰竭。有一陣子，他在心臟科病房的狀況是隨時可能會走。我記得他的心臟科醫師告訴我說，他怕這位先生會「淹死在自己的體液中」——與病人的夢境不謀而合。

對在手術室裡發生的許多事情，或許我是迷信。我動過手術的病人，感染率極低，這讓我引以爲豪。對於尋常的程序，我絕不疏漏：刷洗、換手套、抗生素等等。不過我對許多細節也很迷信，例如放在頭蓋骨上制止流血的不鏽鋼夾子應該有幾支。對我而言，夾子的數量一定要被三整除，不能有餘數。我知道這似乎有點蠢，但我總會對駐院醫師說明我的迷信，讓他們仔細算好夾子的數量。有一次，一個駐院醫師覺得他並不想遵從我的請求，在我不知情的情況下，他拿掉了一支夾子，結果出現二的餘數。這看起來似乎只是一個無害的實驗，可以破除一個愚蠢的迷信。

厄運。不幸的符咒。開刀兩天之後，病患的傷口發炎了。後來那位駐院醫師來見我，向我招認他所做的事。我聳了聳肩，難以置信的搖搖頭，跟他說：「那是愚蠢的冒險。在我看來，是一次不必要的冒險，而且是你沒有權利去冒的險。這是我的病人，也是我的迷信，不容你去懷疑！」我不知道那次的感染是怎麼發生的，但那是我動的頭蓋骨手術中，第一次也是唯一一次的傷口感染。

最後，我要說，迷信、預兆和直覺，都是一個人運用意識去偵察自然界傳送給我們的微妙信息時，所產生的反射。如果我們相信周遭的生命和物質都是無聲無息的，那麼便被限制在科學具象的沉默中。只要我們敞開心胸去感受微妙的信息，整個世界便會發出種種意義深刻的共鳴。我們走的道路前方滾下一顆石頭，是因爲地底的震動使它鬆脫。一隻老鷹降落在我們身邊的羔羊上，是因爲牠在尋找獵物。也可能那顆石頭是給我們的警告，而那隻老鷹是一種恩惠。黑貓。打破的鏡子。夢。眼角瞥見的黑影。我們都得自己決定：這是否具有意義？我們得自行選擇。但別忘了，做決定和做選擇是大不相同的。

有些人對頸背汗毛直豎從不理會，我卻仔細聆聽，因爲這是我的直覺在對我說話。數不清有多少次，這些汗毛幫我救了病人的性命；而且更不止一次的，救了我的命。

決定和選擇是不同的。某人請你決定是要巧克力冰淇淋還是香草冰淇淋，而你要巧克力的。爲什麼？因爲你回答：「我喜歡巧克力勝過香草。」但如果你只是說：「我選擇巧克力。」看得出差別吧？爲什麼？只因爲這是**我的選擇**。我對於迷信，正是如此。我**選擇**相信。

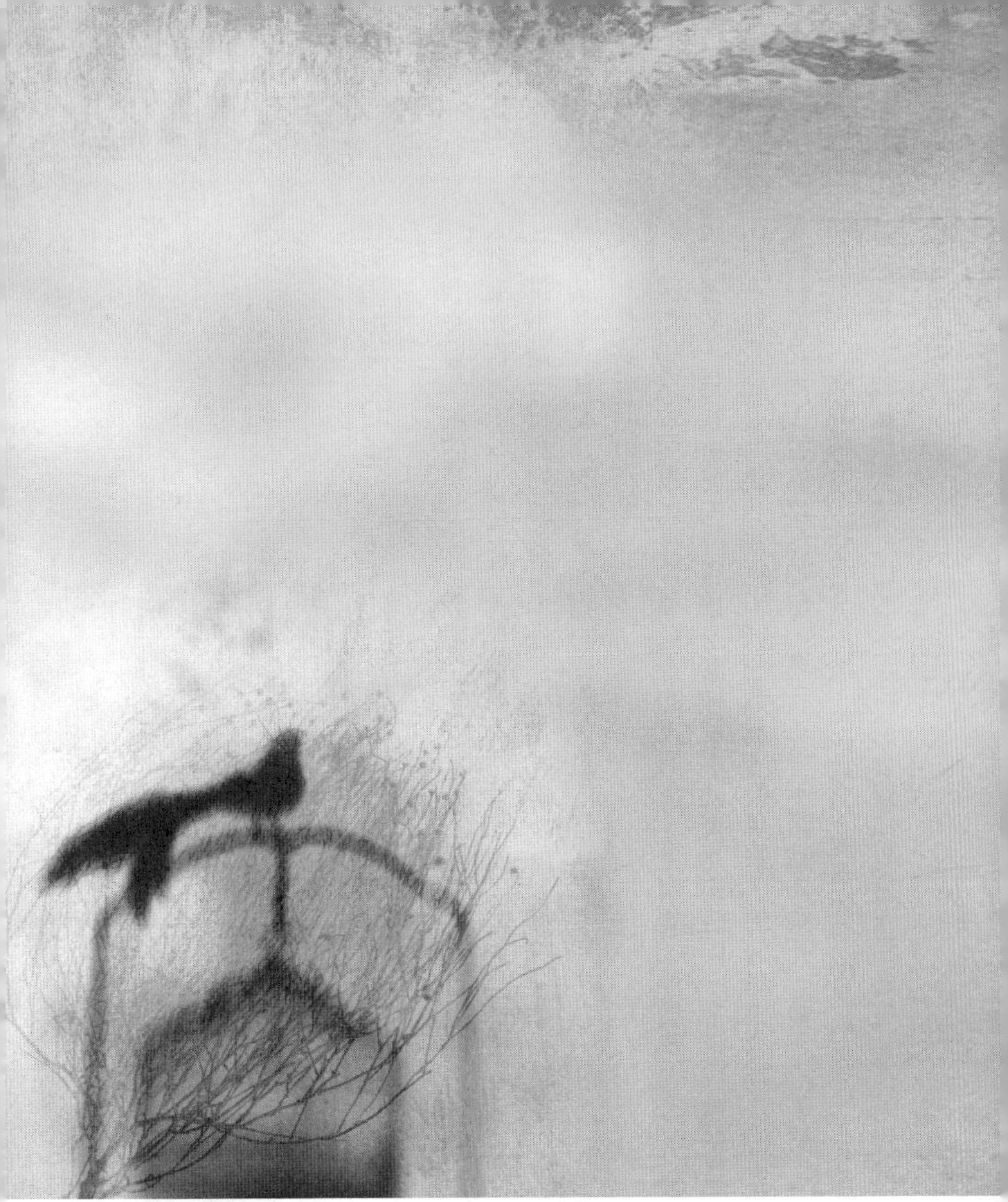

3 光的消失

> 每一次分離都預告了死亡；每一次重逢都預告了復活。
>
> ——亞瑟·叔本華，《悲觀主義的研究》

預知死亡的能力

我在醫學院的第三年，發現了一個可怕的秘密：我可以預告一個人的死期。當一個病人就要死亡時，我可以看到某種警告。通常這些預感都很準確。

這不是一種認知的過程，也不是美好的天賦，因爲這會引起某種凶兆的陰暗感。當我知道某個人就要死的時候，我的胃部會因爲恐懼而感到噁心，一種厄運無法避免的恐怖感覺，一種陰暗的第六感。

這個秘密很簡單：在快要死去的人四周，會聚集一種蠟黃、晦暗的光。我第一次經歷這種預兆，是我所愛的拉布拉多老狗歐丁就要死的時候。當時我還在爲克利斯·柯勒斯納工作，他很好心地讓我進行不同的測試，發現歐丁的病痛出自無法治癒的腹部惡性腫瘤。幾個星期之內，牠的疼痛加劇，讓我不得不讓牠安樂死。當我抱著歐丁，讓柯勒斯納在牠的動脈注入麻醉藥時，我注意到歐丁的眼睛和臉部散發出來的光芒，有了明顯的改變。

我想，我這樣敘述死亡的呈現可能會讓你覺得有點好笑，不過我這是在說，我最初注意到這種現象是在動物要死之前，而不是人要死之前。在圍繞著歐丁之死的第一次印象之前，我從未有過這樣的體驗。不過我對動物一直都很敏感，而且到現在仍覺得與動物有某種深刻的情感和心靈的聯繫。或許是當時的我比較易於感受圍繞著動物（而非人類）之死的心靈聯繫吧！

在歐丁的死帶給我第一次視覺經驗之後，我在柯勒斯納的獸醫院裡經歷過幾百次這種「圍繞」的預感，而且在之後的安樂死過程中，這種感受變得非常敏銳。不幸的是，在一所忙碌的獸醫院裡，醫生幾乎沒有一天不必爲至少六隻動物施行安樂死。因此，我可以運用這些重複出現的場合，看著一隻又一隻的動物消逝，跨越到另一個世界。我學會最好將注意力集中於自己內部的感覺，並且開始注意到，動物本身似乎會散發出一種能量或光芒，在死亡那一刻到來之前，牠們會被這種能量或光芒完全包圍。

這種能量總是會出現、聚集，然後在動物確實死去前的一瞬間散開。當時，對於我可以察覺這種能量的現象，我自己也不知道該怎麼辦。

後來，我當了醫科學生後，開始察覺到自己可以在病人四周看到類似的黃光，幾乎像是燭光一般。由病人身上發出的這種蠟黃的光，使我想到我對動物的感受，這種亮光似乎是從病人的皮膚下面發出的。無可避免的，當我看見時，病人很快就會死亡。當他們愈接近死期時，這種黃色的光會更緊密地聚合在他們的身體和臉部四周。看著這種光線聚合，就像看著戲院裡的聚光燈投射在舞台上某個演員的身上一樣。

我認爲這種感知出自於我個人的特異體質，多年來，除了太太珍妮之外，我從來不曾公開和任何人分享過我個人的觀察。我可以在聊到一位病人時，隨口對珍妮說：「喔，史密斯太太的情況不太妙。你知道，她開始有那種蠟黃的顏色，你知道那種特殊的光。」珍妮會瞭解地點點頭。

卡羅斯．卡斯塔內達的著作，我讀了再讀，至少重複十幾遍。在他的書中，印地安雅基族的長老唐胡安，敘述巫師們如何學習將人視爲發光的蛋，由宇宙能量的銀線組成，這些銀線以光形成的網絡，由人體中心、接近肚臍的地方，向外面各個方向投射，交織成某種形狀。卡斯塔內達寫到：

> 人類被看成能量磁場時，看起來就像光束，像白色的蜘蛛網，從頭到腳環繞著極細的線。因此，在看的人眼中，一個人會像一顆由纖維環繞的蛋。他的雙臂和雙腿像發亮的剛毛，朝各個方向噴射。
>
> ——卡羅斯．卡斯塔內達，《分離的事實》（*A Separate Reality*）

唐胡安對他的學生卡羅斯說，當一個人病重將死之際，那些光束會收縮，開始失去光澤並鬆脫。那顆發亮的蛋開始失去它的質地和密度。我在卡斯塔內達的書中讀到這段描述時，覺得很吻合我對將死之人的觀察：他們的光澤似乎自體內散出，向外進入皮膚中。當光鑽進皮膚時，看起來就像由身體本身發出的黃光。所以說，能夠偵測到一個人瀕臨死亡時之光澤或能量的改變者，也許並不是只有我一人而已。

我清楚地記得第一次看到那種光自某人身上發出的情況，但他並不是病人。當時我是醫科三年級的學生，一個冰冷的早上，在西羅克斯伯里，我帶家裡的狗外出散步時，碰到了吉姆。他是我們家隔壁那間兩層樓房屋那個大家庭的一家之主，因爲彼此是鄰居，所以我認識吉姆已經四、五年了，但與他並無深交。他對我的小孩和我們的許多隻狗，一直都很友善。當住在郊區的我們外出辦事時，我和吉姆常會碰面，尤其是夏天我們必須在戶外烤肉或在院子裡割草的時候。因此當時在街上散步的我，很自然地就停下腳步，脫下手套，和吉姆握手。聖誕節就快到了，我想祝他聖誕快樂。當我和吉姆握手時，立刻察覺到他臉上散發出的「光」。我們講了一些佳節祝福的話之後，我問他：「嘿，吉姆，你最近身體好嗎？你是不是因爲天氣太冷，所以不太舒服呢？」

「不會呀。」他說：「我的身體好得很。」

我忘不了自己所見到的，因此回家後就對珍妮說了：「嘿，我剛才帶狗出去散步時，碰到了吉姆。」

「喔，是嗎？他好嗎？」

「喔，還好。你知道，很奇怪的是，他有那種奇怪的蠟黃色，就是我跟你說過的，我會在……快死的人四周看到的那種顏色。」

「喔，別亂扯了。」珍妮斥責我：「可能只是因爲太冷，所以他的膚色改變了吧。」

「是呀，也許吧。只是有點怪罷了。」

「嗯，爲了讓你安心些，下次我碰到吉姆的女兒蘇珊時，再問問她吉姆好不好，好嗎？」

珍妮說到做到。第二天，蘇珊跟珍妮說吉姆很好，幾個月前才剛做過全身健康檢查。之後我就沒有再多想這件事了，然而，新年過了大約兩個禮拜之後，我回到家，看到珍妮臉色蒼白。

我驚慌地問她：「親愛的，怎麼了？」

「是吉姆。他們把他送到醫院去了，他突然開始咳血，他們發現他的肺癌已經是末期了。他陷入昏睡中，恐怕活不了了。」

「我也猜到了，雖然不是百分之百，但當我看到那種顏色時，很少會錯。這種顏色幾乎總是告訴我，非常不好的事發生了。」

哈利之死的啟示

請不要誤會我的意思，我並不會在醫院裡走來走去，評估人們皮膚的光澤，預測誰就要死了。這是附帶現象：也許當人們接近死亡時，內在的冷光會釋放出來，使他們具有一種特別的光暈。我在加護病房看過病況危急到瀕於死亡的病人，身體慢慢發出這種如燭光般黯淡的光，然後當病人痊癒時，這種光會褪色，變回那種比較清澈也比較白的光。可是當那種蠟黃的膚色出現時，這個人就快死了。

這讓我想到哈利．霍特。哈利走進——更精確地說，是滾進——我的生活中時，我是醫科四年級的學生。我被派到麻州綜合醫院的心臟科，跟著安東尼．狄安傑羅醫生。狄安傑羅醫生的心臟科不只是一個部門，而是一個王國。他的病患非常多，多到醫院必須整整兩層樓才裝得下。急診室有一整個區域專屬心臟科所有，因爲有太多病人因爲胸痛或心臟不規則跳動而被送到醫院來評估。

身爲四年級的醫學生，開始所謂的「次級實習」，我和駐院醫師做相同的事，但受到更嚴格的監督。我的職責之一是，回應急診室所有的呼叫，去評估心臟科的病患。我的呼叫器響了，我被叫去看第二區的一個病人，他之前經歷了「倒地」，意思是指他被發現昏倒在家中，而且他的心電圖也顯示不尋常的發現。

我下樓去，哈利．霍特躺在擔架上，鼻子和嘴巴罩著氧氣罩，手腕和腳踝壓著鉛塊，胸前貼著六條鉛線。心電計印出的紙張已經堆到地板上了，看起來不妙。如果他的心電圖是正常的，技師不會浪費這麼多的紙張。我從頭上的監視器可以看到，哈利的心臟極勉強地想要維持合理的韻律，他的心臟會以所謂的「正常竇性心律」跳動，大約一、兩分鐘，然後就會退化，變得比較不規則。他的心跳就這樣一下子正常，一下子不正常。

哈利還有其他不好的病徵。他的血壓不正常，心電圖顯示出心臟的左心室，也就是心臟將血液送出的主要區域有局部貧血，亦即血流量不夠。他的臉色蒼白如紙，如一位駐院醫師所描述的，他看起來「像被斧頭劈過」一樣糟。哈利的太太菲莉絲站在他身邊，他們結婚已經四十七年了。

儘管哈利身邊圍著許多醫生、護士和技師，菲莉絲還是嚇壞了。我們在哈利身上插入兩根靜脈注射管，爲他注射硝酸鹽，以幫助他極度缺氧的心臟，還有一些藥物幫助他的心肌正常跳動，並繼續輸送血液。

在我們匆忙的介紹中，菲莉絲向我提到她非常瞭解心跳不規則的危險，因爲她自己體內就裝了心率調整器，讓她的心臟不至於完全阻塞。我微笑，她也微笑，我知道她很清楚丈夫的情況有多危險。

我們將哈利轉到冠狀動脈病房，繼續進行使他活下去的一切治療，當晚他的情況就穩定多了。

菲莉絲告訴我，那天她在他們位於布魯克林區的小房子裡工作，哈利到屋外去割草。以波士頓的標準來看，那是炎熱又潮濕的一天，但哈利堅持要把草割完，然後再放灑水器澆水。

「哈利很以他的草地爲傲，他喜歡草地保持青翠，草長得比鄰近任何人家的都要茂密。」她幾乎有點歉然地說：「對不對，親愛的哈利？」哈利睏倦地點點頭。

所以菲莉絲在屋裡忙著，然後她聽見割草機一直響個不停，似乎停在同一個地方很長一段時間，接著割草機的馬達停了。過了一會兒，菲莉絲覺得奇怪，因爲哈利並沒有回到屋裡。照平常的話，他應該會進屋來涼快一下才對，或者要她倒一杯檸檬水或冰茶或任何甜的飲料給他。

後來菲莉絲就下樓去了，因爲沒看到哈利，她就走到外面去，想要斥責他還不快回屋裡去，在這樣的熱天裡喝點東西。

她一走到屋外，就看到哈利臉朝下地倒臥在草地中央。天曉得他趴在那裡多久了！她跑過去將他翻過來，他的臉色已經發紫了。她不知道應該向誰求助，是該回屋裡打電話給九一一呢？還是應該先在他嘴裡吹進一些空氣？她完全不知到該怎麼做才好，因此她開始尖叫求救。

幸好，隔壁鄰居一個叫喬治的救火員，那天不上班。每隔一週的週末，他都會到消防隊去，但這一週，感謝上帝保佑，他正好休假，所以他在家裡。喬治一聽到尖叫聲便跑出屋外，他叫太太打電話叫救護車。天曉得，若非喬治保持冷靜，哈利不知道會怎麼樣。菲莉絲認爲他很可能會死。

我傾聽她的敘述，禮貌地邊點著頭，偶爾在病歷上寫上幾筆。沒有，哈利從沒有心臟的問題。是的，他是有點控制飲食的問題。他有高血壓，但他們的醫生不認爲他們需要擔心。是的，他父親是因爲中風而死。他弟弟迪克在兩年前曾經因心臟病發作而動過手術，可是現在很好，不但瘦了些，而且還打高爾夫球。

我告訴菲莉絲說，自她丈夫被送到急診室以來，到現在狀況似乎穩定多了。這是漫長的一天，而她經歷過這一切後，一定累壞了，我鼓勵她回家睡一下，並記下她的電話號碼，放在她丈夫的病歷表前，這樣萬一哈利的情況有變化，人人都可以找到並打電話給她。我允許她回家，這似乎令她如釋重負。我向她保證，我們會照顧哈利，並且會隨時留意一切。

房中。

那一晚，哈利的情況持續好轉，心電圖顯示他仍有相當程度的心肌梗塞，但心臟似乎還不錯。事實上，到了早上，哈利已談笑風生，享受只是活著的感覺，雖然他還在加護病房中。

由於我是心臟科的「小弟」或「小狗」，所以我必須到各處去蒐集所有實驗室的評估、心電圖表和醫師紀錄，然後再爲心臟科病房內的每一位病人寫每日的進展紀錄。接著，駐院醫師會在早上六點集合，在正規醫師於八點鐘到達之前，巡視病房並檢查所有的一切。於是我開始工作，檢查心臟科病房裡的每一位病人，並與哈利愉快地閒聊了一會兒。正如一位資深的駐院醫師一天早上巡房時，對其他醫師所說的：「只有瀕死的經驗會讓你看清人生中最重要的是什麼……至少在病況轉好之前。」

哈利也是一樣，他對自己還能呼吸歡喜異常。事實上，對一個不到二十四小時前才差點死去的人而言，他可以說是樂不思蜀。他熱烈地談著「單是活著是一件多棒的事」！

他對我說：「年輕人，記住！沒有任何事情會比深呼吸、感覺心臟在跳動、血液流過靜脈，更令人舒暢的了！」

我暗想：不是靜脈，是動脈。哈利老小子，你要說的是血液流過動脈。

但是哈利（保佑他的心）指的眞的是靜脈。他熱切地拍拍他的左胸，結果他的心臟監控器停了，警報器立刻開始低鳴，他的臉上也出現了焦慮的表情。我伸手關掉警報器時，一個護士從護理站走進來。

「沒事，沒事，他只是動到他的鉛線。」我大聲對護士說。哈利如釋重負。「沒事，霍特先生。只不過你用力拍自己時，振動了心電計的電極，引發了假警報。」那天早上稍晚些，憂慮又疲憊的菲莉絲來到他的病床邊，親吻和擁抱哈利不知道多少次。

又過了兩天，哈利持續復原中。每天早上，當我為整個心臟科和狄安傑羅醫師記錄每日進展時，我都盼望著到他床邊停留，和他聊聊。

心臟科的醫師之所以選擇到這裡來，是為了狄安傑羅醫師。他們都是全國最好也是最優秀的，提供頂尖的醫療照護。他們必須維持國際信譽。光是目睹他們的榮譽感和辛勤的工作，就讓我受到很大的激勵。

我愈來愈喜歡哈利。他曾是商船的水手，所以到過世界各地。他的「自由號」在北大西洋時被德國潛水艇射過魚雷，只有二十四個水手自大海中獲救，而他是其中一個。

他仔細向我解釋，當護衛艦在拉不拉多和愛爾蘭之間洶湧的海浪中前進時，納粹會想要射中其中一艘，這樣一來，艦隊會放慢速度，拯救存活的人。一旦船隊為了救人而勢必要放慢速度時，德國的潛水艇就會像一群土狼一樣圍攏過來，「把它們炸成碎片」，因此護衛艦發展出一套不能變更的政策。

「美國總統羅斯福親自發佈命令：我們的護衛艦不能因為要救存活者而減慢速度或改變航道。所有的人都明瞭，每艘商船都知道，一旦掉到大海中，就得靠自己了。每個人都接受，雖說任何人都會樂於放棄自己的性命，回頭去，將一個兄弟從海裡拉上來，可是那正是德國納粹希望我們做的！他們隔著潛望鏡到處張望，就希望有一艘船會減速，然後，轟！

「納粹發射魚雷百發百中。只要你減慢一半或四分之一的速度，然後轉動方向舵，將船調回頭，德國潛水艇已經等在那兒了，就在船必須到那裡去救人的地方。他們會把你的船轟成兩半。你知道嗎？有一半以上的航程，我們都會載運大量的彈藥。你知道，數以千計的三十釐米和五十釐米口徑的子彈，幾百顆五磅重的砲彈。你說得出來的，我們船上都有，那是根據法令。見鬼！那就是我們的工作：供應英軍和我們的弟兄爲了打仗所需要的一切。那並不是件輕鬆的工作。呃，要命，最困難的部分並不是那些德國潛水艇，而是看著一艘美麗的船被轟成碎片，就在你的眼前沉沒，而船上有一半的人是你的朋友，然後……你聽到他們在海中掙扎求救。那眞是太難過了！將他們留在後面……那才是最艱難的。你永遠都忘不了。」哈利的聲音漸漸低沉，消失。

我喜歡聽他講述自己的一生。第二次世界大戰結束後，哈利曾當過兼差的魔術師，同時兼差當鉛管製品的批發商，一生過得多采多姿。他曾駕駛一艘二十四尺長的帆船，獨自一人從麻州的鱈魚岬航行到佛羅里達州的基衛斯，歷時十二天。他當過著名的二十一俱樂部的門房，因此見過大明星葛麗泰・嘉寶。他在艾森豪一九五六年的競選活動中握過他的手。影星克拉克・蓋博出殯行列中，有一輛大禮車是他駕駛的。嘿，哈利甚至見過狗明星鈴叮叮呢！

哈利心臟病發後的第四晚，當時他已被轉送到心臟病科的一般病房去了，我到那裡去和他聊天。心肌梗塞的經歷讓哈利對於自己還活著滿懷感激，他告訴說，他覺得自己猶如重生一般。我也爲目睹這一切而高興，雖說當時我只是一個相當年輕、未曾與生命奮鬥過的旁觀者。

我坐在那裡（我不需再以要在他的病歷表上塡寫記錄爲藉口了），哈利向我坦承，事實上，在他心臟病發時，曾經歷了一次瀕死的經驗。

「我一定要告訴你，那眞的沒什麼好怕的。我當時的感覺是平靜，受到深愛。我好像只是漂浮在半空中，像一團雲，我可以看到自己倒在草地上，但是我並不覺得害怕，只是覺得我要回家了，像在戰時被准假回去探親那樣。你知道，就是你非常想做的事，想得要命——這還眞是一語雙關吧？但你明白我的意思，對吧？我似乎非常盼望，好像等待那一刻已經很久了，現在我終於可以走了，可以去做了。」

「你要知道，」哈利繼續說：「這並不是說我想要死，因爲我一點也不想離開菲莉絲。嘿，我走了的話，會有一堆男人圍繞著她，就像蜜蜂圍繞著花蜜一樣。我才不要呢！」他咯咯笑著，流露出一絲慾望和得意。「但是同時我又知道，超越此生之後，就沒有什麼好害怕的了。」哈利變得嚴肅了。「我忍不住想到那些遭到魚雷擊中，被我們留在海裡的弟兄們。後來我會想起，我一直希望當他們最後將死之際，感覺會像我心臟病發時一樣。」淚水慢慢地自哈利的臉頰滑落，但他同時綻放出微笑。「就是，我想，我現在明白了當他們要死的時候，已經不再驚恐。我以前並不知道，但是知道的感覺很好，因爲你忍不住會想，即使過了這麼多年之後。」

隔天早上我去巡房時，到哈利那裡去，情況有了急遽的變化。哈利惴惴不安。他似乎渾身不自在。我檢查他的心電圖，又看了一些實驗室的報告。

最糟的是，哈利身上發出的光——他的眼睛和皮膚，都有那種蠟黃色的光。我立刻將他轉回心臟科的加護病房。那種光，那種色澤，令我為哈利感到非常悲傷。我真的很喜歡他。

最奇特的是，哈利並沒有任何胸痛或心跳不規則的症狀。除了我的預兆之外，我並沒有具體證據可以將他送回加護病房，所以我只好對值班護士撒了一個善意的謊，我說我好像在他的監控器上看到他的心室心博過速，只是我動作不夠快，沒有及時以心電計記錄下來，然後那個現象又消失了。由於心室心博過速是極危險的頻率，所以護士立刻允許了我的請求。

我相信，整個過程中，哈利都知道是怎麼回事，他沒有問過我為什麼要回加護病房，他自己知道。當菲莉絲來醫院時，哈利努力向她保證，她不需要擔心，銀行裡有很多存款，房子的貸款已經付清了。我在他周圍徘徊。每當哈利說的話嚇到她時，他會撤退，安慰她，並改變話題。

哈利要菲莉絲先回家去，晚上再來。他告訴她說他覺得很累。他擁抱她，親吻她的唇，然後親她的額頭。我沒有打擾他們，但每間加護病房裡都有錄影機，因此我可以看見他在道別。

等菲莉絲離開後，我從實驗室得到一些不好的結果。雖然實驗室的檢驗只是初步的，但卻顯示哈利即將再有一次心肌梗塞——這是海嘯規模的心臟麻痺。我進去想和哈利詳談，但他已經一手緊抓自己的胸口，抬頭望著又一次發出嗶嗶聲的監視器。我知道。他也知道。

我開口道：「哈利，我必須跟你談一談。」

「我知道，是心臟痲痺，又一次。」

「不錯，哈利，初步的檢驗結果似乎是如此。我需要知道，你是不是同意，必要的話，我們可以逕自爲你插管，也就是把一根塑膠管放進你的嘴巴，進入氣管，那樣萬一你呼吸困難的話——」

「那無濟於事。」

「不要這樣說，哈利。我必須替我們的團隊取得你的同意，以防他們必須這麼做。」

「你要我同意什麼都可以，只是那並沒有什麼差別。」

哈利緊抓著胸口，事實上，他現在已經出現心室頻脈（譯註：Venticular tachycardia 或 V tach，即在心電圖上連續出現三個PVC）。我用力按著叫喚護士的緊急鈕。

值班護士跑進來：「怎麼了？」她問，望向哈利。

我吼道：「把啓動小組找來！把啓動車推過來！」

護士跑了出去。我可以聽到護理站的呼叫器傳喚公共團隊。

哈利看起來很苦惱。「別擔心，小子。你不能停下來收拾我們這些殘兵敗將，懂我的意思嗎？你還得全力往前衝刺呢！」

說完，哈利的眼睛向上一翻，監控器也停止了，一連串的警報響了。心跳啓動組到了，我們電擊了哈利的心臟好幾次，又爲他進行心肺復甦術，也替他的心臟注射腎上腺素。不管我們做什麼，都無法將他帶回來了。他走了，回到我們出生之際的地方，和他那些另一世之前所有的弟兄在一起。

我打電話給菲莉絲，讓她知道儘管我們盡了一切努力，哈利還是去世了。我撒了個謊，說他是在平靜中悄然而逝。事實上，他並不是慢慢消褪的，而是像一顆彗星那樣，燃燒殆盡。菲莉絲啜泣不已。我不記得她說了什麼話，但在這種情況下，說什麼話都不重要了。我們派了一位鄰居到她家裡去把她載到醫院來。她在哈利身旁坐了好幾個小時。他的遺體慢慢冷卻、僵硬，值班護士開始催促我把哈利搬到樓下的太平間，因爲急診室裡有兩個新的病患等著送進來。在狄安傑羅的心臟科內，絕不會有一張病床空太久。

那就是哈利的結局；至少我原本是這麼想的。哈利被埋葬在一處可以俯瞰波士頓港的墓園裡，從他墓地所在的小山坡，可以看到來來往往的船隻和貨輪，偶爾也會有一艘單調灰色的美國海軍軍艦從查爾斯敦的海軍船廠開出來。我禮貌地聽著喪禮的儀式。身爲低年級的醫學生，我被指派以心臟科團隊的代表到這裡來參加喪禮，心臟科的每一位醫生在醫院都不可或缺，所以就輪到了我。喪禮結束後，我記得我很高興可以趕去搭地下鐵，並再次呼吸較冰涼的空氣。地下鐵列車進站了，又在哐噹響聲中往醫院駛回。

我一回到醫院，又開始接收呼叫，在狄安傑羅醫師的王國各處奔跑。大約過了五個小時後，就在夜班較平靜的時刻要開始之際，我接到呼叫，要我到急診室去。

我到樓下的「心臟病區」，心臟病患者都會被送到這裡來。急救小組正在全力搶救一個失去意識的病人，駐院醫師忙得團團轉，呼叫指令，接上更多的管線，同時心電圖表像糖果紙一樣地堆疊在地板上。

我只是站在門口；當他們叫喚要送實驗室檢驗或要求找個技師來時，我便負責傳喚。當一位資深心臟科醫師下令將螢光燈送進心臟病區時，我很訝異。這位醫師對著頭頂上的燈光舉起一張X光片，我聽到他說：「天啊，眞是要命！看那條心率調整器的線，竟然斷成兩半了。」

直到此時，我才恍然大悟。我衝上前去，擠過人群，到擔架旁。一位心臟科醫師正將一根六吋長的針從病人頸部側邊刺入，並抬頭看著監視器，直到有一些波動出現。

「好了，給我鉛線。」一位護士遞給他兩條細細的銀線，他把線穿進針裡。「好，電池！現在，插電，我們開始調整她的心率。」護士接上一個不比手提錄音機大的儀器，然後轉動幾個鈕，突然間，心臟監視器開始發出低微但規則的嗶嗶聲。醫師鬆了一口氣。

「好了，現在我們送她到樓上的加護病房去吧。」

低頭一看，病人正是菲莉絲。

我退出門外。我沒辦法在哈利才剛過世後去照顧菲莉絲，便把她交給另一位醫學生。事實上，我避開她好幾天，而且只有在心臟科駐院醫師對團隊的其他人報告進展時，才會聽到一些她的狀況。我聽說就在哈利的墳墓旁，她的心率調整器突然斷線，於是她整個人倒在墳墓上。旁邊另有一個葬禮：某人抬起頭來，注意到她倒在地上。有人對她做了心肺復甦術，其他的便是歷史了。

三天後，我聽說她就要出院回家了。

「是的，」駐院醫師報告說：「她回家去了。但是她非常瘋狂，說她要告我們，因爲我們干涉上帝的旨意。她問我們自以爲是誰，明明上帝已經從天堂伸手下來，把她的心率調整器的線剪斷，讓她可以和丈夫團聚，我們卻把她的命救回來。眞是莫名其妙，對吧？」

大多數人都只是點點頭或困惑地聳聳肩。團隊又往前走了。菲利絲的故事令我感到懷疑且困惑，我們怎麼知道該怎麼做才是對的呢？

哈利和菲莉絲在二十多年前提出的問題，至今我仍沒有好的答案。只有兩件事，現在的我比以前的我更加清楚。

第一，比死亡更糟的事物有很多，只不過在我們的文化中，我們把死亡提升到非常神秘的境地，以致於死亡變得比人類有歷史紀錄之前更可怕，也更難以接受。我覺得埃及文化、羅馬帝國、甚至中古世紀低下的農民，都比多數二十一世紀的人更能面對死亡。我認爲他們會憐憫我們，因爲我們現在已沒剩下多少可以啓發大多數人有深刻且堅守的信仰了。

第二個結論是關於哈利所謂的「瀕死經驗」。我和許多曾經接近死亡的病人談過，他們都到過那個深淵的邊緣，而每一個人，無論男女，都跟我報告這種準備好越界的經驗有多美好、多安詳、多溫馨。正如哈利所說的，那就像離家很久之後，終於要回家了。我們多數人都需要被提醒，我們現在具有的生命，可能在許久以前就已開始，而且還會持續許久。我們不應該被這樣的想法綁住：認爲偶爾才會有個不尋常的人，能夠成就超越生命的心靈體驗；相反的，我們應該爲斷斷續續的人生體驗中，可能會迸發出永恆的性靈之美而感到喜悅，不是嗎？這些性靈的體認，可以使我們的旅程變得豐富，使我們有所學習。

我知道你可能會譏笑我，認爲我說的話，有些類似基本的宗教教誨。別忘了，最初我只具有科學的好奇心，我並不想探索超越有生之年的境界。我不是追求性靈啓發的人，只是當只有心靈的力量能夠幫助我解釋自己的經驗時，放任自己去感受它的存在。

與生命同等存在的心靈，並不總是易於推論。但是在肉體和心靈之間取得一個平衡，卻是「強健」的公式。相信我。我要你感受到靈魂的呼應，因爲它們在我和病人的經驗中迴響，這不是認知的或神學的論爭，而是一種內在的啓示。

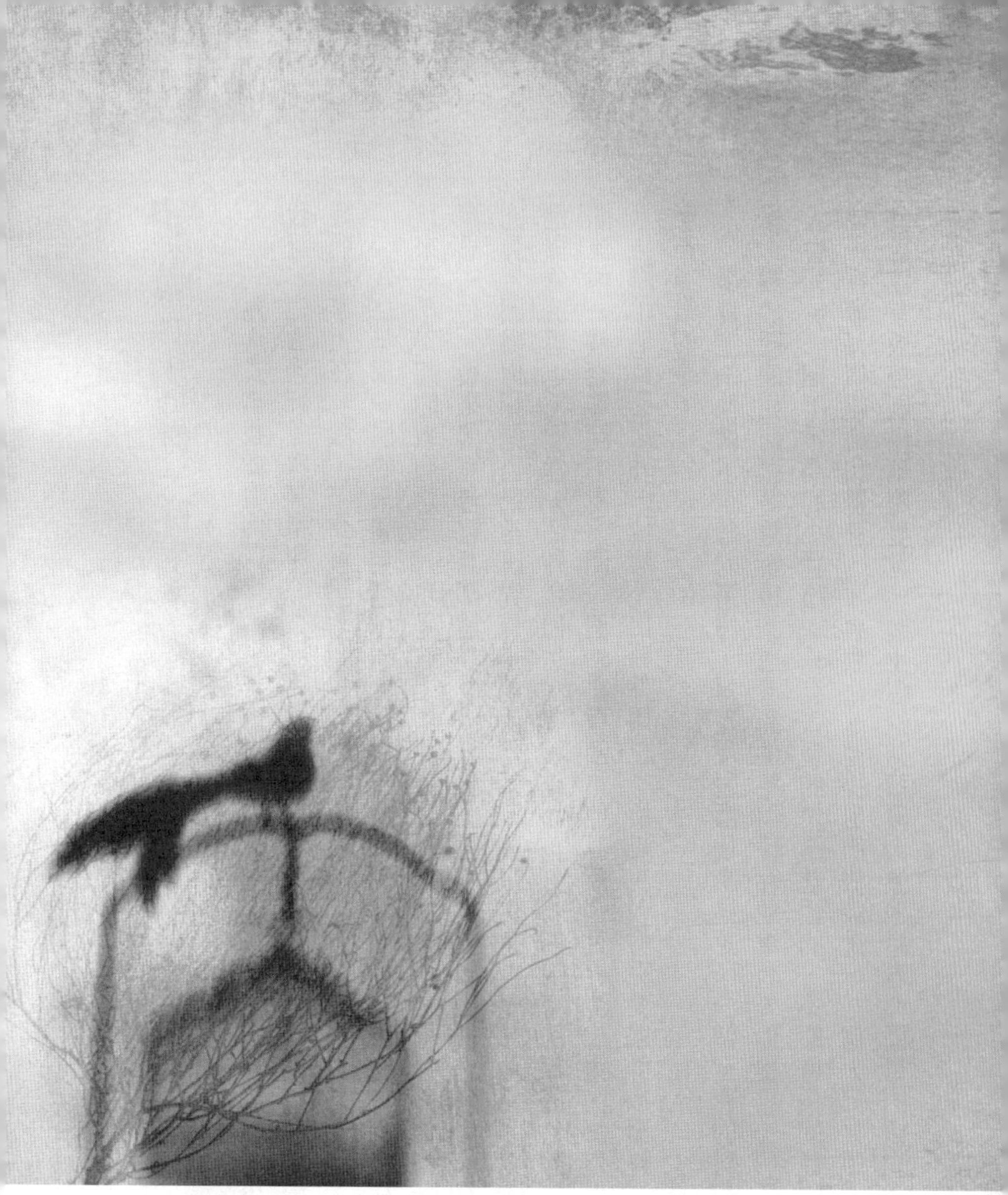

4 我的醫生在哪裡？

誰是「真正的」醫生？

一九八二年我從哈佛醫學院畢業時，有一百一十四個同學和我一起取得醫學士的學位。我這一生看過許多次畢業典禮，但沒有一次比得上在那個五月的早上所經歷的隆重和盛大。我們和家人在一起，站在醫學院的中院內，四周寬闊的草地一直延伸到長木大道。

八二年那一屆的畢業生選擇猶大・傅克曼教授爲他們致詞。傅克曼醫師是醫學院有史以來最了不起的教師之一，也是波士頓兒童醫院歷屆外科主任最年輕的一位。然而最引人深思的是，後來傅克曼醫師卻選擇辭去外科主任的頭銜，去當一個比較沒那麼有權勢的研究員，因爲他相信自己當研究員，會比當外科醫生更有貢獻。他爲了追求所相信的事物，選擇急流勇退。要當一個外科醫生，不管是哪一科，都要有強烈的自我意識。外科醫師之間流傳一個老笑話：有人問一個外科醫師，他認爲全世界最偉大的三位外科醫師是哪三位——除了他自己之外，他想不出另外兩位。所以說，傅克曼醫師放棄外科主任的職務是多麼不尋常的事。

事實上，他做了正確的選擇。傅克曼醫師後來界定了一個全新的科學領域：腫瘤脈管學，關於腫瘤如何藉著重新得到血液的供給而倖存並增長。他提出一個正確的爭論：沒有人會死於一個不重要的小腫瘤；只有大型的、滲透性的、不斷增生的腫瘤，會侵入每個部位，吞噬每個組織和器官，才會致命。他提出的假設是，一個人只要學會扼止腫瘤生長，就可以有效控制癌細胞蔓延，制止惡性腫瘤殺人。他這看似簡單的概念，使人們對腫瘤學治療方式的想法，有了革命性的改變。他的理論已經證明是完全正確的，甚至曾被提名諾貝爾醫學獎。對於自己可能獲頒全醫學界最偉大的獎項，他聽到這個消息的反應是什麼呢？他在實驗室裡忙著工作，沒時間接受拍照。傅克曼醫師最討厭宣傳了。我的結論是，眞正的英雄都是如此。

因此，當我們這群哈佛醫學院的畢業生聽到傅克曼醫師宣佈他的講題是「這屋裡有醫生嗎？」之時，都有些驚訝。我們覺得答案很明顯：這屋裡當然有醫生！事實上，這裡有一百一十四個新醫生，即將於當天在他的見證下畢業。

傅克曼醫師想要指出的是，只是在我們的名字後面加上一個醫學士的學位，並不會讓我們成爲醫生。他認爲還有別的。

在他的演講中，他解釋說，這年頭的病人有太多位專科醫師（physicians），但卻太少眞正的醫生（doctors）。有左肺的專家和右腎的專家，有大腳趾病痛的專家，還有左眼白內障的專家。可是醫生呢？那個會對病人說：「我在這裡是爲了你。我會堅持問過所有諮詢專家的意見。我會確保每天早上和晚上都會有醫生來看你。」

傅克曼醫師在畢業典禮的致詞中所說的醫生，並不是指隨便的一位醫生；他指的是一個你可以信賴、願意把生命交給他的醫生。因此當我們站在中院的草地上，困惑不解地面面相覷時，忍不住想著誰會變成眞正的醫生，誰又會一直當一個醫師——只是一個技術員。

當我在波士頓的布理罕婦女醫院，跟著心臟科的愛略特．沙克納醫師一起巡房時，這一切都十分清楚地呈現在我眼前。沙克納教授是二十世紀另一位傑出的心臟科醫師，我認爲他是一位偉大的醫生，雖然也許不見得總是很厲害。他寫的教科書超過一打，接受過他訓練的心臟科醫師更超過兩百位。當時的心臟學，若有沙克納醫師不知道的，大概不值得學習。就連在敵對的麻州總醫院任職的狄安傑羅醫師，也會同意這一點。

就算你從沙克納教授的外表看不出他是個重要的人，但當你看到他穿梭在醫院各個樓層，身旁圍繞著討好他的護士、研究員、駐院醫師、助理駐院醫師、實習醫師、訪問學者、慈善的捐贈者和醫學生，你也會知道的。

沙克納醫師的病房中，有一位年長的病人，名叫賈斯培・喬凡尼。他的心臟會發出很大聲的雜音，當你用聽診器聽他的胸腔時，可以聽到類似「風吹」的聲音，就像一隻鯨魚在打嗝一樣，只不過他每次心跳後都會發出這個雜音。這個聲音讓我們知道，喬凡尼先生的大動脈瓣膜縮窄了，所以每次左心室收縮時，就得將心跳一次的血流量推向那狹窄且抗拒的圓圈中，最後左心室會因爲承受不了這個縮窄的出口帶給它的負擔而累垮。解決的辦法是給他一個新的大動脈瓣膜。當時，多數替代的大動脈瓣膜都是從豬身上取得的。當沙克納醫師到喬凡尼先生的病房，向他推薦先接受麻醉，然後把上帝賜給他的瓣膜移除，再換上一個豬的瓣膜時，喬凡尼先生根本難以置信。

他問：「一個瓷的瓣膜？你爲什麼要植入一個瓷的瓣膜呢？那不是很容易破掉嗎？像一個茶杯一樣？」

沙克納醫師開口道：「賈斯培先生——」

「是喬凡尼。我姓喬凡尼。」

「喬凡尼先生，我說的是豬，豬！不是瓷器！是豬！是豬製造的。呃，是從豬身上取得的，是豬的心臟。」

這甚至令喬凡尼先生更覺得困惱。「豬。聖母瑪麗亞！你爲什麼要把豬身上的東西放到我的身體內呢？」

「是這樣的，」沙克納醫師解釋道：「如果我們不這麼做，你就會死，無疑地，你會因左心室末期的收縮失敗而死亡。」心臟科的研究員們都低語表示贊同。「我看過你的大動脈，喬凡尼先生，看起來不漂亮，一點也不漂亮。我認爲除非我們進行這項手術，否則你可能只剩下幾個星期的生命而已。就幾個星期，先生，我確定！」

他的宣布令喬凡尼先生臉色發白。「就幾個星期？」

「最多。」

「喔，天啊，醫生，我不知道有那麼糟糕。」

「呃，恐怕就是，因此我才推薦你立刻接受開刀。我已經請求史泰那醫師明天早上就爲你動手術，他是我們最好的心臟外科醫師。」

「呃，我不確定。一隻豬的瓣膜？這就是你要我做的嗎？明天早上？這個，我……我不確定，我必須和我的子女談一談，和我的……醫生討論一下。我一定要問我的醫生有什麼意見。」

「你的醫生？」

「是的，我的醫生。」

「嗯，先生，我可以向你保證，我會很樂於向你的醫生解釋我在你大動脈上的發現。我可以告訴你，他一定會同意我的看法。」你可以看出沙克納教授知道沒有人會不同意「沙克納診斷」的。

「呃，我想要我的醫生給我意見。」

「先生，你可以給我他的姓名和電話號碼——」

「你不需要打電話給他。」喬凡尼先生說。

「嗯，我是想，由我直接來告訴他，可能比較清楚，以防他有問題要問。」

「呃，」喬凡尼先生說：「你現在就可以問他了，他就站在那裡，在這個房間後側。」人人都發出了驚喘聲。此人會是誰呢？一個心臟科的研究員嗎？一個社區來的訪問醫師？這群穿著白袍的人分開了。他們看到，站在門口的，是一個才不過三年級的醫學生。

「就是他！」喬凡尼先生喊道：「就是他，他是我的醫生！他每天照顧我，每天早上來看我。你問他他同不同意，然後你要我簽什麼文件都可以。」

看著沙克納醫師如此信心滿滿，結果卻被一個醫學生消了氣似的，實在很神奇；但那個學生就是喬凡尼先生指認的醫生。沙克納醫師果然不是省油的燈，他深吸一口氣，對同僚皺了皺眉，然後走向那個醫學生，很有耐性地解釋他的發現。他問這個學生，「介不介意坐下來向他的病人喬凡尼先生保證，在他的左心室受到無可彌補的損害之前，動手術替換大動脈瓣膜是個明智的決定？」當喬凡尼先生對進行手術的程序感到滿意時，沙克納教授會樂於請史泰那教授來看病人，準備爲他開刀。這名學生點頭同意後，站到喬凡尼先生的床邊。其他人全都走了出去，圍到下一個病人身邊去了。這個醫學生拉過一張椅子，在喬凡尼先生身旁坐了下來，拍拍他的手，開始細心地向他解釋大動脈瓣膜和替代的豬瓣膜。

喬凡尼先生的手術順利，返回他在波士頓北端的平房。他找到了他的「這屋裡的醫生」。這屋裡總會有一個醫生的，只是不容易找到罷了。

可是他就是病人在找的人。這年頭的醫療訴訟數都數不清，對原告（病人）來說，最主要的問題到最後似乎總是病人和醫生之間缺乏溝通。每天在醫院巡房時，我總會注意到有許多病人根本不知道自己的主治醫師是誰，誰是最終負責照護他們的人。我會聽到他們說：「我是創傷部門的病人，那些醫生會寫指示。」有時我會問：「是誰幫你開刀的？」通常病人會回答：「我也不大清楚。有個駐院醫師會來和我的家人談話，但開刀的可能不是他，至少我認為應該不是。」更有甚者，有時病人會說他根本沒見過自己的主治醫師，但他希望在出院之前可以見到他，好向他道謝。或者你會聽到：「我不知道我的醫生是誰，好像很多個，不過你可以去問護士，也許他們會知道你應該找誰談。」

來自人生經驗的智慧和洞察力

我開始當主治醫師時，會有一種瘋狂的想法，覺得我太忙，所以沒辦法去看我的每一個病人。我總是匆匆忙忙的，忙著全力投注於動手術（坦白說，對賺取更多的開刀獎金也很感興趣），所以我就說服自己相信，我全心注意那些有病痛或有術後問題的病人，並沒什麼不恰當。特意去看一個情況良好的病人，有什麼意義呢？

你可能會問我，如果我不去看病人的話，怎麼會知道病人是好還是不好。好問題。我出自於醫學訓練的自動反射的推論是，有駐院醫師會去照顧他們。他們就像照顧病人專用的DEW——遠程早期警報——雷達系統。我讓自己相信，有他們照顧屬於我樓層的病人，要是有人需要我特別注意時，他們一定會盡責地通知我的。但我想這隱藏了更重大的問題：我眞是他們的醫生嗎？當然，我一定不會通過測試的。我對每一個病人都有職責，但是我可以學會超越職責嗎？不只是職責，更是同情心的問題？我想要這樣做，是因爲我覺得那是對的？

我逃避當兵這件事，最後歷經一個戲劇化的改變，一個逆轉。我加入美國陸軍醫療軍團，成爲後備軍人，主要原因是我想用當後備軍人多賺的錢來償還我念醫學院的學生貸款。但更令我陶醉的是有可能受軍方派任並資助，去研究防止軍隊被派駐到高山上時，因爲缺氧導致中樞神經系統受到影響的新藥物。我年輕時發展出對登山的熱愛，阿爾卑斯山、洛磯山、提頓山脈，我願意登任何一座山，任何時間都可以。加入陸軍，讓我有機會將我對登山的喜愛和對研究腦神經作用的興趣結合在一起。我得以和登山界的翹楚相處，他們有男有女，但都爬過世界上最高的一些山峰。在陸軍醫療軍團，我也可能爲任何一項研究而盡情地去爬世上最大、最複雜的高山。

一九八八年，軍方甚至要我帶領由最好的士兵和科學家等二十人組成的醫學研究探險隊去阿拉斯加。我們在那裡待了一個半月，研究適應高度對數十個登山隊伍的影響；他們奮力挺進最後的路程，爬上北美洲最高峰的山頂：麥金利峰。這座大山靠近北極圈，高度海拔二零三三三尺。在那一個半月裡，在登山季的高峰時，我們在一萬六千尺高度設置研究團隊。有許多天，氣溫低於華氏零下三十度。我們的團隊不僅執行科學研究，並且發動超過二十次以上的救援任務，去拯救受傷或困在險坡上的登山者。在七次嘗試登頂，然而都因天氣惡劣或必須先去救人而被迫折返後，最後我們甚至完成了登頂。

在我們預計要拔營下山去洗熱水澡和睡眞正的床那一天，我們的團隊又被喚去救一個被困在麥金利山西側山壁的韓國登山者。那段山坡非常危險，只有一望無際的雪、冰和岩石。受傷的登山者無法動彈，可是我們又無法安全地登上他倒臥之處。我們請求文萊特堡派遣一架CH－47的直昇機來，然後在兩位非常英勇的駕駛員幫助之下，在超過一萬九千尺的高度，遠超過直昇機製造者的預設下，執行當時破世界高度紀錄的直昇機救援行動。雖然空氣稀薄，我們只能祈禱直昇機引擎可以在盤旋中繼續支撐，把醫療團隊放下去救那個受傷的登山者。這次任務圓滿達成。我有機會帶領對工作如此投入的團隊，實在是畢生的榮耀。

一九八八年，我們在阿拉斯加高山上執行的研究，開發了兩種新藥，可以保護緊急派駐到高山上的軍隊。這兩種藥使我們得以在九一一之後，將特遣部隊派到巴基斯坦和阿富汗的山區，卻沒有一位美軍因高山腦水腫而送命——我對自己能參與其中感到驕傲。

因此，我喜愛軍方提供給我的高山研究的機會。不過，後備軍人具有一項特別的軍事目的——準備應戰。一九九〇年底，我剛在亞利桑納州的土桑市買了新房子，和家人搬進去，並開始在亞利桑納大學擔任神經外科助理教授的職務時，便接到軍方派任，擔任沙漠風暴行動，也就是美國在中東灣區的第一場戰爭的外科醫師。

在軍中時，我的背部因爲摔了一跤而受了重傷，最後我被送回德州休士頓山姆堡的一家醫院。我必須對背部的骨折是否要接受開刀，做一個決定。我被迫躺在床上休息，二十四小時都不能下床。我發現自己每天如坐針氈，等著我的外科團隊在巡房時來看我，向我說明我的狀況和可能的發展，任何訊息都好。我意識到自己等了一整天，但見到「我的醫師團隊」卻只有約三、四十秒的時間。那是一天的高峰，我躺在病床上唯一的焦點，就是想要聽聽我最近一次X光片顯示了什麼結果，或者我有任何的變化。稍後，晚上時，護士會耐心地把電話拿到我的耳朵旁，好讓我對留在土桑的太太重複每一個字。

我就像每一個病人一樣，等待我的醫生。我的醫生會不會因爲我復原狀況良好，而決定當天不需要來看我呢？我以前怎麼會對自己的病人所經歷的，那麼視而不見呢？

我發誓，如果我能復原，以後巡房時一定要看每一個病人，沒有例外。我當駐院醫師的那幾年，總以爲效率、速度和準確性最重要，但其實最重要的是同情心。我怎會完成了八年的駐院醫師訓練，但卻錯失病人醫護如此重要的前提呢？這正是傅克曼醫師在畢業典禮的致詞中所要指出的：一個醫生有可能完成駐院醫師的訓練，甚至訓練得很成功，卻沒有體認到一個醫生對他的病人最重要的層面。或許我經過那麼長一段時間都不明白這一點，正說明了我的個性有很大的缺失。也許。只是我必須等到自己當過一個躺在醫院病床上的病人之後，才完成了我的教育中這極其重要的一部分。

我很幸運，最後脊椎受傷得以復原，只不過我得重新學習如何用我的肺部，如何走路。我為自己定下目標，先設法走到車道的盡頭，這是一段不到三十尺長的距離。後來我可以陪小孩走到位於一個半街口外的公車站。接下來幾個星期，我每天和其他小孩的母親站在一起等公車，我開始第一次清楚地看到孩子的朋友和同學的世界，也開始記住他們的姓名，先是他們的好朋友，然後是這些好友的兄弟姊妹，最後甚至於他們的狗、貓和天竺鼠。我意識到，以前我一心一意要成為一個神經外科醫師，以致於周遭世界整個崩潰了，我錯過了孩子們童年生活的一大部分。身為一個父親和一個醫師，我現在迫切想要改變人生的優先順序。

六個月後，我走回大學的醫學中心去，相信如果我已經變成一個比較好的人、一個比較好的丈夫和一個比較好的父親，那麼我也可以成為一個比較好的醫生。傅克曼醫師在畢業典禮的致詞中所提出的警告是，一個醫生可以獲得的智慧和洞察力，不是從醫學院裡學來的，而是來自人生經驗——我們自己的和病人的人生經驗。

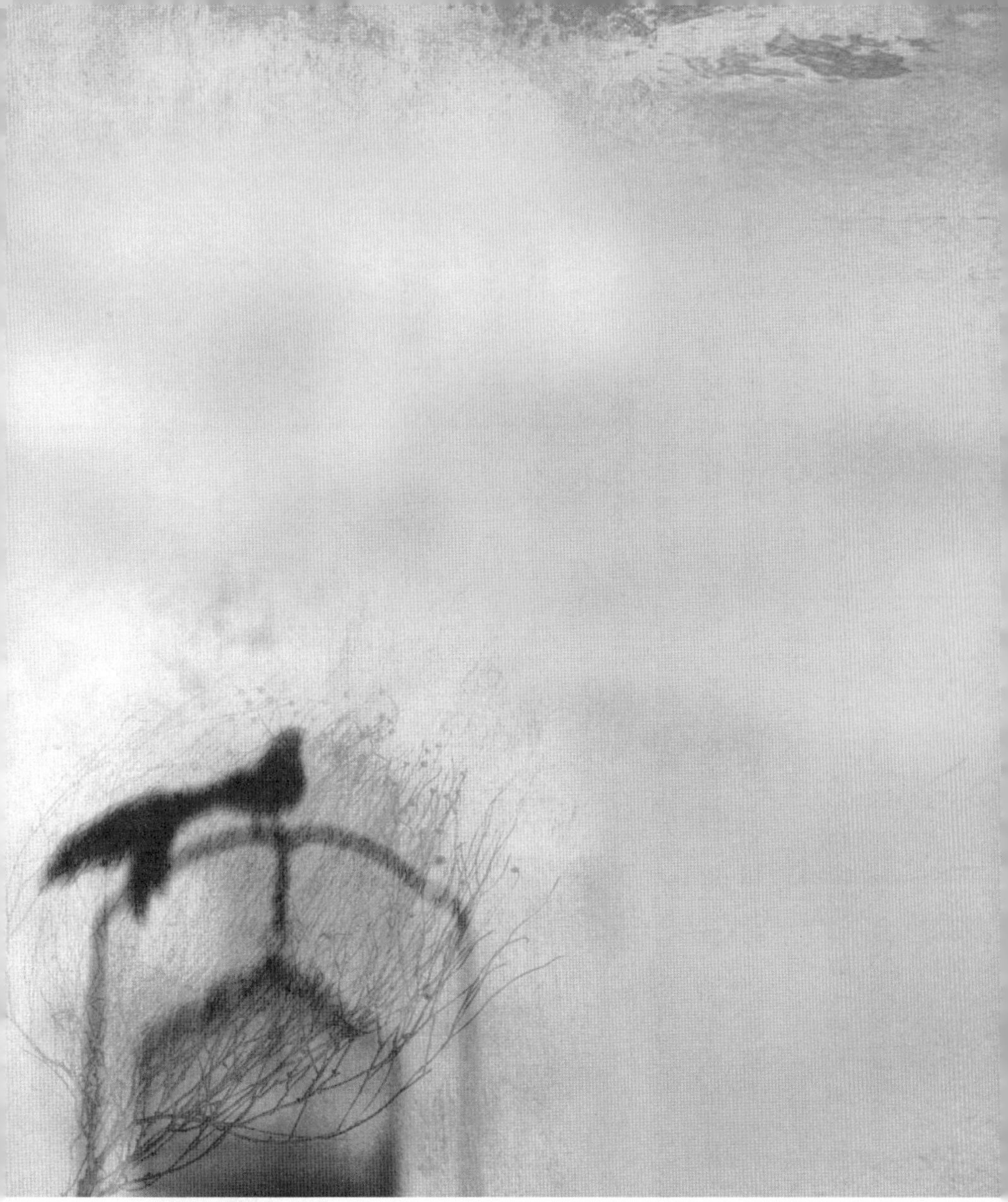

5 不只是問題

有些人可以清楚地聽到自己心裡的聲音，並依照這聲音的指示過活。他們會發狂，但也成為傳奇。

——一刀酋長，摘自電影《真愛一世情》

「泥團」洛基的故事

在波士頓的街頭生活相當艱苦，冬天戶外的溫度降到零下時會要人命。當本地人稱為「蒙特列特快車」的東北季風吹來時，總是天寒地凍。一九八〇年代中期的一個冬天，一場惡劣的冰雪，一夜之間奪走了二十一個遊民的性命；每輛警車、拖車和下班的計程車都投入值勤，行駛於市區各處，嘗試拯救還沒有向寒冷屈服的任何人。

當時我在麻州總醫院的「紅服務」擔任低階的實習外科醫師，常常得爲許多貧窮的遊民看病。雖然我這樣說並不覺得自豪，但我們給這些遊民的集體稱呼是「泥團」。這些人是你在街上行走時會加以踐踏的人，包含實際上的和心理上的踐踏。

席威歐·巴斯特曼是一個傳奇性的泥團，他已經當了二十幾年的遊民了。在醫院裡，他是個傳奇。每個在那裡工作過的駐院醫師都知道席威歐，綽號「洛基」。他的病歷共有七本，大概得過人類所知的每一種病：肺結核、肝炎、胰臟炎、肺炎、敗血病，以及各種長蛆發炎的傷口，至於刀傷就更不用說了。他因淋病接受過二十幾次的治療，是醫院有史以來的一項紀錄，因此才會得到義大利種馬「洛基」的綽號。

洛基當時快六十五歲了（以遊民來說差不多是一百歲），沒有一個遊民會那麼長壽。不過，他也快要玩完了。他每次到院，情況總是很嚴重，可說是一個醫學危機，佔據一個駐院醫師所有清醒的時刻。光是看完他的病歷，就要花上一個實習醫師大半個晚上的時間。

沒有一位駐院醫師會想要爲洛基開刀，那就像是死亡之吻。他體內的每一個器官都受過敲擊，只剩下一個腎臟，肝臟也無法製造夠多的蛋白質以提供血液凝結要素。他身上的每一根骨頭都斷過，不是因爲酒醉時摔倒，或酒醉時被車撞，就是酒醉時被搶。他的心臟衰竭不只五、六次，免疫系統更老早就放棄這個鬼魂了。

照道理，洛基多年前就該死了，可是他就像天美時手錶的廣告一樣，「滴答滴答走個不停」，猶如一隻九命怪貓，醫院裡的醫生不知怎麼的總是把他救活過來。在下一場災難到來之前，他的器官會在危險的和諧中繼續支撐。因此，我當實習醫生那一年的嚴冬，警察盡可能在許多泥團凍僵之前把他們送來。洛基被送進來，丟在我們的急診處，我的一顆心往下沉，他將是我的，完全屬於我；我知道情況不妙。

我在走廊上就可以聞到洛基身上的臭味，護士們走出他的病房時，都戴著手術用的口罩，而那些口罩並不是用來防止感染用的。當一個人臭到你幾乎忍不住要嘔吐時，你可以將橙油精滴在一塊海綿上，再把海綿放到外科用的口罩內側，這個味道強到可以擋住其他的任何氣味。洛基的臭味是強烈的腐爛味混合了嘔吐味。

這一次他並不是因為風雪而凍成一根巨大的冰棒，而是不斷地吐出血塊，有些血塊像瓜那麼大。氣味已經夠難聞了，境況更是慘不忍睹。洛基半是酒醉，半是失溫，而且完全抓狂了。他有幻覺，但我看得出來他也想擺脫痛苦。他會用瘦削的雙臂抱住已經凍成黑色並長了壞疽的右腿，在痛苦的吼叫和恐懼的尖叫之間，他會突然停止發出任何聲音。他的臉漲成藍紫色，然後轉為死灰，接著會再吐出紅色的血塊。牆上和病床兩側都噴滿了血，地上也灑了一地。很難想像有比這更悲慘的一幕了，洛基活似《聖經》上所說的地獄中的一個角色。雖然他很臭，但我不可能不為他的痛苦而感到惻然。

我們為他插上好幾根大口徑的靜脈注射管，又請實驗室做了許多項測試，讓技術員忙了大半夜。我打電話給血庫，開始為他輸血，除了一包又一包的紅血球之外，還有導正他凝血要素不平衡的血漿。在血流不止的難題獲得控制之前，我根本不可能決定何時為他進行右腿的截肢手術。

到了早上，洛基已經有「哈佛數字」——他的血液指數、電解質、肝的作用和腎臟功能，全都回復到正常範圍。我們有這樣一個說法：「只要有哈佛數字，任何人都不會死。」意思是說，只要讓病人的生理作用都恢復，他便沒有致死的原因了。我在夜裡為他安了內視鏡，發現他的食道底部有許多靜脈瘤，是腫大的靜脈，也就是他出血的主因，然後設法用電療讓它們止血並凝固。接下來，我們必須將他的壞腿自膝部以下切除，整個手術過程不到一小時。

以後將撐著一支木腿的他，這隻波士頓北區孤獨的老狼，該怎麼活下去呢？每一天，他的身體都想要對抗我努力不懈的醫療。他因酒癮發作而痙攣，陷入妄想的胡言亂語，並數度完全失控。當我將這一切控制住之後，他又出現尿道感染，危及他僅存的那顆工作過度的腎臟。當我用抗生素壓制住發炎的現象後，他開始嘔吐，將一半的晚餐吸入肺部，接著變成嚴重的肺炎，使他的肺部整整一個星期都必須接上通氣管。因爲他無法進食，我必須再爲他插一根餵食管通到他的胃，才能讓他活命。醫治洛基就像把一群發狂的貓趕在一處一樣，而這群瘋貓一心一意要把他身體的功能拉扯到不同的方向去。

我照顧洛基整整八個星期，負責監控他血液化學特性的每一點雷達影像、X光片上的每一個陰影，以及流進或流出他身上的每一盎司液體。我扛著洛基這個重擔，整個團隊都知道，他們私底下暗自竊喜。每一個駐院醫師都至少治療過他一次，對我們每個人而言，這是面子問題。他們知道我感到棘手，但卻努力不懈。我們「紅服務」的名譽，就看他是不是可以活下去了。畢竟在我們之前，醫院裡已有過十幾個團隊圓滿達成任務，所以我們可不能留下歷史紀錄，說洛基是死在我們這個團隊的監控下；絕不可以！

如今回想起來，我們當時討論和看待病人的方式似乎很可恥，但是當時的我們不像醫師，反而比較像是前線的士兵。痛苦和死亡使我們的視野變窄了，我們陷入一場機智和勇氣的戰役中，爲了別人的性命而奮戰不懈，因而無法感受其他的一切。

我不顧一切的拼命治療，終於使洛基的身體有所回應。他遷出了加護病房，不再失血，而且暫時遏止了酒癮，血液指數回復到相當正常的地步，尤其是以他已脆弱不堪的身體看來。他膝蓋截肢的部位也在慢慢康復中。巡房時，我必須滅的火愈來愈少了。每天早上，當他床邊的資料變得愈來愈樂觀時，我們便爲得以維持「紅服務」的標準而彼此道賀。

顯而易見的，我們必須將洛基「安置」在某個地方。我們不能將跛腳的他送回波士頓的嚴冬中，而是必須把他送到一個復健中心或一個願意接受他的養老院。這是一項艱難的任務。醫院約百里方圓之內的每一所健康照護中心，大概都聽過洛基的名聲，沒有人會願意無條件地接受他。就算洛基在相當健康和清醒的情況下，仍令人十分頭痛。酗酒的問題並未消失，遲早他會想辦法弄到一些酒，接著他會再度陷入一個新的健康危機中，通常對任何一個接受他的中心而言，都要爲此花上一大筆錢。

安置洛基將會是我當實習醫師的一項重大成就。他初步的義肢裝上後，開始在醫院的每一條走廊和每一個門檻走動（和摔倒），我必須快點將這個病人中的賤民引領到一個遙遠的岸邊去。我花很多時間打電話，最後終於找到一家復健醫院，這裡增建了一個樓層，剛剛才開放。我的機會來了！因爲才剛設立，他們對於傳奇的洛基毫無所悉。

當我在早上巡房宣布這個消息時，團隊都爲我喝采（我說過了，敏感並非我們的強項）。洛基迷惑地抬起頭，說：「我不會去任何復健中心的。」

他住院這段期間，若昏迷狂亂時尖叫牆上有蜘蛛不算的話，所說的話不超過十五個字，最多只是「醫生，早」，因此他的反應令我吃驚，但我決定他只是個固執的怪人，在我看來，他沒有理由在意。

「洛基，聽我說。」我說：「你一定要到復健中心去練習使用你的那條腿，這樣你才可以不用枴杖行走。」

「不要，我不要去。我要去和我兒子住。」他理所當然地說。他的兒子？我們根本不知道他還有家人，而這改變了一切，現在我們可以和他的親戚商談了。

資深的駐院醫師插嘴說：「別擔心，洛基，下午我們會請翰彌頓醫師過來，和你兒子商量怎樣的安排最好。」他對我眨了眨眼。我的思緒飛馳，如果他有家人可以為他負責的話，我為什麼要浪費那麼多時間和力氣去安置他呢？

團隊的每個人都在微笑。洛基等於已經離開了；套句實習醫師的說法，就是「ＡＭＦ」（Adios, my friend.）：再見了，我的朋友。

解決之後就沒事？

我要再說一次，對我們這些小玩笑，我並不引以自豪，只是我對在麻州總醫院受訓的一群頂尖外科醫師有一種歸屬感。以前我們會將麻州醫院的縮寫ＭＧＨ，解讀為「人類最偉大的醫院」（Man's Greatest Hospital）。但我們對人的痛苦並沒有麻木不仁，因此才會發明一些用語當作盔甲，通常是堅硬但嘲諷的防衛，有時候也會致命，但往往都是自以為是。

巡房之後，我三步並作兩步地跑回洛基的床邊。我樂極了。他有個兒子！他會到史伯丁復健醫院去。我需要他兒子的電話號碼，才能通報他。或許他甚至可以開車載洛基去？我坐在床緣，這是我第一次坐下來和洛基說話。我探索過他身體的每一個部位，幾乎為每個器官插過針，卻從未坐在他的病床上。我沒有問他可不可以坐下來（我應該問的），而且還不小心坐到他的斷腿。

他說：「小子，你坐到我的腿了。」

「抱歉，洛基。」我立刻跳起來。我一開始向他解釋轉到復健中心的事，他的臉色便因發怒而變得暗沉。

「聽著，我已經跟你說過了，我哪裡都不去，我只要見我的兒子，懂嗎？」

「呃，是的，當然。」我有點語無倫次地說：「你知道，洛基，這是我第一次聽說你有兒子，我不知道你有家人在……」

「你從沒問過我。」他直率地說。

那倒是眞的，我們每個人都認定他沒有家人。遊民不會有家庭的，不是嗎？

我提議打電話給他兒子。他說不要。我解釋說必須要商談轉院事宜。

「讓我打電話給他吧。」我請求道。

「不行，你不能打。」他堅持。

「我不能？」我開始生氣了。「我爲什麼不能？」

「因爲他已經死了，這就是爲什麼！」

他是在諷刺嗎？我知道他很生氣。

「我明白了……你是說他……」

「我是說他死了。」他直截了當地說：「就是死了。」

我不再說話，這和我預期的不同。也許洛基是在幻想，這種情況需要我委婉的處理。我又坐了下來，這次留心到我坐的地方。

我說：「洛基，和我談談你的兒子吧。」

起初他並不情願，但他的心事已經隱藏了太久。他的兒子顯然是個很棒的小孩，很會打球，人們以前會開玩笑說他應該加入紅襪隊才對。洛基說著，臉上有種遙遠的表情。

「我兒子不想當球員。」洛基說：「他想要當律師，就像史本賽・屈賽在電影 **Inherit the Wind** 中所飾演的。他說，有一天他要在最高法院當辯護律師。」

接著洛基又說：「我猜想他是想追隨他老爸的腳步吧。」他的眼底浮現了淚水。

「你以前是個律師？」

「是呀，難以相信吧？可是這是眞的。我不到三十歲就加入律師事務所了。」洛基有點滿足地說：「四〇年代，第二次世界大戰剛結束時，我是個黃金青年，是律師事務所的合夥人。一切。」

這一切可不可能是他捏造的？不可能。他的聲音有一種威嚴，他說的是眞話。

「我曾經是個熱門的律師。」洛基又說：「我擁有一切。在貝克灣旁有一棟房子，在威福利港有一間避暑別墅，甚至還有一艘四十五尺長的遊艇，我將船命名爲『手工皇后號』，那是一艘漂亮的雙桅船。傑克也是個好水手，他搶風調向，駕駛帆船，速度比誰都快，而且也是個很棒的舵手。」

「後來呢？」我問。

「你是問，頂尖的律師怎麼會變成一個泥團嗎？」

聽到他用那兩個字，我不禁皺眉，我從沒想到病人會聽到我們爲他們取的綽號。

他深吸一口氣，將氣憋住，整個身體因而繃緊。他用力挺身。

「傑克去念哈佛的法學院，事情就是那樣，他念了一年半後，暫時離開學校到越南去，加入了海軍陸戰隊，成爲戰鬥機飛行員。那就是我的傑克。」

「然後呢？」

洛基的臉扭曲了。「有人……」他開始哭泣。「被擊中。地對空飛彈……我的兒子……！」

他說不下去了。

他哭了五分鐘，最後抬起頭，抓起一條毛巾。

當他鎮定下來時，他說：「嘿，對不起。」

我回答：「請不要這麼說。」

「呃，傑克死後，我就崩潰了，一切都不重要了。律師事務所，我的婚姻，都不重要了。坦白說，我很高興找到酒瓶。酒並不能解救我，但卻可以塡補那個空洞，你明白嗎？酒可以這樣。」

「那，你說你要去見他，又是什麼意思呢？」我溫和地問。

「嗯，昨晚我夢見傑克來看我，他告訴我說，我們很快就會在一起了。」

我很關心洛基的想法，便說：「再說下去。」

「就是那樣。也許我是個酒鬼，但是現在卻非常清醒。你知道的，就像你現在在這裡。傑克昨晚來看我，發誓說我們將會在一起。永遠。」他笑了笑，話語中透著一絲莊重和正式。

我不知道該如何回應，但我很明智地先行告退。我重新檢視他的圖表，沒錯，仍是哈佛數字，洛基的數字是完美的。我又回到他的床邊。他和我一樣清醒，不過我們還是得把他轉到復健中心去，這是我的任務。

「洛基，我明白你兒子來看你。在你的夢中。但我還是要做一些安排，這樣我們才能將你轉到史伯丁，好嗎？」

我提議他理個頭並刮刮鬍子，讓他看起來有精神些。

當時醫院裡有全職的理髮師和美髮師，都是正常編列的員工，他們接待的病人通常比較有錢。沒有比好好刮個鬍子、修剪頭髮或做個頭髮，更能提升病人的精神了。很可惜，這年頭因爲我們急著刪減健康照護的預算，同時也刪掉了許多細心的服務。

我打電話給醫院的理髮師艾伍德，請他過來爲洛基打理一下。艾伍德是個很善良的人，有時候會免費爲病人理髮。洛基看起來像是從自然歷史博物館那些史前透視畫中跳出來的尼安德塔人，灰髮亂蓬蓬的，垂在肩上，鬍子也一樣長。艾伍德想要打理他，可要用點魔術才行。

同時，我安排一輛救護車載洛基去復健中心。我知道這麼做是背叛他，但我別無選擇。就算我想留他，他也不可能一直住在醫院裡，那個花費太高了。

我回去看艾伍德的成果。眞是太神奇了！洛基已經過一番打點，鬍子剃掉了，現在看起來比較像過去曾經是熱門律師的他。他年輕時應該很英俊，下巴方正，臉部線條明顯。他的鼻子歪曲，但那是因爲他的鼻梁在打架和挨打中斷過太多次。但現在我略略看得出他過去的痕跡。

護士們進來了，擠在他周圍，讚美他看起來有多英俊。他面帶微笑，沉浸在她們的讚美中。他曾經失去過兒子的事實，讓我們以一種不同的目光看他。他已不再是個泥團了，也許他甚至曾是個英雄。然後救護車來了。我注視著洛基，他也注視著我，他感到怨怒，我覺得自己像是背叛了基督的猶大。

他們帶他出去時，他對我說：「我跟你說過了，我要去看傑克。你明明就知道。」我瞪著他的背影，同時也感到如釋重負。經過兩個月持續不懈的醫療和照護，他終於走了。我自由了，而且我覺得自己得到了勝利。

我回頭照顧「紅服務」的其他數十位病人，忙著一個實習醫師無止盡的一日，腦子已被其他事物所佔據。一個小時後，呼叫器響了，接到外線，是史伯丁的醫師打來的，他非常生氣。

「我要向你們的外科主任奧斯汀醫師，報告你的事！」他對著電話怒吼：「你應該感到羞愧，竟然把一個像巴斯特曼先生這種病況的病人，送到我們這裡來！」

我覺得莫名其妙。「什麼病況？他有什麼不對嗎？」

「什麼不對？見鬼！他們一把他推進門來，他就開始吐血了，而且是不斷地嘔吐。我不必告訴你我們的員工和訪客受到多少驚嚇！我們幾天前才開放的，沒有人預料到會有這種災難！」

一定是洛基食道底部的一顆靜脈瘤又爆裂了。或許哈佛數字並不能對抗每一個災難。

「呃，眞抱歉，我們治療過他的食道靜脈瘤，他已經整整兩個月都沒流血了。請你把他送回來吧，我們會處理。」我建議道。

「嗯，翰彌頓醫師，我們無法這麼做。他在大廳裡就死了，不到五分鐘之前！」

「不會吧。」我低聲說。

他聽得出我很震撼，說話的口氣也溫和多了。

「很抱歉。他的失血量很大，又很突然。就是那樣。」

「我知道。」我也知道洛基走了，去見他的傑克。哈佛數字無法制止。

我們外科醫師在行醫之初，會不顧一切地對抗從病人身上所呈現出來的障礙，就像我對待洛基的例子，我們會把病人的病痛和疾病看成是向我們挑釁的敵人。我們去攻擊每一個，把劍磨利，將它們砍掉，直到得到正確的答案，直到將它們打敗。當然，如果你以這樣的角度去看每一種病症，那麼病人在你的眼中就只會是一種容器，一個被倒進問題的身體。後來，你才會慢慢明瞭，你不能把病人看成僅是等待解答的問題而已；他們不只是問題。

醫學的大秘密之一，就是身爲一個醫師，你可以隨心所欲地進入其他人的生活中。每一個病人都是一根存在的管線，讓你看見你自己的掙扎；每一個病人都讓你更清楚地看到你自己的眞相。當時我意識到洛基夢見他的兒子，也就是預見他的生命即將走到盡頭。我無法承認洛基是在我的醫治下、是在我的看顧下屈服的。失去他，並不是挫敗。

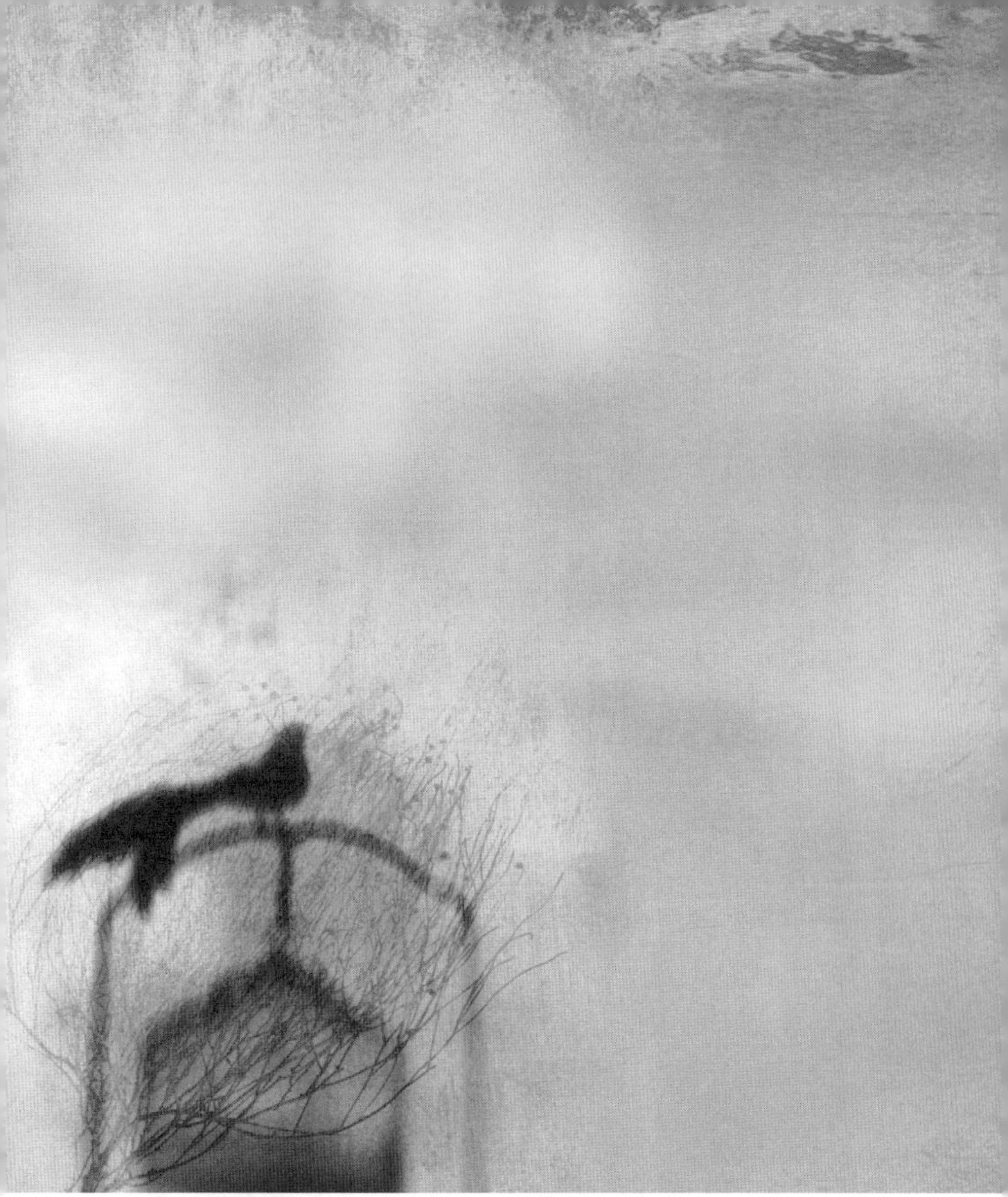

6 從肉體到心靈

生命無法等到科學可以解釋整個宇宙。
我們無法因還沒準備好而暫停生活。

——荷西・歐泰嘉・葛賽特（José Ortega Gasset）

「炸油條」、「木乃伊世界」和「長期抗戰區」

每個人的生命中，都會出現像玻璃纖維一樣脆弱的轉變時刻。這些時刻在一瞬間掠過我們的生命，然後便粉碎了。當這些重要的時刻突然出現時，我們不一定看得出來。我們必須學習以傾斜的角度去看，才能看出它們的稍縱即逝和它們的美。我們會看到自己所愛的人、陌生人、動物、樹木、山和海的生命，交織成一個細密又延續不斷的生命網絡，超越任何時空。

我要向你說明這些啟示。這種感覺——當我說一個人會**感覺**到這些微妙的時刻時，我不要你有誤解——你並不只是**感覺**到而已。你會有種頓悟，就像被揍了一拳一樣，而這些時刻所引發的頓悟是強烈的。我在一九八二年時所經歷的一刻便是如此。第一年的實習過了大約一半時，我的程序表上寫著轉到燒燙傷部門兩個月。我一開始實習時就知道，所有的駐院醫師都厭惡這項派任。燒燙傷讓每個人心底發毛。我完全不明白大家究竟在怕什麼，人類痛苦和畸形的各種變化，我們不是都已經看過了嗎？還有什麼呢？

燒燙傷部門有兩個部分，其中一處是畢格羅十三樓。大部分的建築師和營造工程師都會因迷信而避免命名第十三樓，但建造麻州總醫院畢格羅大樓的人不管是誰，顯然對此不以爲意；不幸的是，畢格羅十三樓正是成人燒燙傷的病房所在。一走出電梯，便有一道拱門通到A區病房。拱門漆成刺眼的白色，上面以歌德式的字體寫著：「歡迎光臨畢格羅十三樓——一個探訪的好地方」。畢格羅十三樓被視爲第一選擇，是燒燙傷部門必要之惡較輕微的一個。更糟糕得多的是：慈壇。

慈壇燒燙傷中心是一棟陰暗又單調的建築物，單獨聳立，與醫院總院區分開。這幢六層樓的建築物是數千位慈壇社的社員出錢蓋的。慈壇社是一個由基督教共濟會分出的慈善和社會機構，出資建造了二十多所兒科醫院，對所有兒童免費開放。慈壇燒燙傷中心是東海岸區幾乎每個兒科燒燙傷病患的主要醫療中心，駐院醫師們給這裡取了一個綽號，叫「炸油條」。慈壇的兒科燒燙傷中心是任何一個駐院醫師想像得出最接近地獄的一個地方，在這裡，數十位截肢的、痛苦的兒童被推進一棟陰森、可悲的建築物裡。多數駐院醫師都不會公開談論「炸油條」，這個綽號說明了這個地方對我們駐院醫師而言有多恐怖。就像在戰場上會有各種稱號產生：「豬排丘」、「殺戮里」和「死人溝」等，我們必須爲這些地方取名字，這是人類悲劇地圖上的一點。

我到那裡的第一天，護士長帶我去參觀。她一定從經驗中得知，所有新的外科駐院醫師都很怕燒燙傷的兒童。她似乎故意將我的注意力導向大禮堂、影印機、冰箱、甚至於電視遊樂站；駐院醫師等兒童睡著之後，會到這裡來打電玩。但最後還是免不了要見**他們**。進入病房之前，我們必須穿上消毒過、有頭罩的服裝，並戴上口罩。護士告訴我，我們將會看到「大傷」，也就是百分之八十以上的灼傷。

當透明玻璃門滑開時，我們進入了一個奇特的世界，類似一個營區。爲了減低空氣中的細菌數量，這個房間籠罩在紫外線的紫光中，每個兒童都被罩在塑膠帳篷裡，將可能潛伏在四周的細菌擋在外面。每一頂帳篷兩側都設有消毒口，可以讓護士把手臂伸進去，換紗布和繃帶、插入靜脈注射或打針。

在每個被包成像蛹一樣的兒童周圍，有各種儀器發出呻吟、吸吮和冒泡的聲音，交織成奇異的合唱。每個小孩全身裹著繃帶，就像木乃伊一般，眼睛上面有眼罩罩著，沒有任何通風口。偶爾會有一條管線越過白紗布形成的層層障礙，輸送或排放。唯有紗布形成的熟悉輪廓，隱約透露可能有人類的小孩包在裡面。要不是那些機器忙碌地運轉著，否則沒有任何東西顯示那些形體甚至還活著。

我努力注意那些爲保持無菌狀態而使用的各種複雜儀器和預防措施，但仍忍不住打了個冷顫。在這裡，科技化的無菌處理已躍升到荒謬且詭異的地步。

支撐著我的，只有護士愉快的聲音。

「這裡，」她說著，優雅地揮動手臂，「這是喬伊！」

我看過去，又是一具沒有特徵的木乃伊。

「喬伊和他的朋友找到一桶五十加侖的汽油桶，想要放火燒了。」她解釋道：「結果油桶爆炸了，當然，另一個男孩，喬伊的朋友，當場被炸死了。他叫什麼名字？我想想看……柏騰。柏騰被炸死了。」

我覺得柏騰倒是比較幸運的一個。

「喬伊全身百分之九十五灼傷。」她又以略帶鼻音且單調的聲音說：「他失去了兩隻耳朵、所有的手指和腳趾，鼻子燒掉了，眼皮也沒了，皮膚只剩下幾塊，在兩臂腋下各有一塊。當然，大腿內側也保有一小塊，只有那些沒被燒到。」

「當然。」我無比驚恐地嚥了一口口水。喬伊那個像木乃伊一般的頭上戴著眼罩。「他的眼睛可以閉上嗎？」我問，猜測這會不會是戴眼罩的原因。

「喔，不行，他無法閉上眼睛。我說過了，他沒有眼瞼呀，而且他的白內障也燒焦了。」

我有種想吐的感覺。「呃，那麼眼罩是做什麼用的呢？」我壓制住嘔吐感，問道：「他已經瞎了，爲什麼還需要眼罩呢？」

「我想是爲了保護他的眼睛吧。」

我有生以來第一次看到這麼多的痛苦集中在一個地方，我該如何挨過這一輪呢？這似乎令人難以忍受。

我們離開了被戲稱爲「木乃伊世界」的加護病房，走到被稱爲「長期抗戰區」的病房。在木乃伊世界存活下來的病患，最後會被送到「長期抗戰區」，接受一次又一次的重建手術。在燒燙傷部門待過一陣子後，你會明瞭「長期抗戰區」不只是醫院的一區病房而已，更是一處人體實驗室。

兒童在此成爲活的「泥娃娃」，讓一代接一代的外科醫生（包括我自己）練習並逐漸熟練重建外科技術，每一代醫師都會從這些兒童身上創造出更高明的重建景觀。這是一種恐怖的藝術，但是每一代的外科醫師都比上一代更努力，運用每一盎司科技和手術的魔法，爲這些兒童恢復某些功能和整形。

這些小病人的生命從緊急——他們幾乎無法從這一次的心跳活到下一次——被切換到慢性：生命的危險性降低了，他們開始忍受。就像地質岩層一樣，這些兒童變成一層層外科手術的沉澱，記錄每一種新的科技紀元，由一個變動到下一個。

第一天的參觀中，在陌生的我看來，一切似乎都是小兒科病房的常態。整條走廊兩旁的牆上都畫了可愛的大象，象鼻子握著彩色氣球。大象和大象之間有小丑在跳舞，或和小狗握手。遠遠的，我看到這些小孩看似完整的輪廓。偶爾，我會看到一個跛行的身影。但是隔著一段距離，我絕不會猜到有什麼不對。

然而，當我走近時，這些小孩會令我驚喘。我靠近第一個小孩時，看到他戴了一個淡褐色的橡膠面罩。後來我得知，這些具有伸縮性的橡膠面罩是特別爲每一個兒童量身定做的，有助於把疤痕壓平。我看到的第一個面罩是斜的，只露出一隻眼睛，使那個小孩看起來像一個變種人的海盜。小孩的眼球被拉到紅腫、憤怒的眼窩的一個角落，那隻眼睛本身是牛乳般的死白，像彈珠一樣，眼球的虹彩失去了所有的顏色。左耳完全不見了，如一根被遺忘的蠟燭般融化了，只留下一個駭人的黑耳道，探向頭蓋骨。

我可以臆測嘴唇原來的樣子。鼻子不見了。左手有一些手指剩餘的殘肢，以及像一顆小瘤般的拇指，很像捕手戴的手套。這個小孩的四肢以怪異的角度彎曲著，關節上有許多細密交織的疤痕。可是他的聲音……他的聲音是那麼地清晰，是悅耳如歌聲的童音。這畸形的軀殼裡眞的有一個小孩，令我感到莫名地放鬆。

我努力保持鎭定，隨著護士走向另一張病床。我們的腳步加快了，由一張病床走向另一張，她如數家珍地訴說著每一個幽靈都有一篇小故事。

如此持續著，我覺得心痛，甚至爲這個世界對兒童而言竟是如此危險的地方而憤怒。同時，我也渴望有一劑精神的海洛因，可以緩和自己的哀傷。

我待了好幾個星期後才逐漸習慣。剛轉到這個部門時，只要走出燒燙傷中心，出去呼吸一點新鮮空氣，暫時脫離防腐劑的氣味，我就感到如釋重負。我望著走在街頭的人群，他們的手是那麼平滑、完美，就像瓷器一樣，他們的身體像柔軟的小樹苗。外面的世界是那麼正常，令我驚異。每天走進「炸油條」，就像被判下地獄一樣，一通過玻璃門，我的心就向下沉。

過了幾個星期後，我已經認識每一個小孩，並且察覺到，對這些小孩而言，融入外科的世界，要比融入眞正的世界來得容易。經過一段時間後，每個小孩都意識到這裡面的世界比外面的世界安全。起初，他們並不知道自己的外表很恐怖。那些立意良善的社工人員、老師或父母都向他們承諾，他們可以回到正常的世界，而他們也相信了。這些成人努力爲他們鋪路，想要撫平他們坑坑疤疤又退縮的面孔，讓他們回到在燒傷之前的生活，回到人行道上、商店走道和遊樂場裡。可是誰能讓他們準備好去面對那沒有傷疤的世界呢？誰能讓這世界溫馨地接待他們呢？照理說，醫師在目睹這麼嚴重的燒燙傷多年之後，應該可以無動於衷了，可是連我們自己也都無法習慣，所以一般人怎麼可能做到呢？你要怎麼讓一群一年級的小學生準備好去面對一個燒傷到變形的孩童呢？根本不可能！

可是每一個燒燙傷的孩童都想要回家，這是兒童的本質：回去找他的玩伴。因此每一個都會試上一次、兩次，但絕不會超過三次，最後，每一個都會回到「炸油條」來，他們會在低聲啜泣中回到安全的小房間，在這裡，每個人都有燒燙傷或疤痕；在這裡，所謂的正常已經是外界無法認知的變種。

我最初的評估是，這些燒燙傷兒童的悲慘世界實在是太慘了，慘到我根本不可能瞭解。這些兒童忍受那麼多次的手術，多到連醫療團隊都算不清楚了。在這裡，重建手術的疼痛甚至比外界拒絕的傷痛更易於承受。

在「長期抗戰區」裡，有一個名叫亨利的小孩，我記得特別清楚。他的病歷記錄足足有八本之多，因此他得到一個綽號，你猜對了，就叫「亨利八世」。亨利八世在短短三年半內，歷經創紀錄的一百二十七次手術。亨利（或任何其他一個孩童）又能怎麼辦？我們難道就不管他們了嗎？我們難道可以剝奪他們接受任何可以達到一點點改進的重建整形外科手術的權利嗎？有兩支鐵爪的假手，真的會比沒有雙手更容易過活嗎？有鐵爪，至少還可以拿蠟筆畫畫。

一段時間後，我看待這些事情的角度也開始不同了。每個孩童都變成在勇氣、忍耐和即興創作的一個勇敢實驗，每一個都是精神面的原型，被派來測試人類同情心的風向。每一次有個燒燙傷的孩童離開「炸油條」，他或她總是飛奔而去，但最後都會再回來，告訴我們，外面的世界還沒準備好接受他們。漸漸的，「炸油條」已經不是我最初看到的陰森監獄了，它成為一個實驗室和禮拜堂的混合體。生命承受融化變形，一個接一個的孩童被重新鑄造成天使，然後被送出去測試世人的同情心，而我們——沒有留下傷疤的世界——卻一再地讓他們失望。

浴火小天使湯瑪斯

最後，終於有一個孩童天使成功了。他的名字叫湯瑪斯，他的故事就像燒燙傷中心許多孩童的故事一樣，有一個悲慘的開始。他十歲時，和一個朋友在賓州藍卡斯特鎮外的農場鄉間遊玩，他們走過第一季長得綠油油的玉米田野，從那裡，他們越過了家族農場的邊緣。走著走著，他們來到一條山路，通向山丘頂端，在山丘上有一座高壓電塔，從塔頂上可以俯瞰整個鄉間。爬到上面，他們不僅可以看到自己的家，還可以看到遠方的地平線。

那一定是很壯觀的景色！有一會兒的時間，他們一定覺得自己像老鷹一樣。但是湯瑪斯不小心滑倒了，摔下大約十二尺後，猝然停住，他的衣服鉤到高壓電塔的支架，他伸出手，想將自己往上拉，但一碰到電線，幾千伏特的電壓立刻竄過他小小的身體，使他全身劇烈地振動。那舞動的身體自支架鬆脫，但他的衣服已經燒起來了。他掉下一百多尺，摔到地面上，像一顆燃燒的隕石。他的同伴早就嚇呆了，除了驚慌地朝下望著那一動也不動的朋友之外，根本不知道該怎麼辦。他怕得不敢再妄動，只是緊緊抱住高壓電塔，就怕相同的命運也會降臨在他身上。

地平線上升起的煙，使救火員注意到那個地點。不只一次，少年們曾在那裡點營火，不理會這有多容易燒到相鄰的樹林。救火員很快就到達現場，他們救了湯瑪斯的朋友，將他安全地送到地面上。至於湯瑪斯，他全身幾乎都燒焦了，只有腋下、鼠蹊部和某些關節折疊等地方免於灼傷，身上的每根骨頭似乎都斷了，幾乎每一個柔軟的器官都受創、出血。沒有人對那男孩的生命抱著希望，天可憐見，不要讓他死得太痛苦吧！

然而，湯瑪斯的生命之火卻繼續點燃。空降醫護隊將這孩子的狀況穩定下來後，把他送到費城的一處創傷中心，他在那裡動了三次手術，制止內出血。接著，醫師面臨了如何使他的身體再度覆蓋皮膚的艱鉅任務，於是他被送到慈壇燒燙傷中心來，成爲我的病人。

一架特殊的渦輪螺旋槳醫療專機將湯瑪斯載到波士頓，飛機一著陸，他就立刻被送進木乃伊世界。他全身從頭到腳都裹著紗布，各種管線插進插出，像肆意生長的藤蔓。救護車將他送到慈壇加護病房的一個小帳篷去。在緊急燒傷醫療的最初階段，必須爲病患植皮。植皮的第一步是先從剛剛過世的屍體取下皮膚移植，雖然這皮膚已失去生命，但其眞皮和上皮卻可充當臨時的皮膚。不久，病人的免疫系統會開始排斥移植的皮膚。這樣做，是希望移植的死皮膚能夠爭取足夠的時間，讓病人自己剩餘的皮膚，稱爲自體移植皮膚，可以逐漸長好，重新出現在身體表面。由於自體移植只移植病人自己的細胞，因此身體不會加以排斥。

湯瑪斯的身體強烈排斥屍體皮膚移植。在多數情況下，病人會在十到十四天之後才會排斥移植，但湯瑪斯卻在第五天就產生排斥的現象。我們必須在醫院的組織庫裡找到更多的皮膚，然後再一次嘗試爲他的全身植皮。將新皮膚縫合，大約需要花上六到八個小時的時間。

這項手術麻煩又費力。從屍體上剝皮的過程令人毛骨悚然，將新皮膚縫到人體上，就像處理椅面，也很恐怖。但是爲了救湯瑪斯的命，我們別無選擇。第二次的植皮，才不過四天就產生排斥了。我們進行了第三次，接著是第四次……最後一次只維持了四十八小時。

湯瑪斯活下來的機率很小。我們無法在這麼短的時間內自他的腋下、陰囊和會陰取得足夠的皮膚。這個自一小塊未燒到的部位移植一點皮膚，種到其他燒焦部位的過程，來來回回，至少要好幾個月。然後我們得再等三、四個禮拜，看到原來切割之處長好上皮，然後才能再將整個過程重複一次。

我們已經準備要放棄湯瑪斯了，其中疲憊的成分要多過於憐憫。但是命運插手了。不用說，湯瑪斯的家人爲了這孩子的遭遇而心力交瘁。他被燒得面目全非，全身冒泡，骨頭斷裂，每一天，他都更接近死亡。他的父母親必須承受這難以忍受的壓力，當他們在波士頓的兒子性命自我們手中逐漸流逝時，他們卻得留在費城，最後他們再也受不住了，湯瑪斯的父親終於因心臟病突發而倒下，死時才四十二歲。

父親的皮膚

湯瑪斯的母親打電話給我們，讓醫師和護士們知道，她的丈夫已經過世了。我們無法告訴湯瑪斯，因爲自消防隊員在賓州找到他以來，他一直陷入昏迷中。我覺得這麼多的悲劇，任何人都無法承受，但是他的母親卻平靜地問我們願不願意到費城去，從她丈夫的身上移植皮膚。這主意不錯。過去幾天，湯瑪斯的情況更糟了。每經歷一次移植排斥，他就陷入更深的昏迷中。他身上已經出現多處的濃瘡和局部感染，顯示目前的屍體植皮很快就會剝落。但是湯瑪斯父親的皮膚有可能不會被排斥，雖然這不是自體移植，但也夠接近了。

我們的外科團隊帶著一箱箱手術儀器，搭機飛到費城。我說過了，剝皮是件恐怖的工作，我們用的刀子既長又尖，看起來像是把短劍。外科醫師用刀將皮膚剝下，就像剝下一棵小樹的樹皮。我望著他父親那具冰冷的灰色屍體，難以想像這沒有生命的形體和在波士頓那幾乎也快沒有生命的形體之間，有任何關係。但我們仍盡速剝下薄薄一層的皮膚，將那一條條的皮膚裹在消毒過的塑膠袋內，放到冷藏櫃裡帶回醫院去。

在慈壇中心，有更多的壞消息在等著我們。那個晚上，湯瑪斯的狀況明顯惡化。他血流中的細菌數量增多了，已漸漸進入永久昏迷中。我們自覺像傻子一樣，困在沙灘上，冷藏櫃裡只有一條條的皮膚。這似乎是個冷酷無情的玩笑。

在「炸油條」的休息室內，我們不斷地爭論著，既然湯瑪斯看起來活不下去了，我們是不是應該把他父親的皮膚冷凍起來呢？資深主治醫師們都在另一個房間裡。現在我自己也是主治醫師了，我可以想像他們的對話，他們會討論爲了醫治湯瑪斯已經浪費多少可貴的資源了，有些人會抱怨到費城白走一趟，只爲了救一個顯然已經活不下去的孩子；但也有一、兩個聲音仍抱著希望，熱烈請求，還有最後一個機會：用他父親的皮膚來移植。

希望得勝了。最後的決定是將湯瑪斯送進手術室，在他身上蓋滿他父親的皮膚。我們在早上八點半，開始移除湯瑪斯身上那層移植的死皮膚，接下來八個小時，我們非常費力地將他父親的皮膚縫補到他的身上。我覺得，移植的皮膚看起來沒有生命，呈現灰色，我沒什麼信心，所想的只是那徒然浪費的一切——湯瑪斯年輕的生命，他父親的生命，還有我們自己生命中的許多部分。

到了晚餐時刻，我們完成了手術。湯瑪斯昏迷的身體裹滿了新的繃帶，被推回木乃伊世界的帳篷內，生命跡象似乎很穩定。我們知道他已挨過許多次手術，但我們很懷疑他的身體還可以撐多久。我回到等待室去，一下子就睡著了。我已經連續四十八小時沒有闔眼了。

似乎才睡了幾秒鐘後，我在生氣和昏亂中醒來。一個護士正在用力敲著等待室的門，我看了看錶，我已經睡了兩個多鐘頭了。護士用力敲門，使我突然想到可能湯瑪斯快死了，說不定他的心跳已經停止了，說不定她是來叫我幫忙做心肺復甦術的……。我得硬撐著，才好下令結束一切，讓他走吧！我們已經盡了全力，應該要放手了。

我打開門，護士結結巴巴地說：「是湯瑪斯……他……他想要……說話。」

這根本不可能。應該是湯瑪斯的氣管有問題吧，他努力想要呼吸，但護士卻誤以爲他想要講話？他不是已經昏迷了快一個月嗎？

我立刻走到加護病房去。湯瑪斯不僅想要講話，而且四肢都在動，這是前所未有的。他想要扯開繃帶和其他的束縛。由於他的許多骨折都尚未癒合，他一定疼痛萬分，但他想要掙脫卻是無庸置疑的。他想要扯掉氣管上的氣管內膜管。當然，他的雙手都包著繃帶，而且被綁著，所以不可能彎曲手臂去碰處那條管線。

我將雙手伸進塑膠臂孔中，將他喉嚨上的結解開。在那根管子的末端有個小氣球，用來將管線固定在氣管上方和喉頭下方。我將結解開，放掉氣球的氣。在消氣的管線四周，我可以聽到湯瑪斯努力振動著空氣，因此，在大膽一試的想法下，我將管線從他嘴裡拉了出來。

他用力咳了兩下，突然間，他開口說話了，聲音非常清晰。

「我父親出了什麼事？」是他冒出的第一句話。

當然，並沒有人對湯瑪斯說過有關他父親的事。我們怎麼說呢？他一直都昏迷不醒呀！護士們望著我，我有職責回答，畢竟是我拉出了這孩子的氣管內膜管。

我決定說謊。「你父親沒出什麼事，湯瑪斯，他很好。」我說。

湯瑪斯困惑地望著我。「你確定嗎？」這孩子是完全清醒的。

「是的，我確定。他很好。你的情況好轉了，他會很高興的。」

時至今日，我很後悔說了那個謊，我應該立刻對他說出眞相的，但我當時只是一個未經世事的年輕駐院醫師，我以爲那樣對他比較好。但湯瑪斯知道出事了。

「我爸爸現在就站在我的床尾，他爲什麼不說話？」他的話狠狠敲了我一記。

在瘋狂的一瞬間，所有發生的一切都歸於空白。他父親的死。皮膚移植。然後現實返回了。湯瑪斯一定是透過塑膠罩看到一個扭曲的人形，使他想到他的父親。但這裡根本沒人，只有帳篷和帳篷外的燈光。

「湯瑪斯，」我強壓住淚水，難以置信地問：「你看到你父親在哪裡？」

「他就站在那裡。」他回答，瞪視著空無一人的床腳。「嗨，爸爸！」他叫了一聲，甚至微弱地揮揮手。有一個護士忍不住啜泣了起來。

「湯瑪斯，你爸爸已經過世了。」我承認道：「他三天前死的，心臟病突發。」

即使隔了那麼多層繃帶，我仍看得出他受到的驚嚇，然後他低聲說了什麼。我傾身向前。

他低聲說：「那麼，站在那裡對我揮手的，一定是他的鬼魂。」

我知道，毫無疑問的，湯瑪斯看到的那個站在床腳的人，就是他父親的靈魂，正守護著他。這是我脆弱的覺醒時刻，我感到全身輕微地振動，彷彿有許多火花在我的皮膚上跳動。

湯瑪斯逐漸好轉，並沒有排斥他父親的皮膚。接下來一個月，麻省理工學院的一位研究員宣告可以取得眞皮細胞的一種新方法。要運用這種實驗性技術所需要的皮膚部位，正好就是湯瑪斯沒有被燒到的部位。從這些部位取得的細胞被送到實驗室，刺激增長，分佈在一層變性的膠原質上，最後，細胞會在這層膠原質上接合，而這層膠原質便可直接移植到病人身上。由於原本的細胞取自病人本身（他先是捐贈者，然後變成寄主），因此不會有免疫系統排斥的問題。湯瑪斯是醫療史上第一個接受這種過程的病人。事實上，他的存活是一連串奇蹟造成的，包括父親的靈魂給他的保護。

幾個月後，湯瑪斯已經復原到可以轉到「長期抗戰區」了。他照例得經歷一系列的外科整行手術。他的手指都沒了，因此在重建中，他得到兩支鐵爪。他得到一個新的鼻子：先從他的頭蓋骨移來脂肪和肌肉，再蓋上一層移植的新皮膚。與其說這是美容整形，倒不如說是血肉和皮膚的填塞吧。對一個旁觀者而言，手術覆蓋了可怕的缺口，與一般認為的臉部平衡與構造是無法相提並論的。湯瑪斯動手術的次數可能還超過了亨利八世，但是他活下來了，跌破所有人的眼鏡，而且保持著燦爛的神氣，清晰又明亮。

超越肉體之痛的靈魂

湯瑪斯的精神，可以說燃燒得比別人更明亮，變得更不屈不撓。其他的孩童會退縮不前，但湯瑪斯不會。他決心回到費城外的公立小學。接著，他穿的修補鞋沒有成功，使他的雙腿都受到感染，兩腿都得自膝蓋以下截肢。又過了四個多月，他才能再站起來走路。但是他站起來了，然後要求要回家去，回到學校去。

又過了七年，我才完成神經外科訓練。偶爾，我會問一個轉到「炸油條」去的實習醫師有沒有看到湯瑪斯。有一次，一個實習醫師說他有看到他。我還記得他很肯定——他用手指假裝塞住嘴巴，以表示光是提到他的名字便令人感到作嘔。我的內心對於我們竟容許這種輕忽的態度感到驚嚇，但表面上，我保持微笑，爲了表示我們集體的英勇，我們如兄弟般一起否定人的敏感，我們面對脆弱的團結。一個駐院醫師不會因爲敏感而得到讚許；只有冷靜、堅決和無動於衷，才能使你贏得同儕的敬佩。

直到我當駐院醫師最後一年的最後一天，我才再一次見到湯瑪斯。告訴我說那也是個巧合吧！我在電梯內，角落站了一個恐怖變形且身材瘦小的人，他身旁站著一位迷人的女士。我突然認出她來，她是湯瑪斯的母親，但是我絕不會猜到那個站在她身邊的人就是**他**。

湯瑪斯根本不記得我，但他母親記得，她向我誇耀說他現在是個榮譽學生。我們要分開時，她哭了，告訴我說她對我們爲了他所做的一切滿懷感激。湯瑪斯用我幫忙爲他重建的一隻變形的手，向我揮手道別。

當他揮手時，他對我微笑。一個燦爛的笑容！一個眞正的微笑！只有眞心爲自己活著而感到慶幸的人，才會有的微笑。那時我便意識到，在外科訓練的最後一天，我得到了一個珍貴的禮物。我走了完整的一大圈，見過地獄般的「炸油條」，學到超越燒燙傷和變形，看到活生生的、努力要成長的、眞正的兒童。當湯瑪斯父親的靈魂越過靈肉的界線來干預、保護、甚至引導我們照顧他的兒子時，我得以經歷那轉變的一刻。現在我又得以從頭到尾再次掌握這個奇蹟，這歷經多少時間和空間的一個奇蹟。在那一天之前，我並沒有完全領悟這件事的意義。也許我忘掉了許多，因此這個奇蹟又回來了，像一個彗星沿著不可避免的軌道，回來探視我。

我望著微笑揮手的湯瑪斯時，提醒自己，我得以目睹我肉體生命的細線與湯瑪斯精神力的繩索交織在一起，這整個旅程持續了整整八年，從我在麻州醫院整個外科訓練開始，一直到結束。這，同樣不可能只是巧合而已。

我第一次明瞭，我的存在，與湯瑪斯、他父親、他母親和其他許多人的存在，緊密地連結並交織著。一個想法開始成形了：我看見數以千計的軌道，肉體的，精神的，全都自創造的光亮結構中轉出來。這個長達八年的探險故事，不只是一個外科駐院醫師的故事，而是一個信息：沒有一個人是孤立的。我們周圍充滿了超自然的慰藉，就像湯瑪斯父親的靈魂，帶給我們神聖的力量和保護。然而，若不能肯定我們與超自然的連結，我們就會因個別存在的負擔而發狂。湯瑪斯的八年經驗使我意識到，痛苦不是活著的目的，而是背景，是脈絡；只有在痛苦的脈絡中，我們發現愛的力量超越死亡，超越疾病。痛苦使愛壯大，超越死亡。

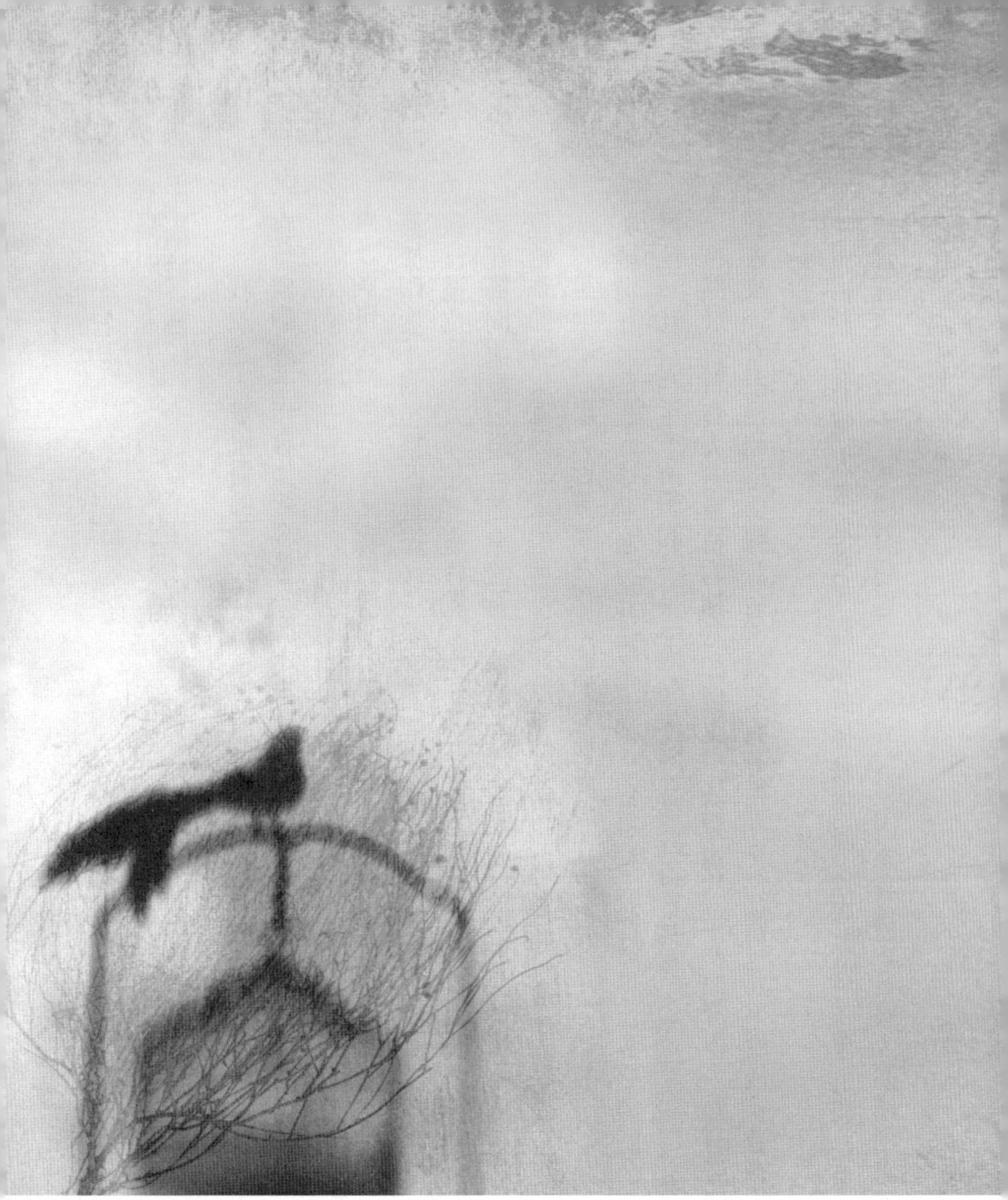

7 吉普賽女王

為「泡泡」點燃的蠟燭

我說過，駐院醫師對死亡常常必須變得麻木。有時候，那是不得不然的。當你麻木時，有時候訓練工作會比較容易。麻木是好的。

我們在麻州總醫院的病人，有一些是吉普賽人。雖然「吉普賽」之名與古埃及有些關連（亨利八世在一五三一年通過所謂的埃及法，禁止吉普賽人進入英國），一般認爲他們起源於印度。到了第九世紀，吉普賽人經由土耳其和中東到達歐洲；十六世紀時，吉普賽社區已遍及歐洲大陸和英國各處。由於遊牧民族的根源，吉普賽團體常常巡迴遊歷，坐著篷車在鄉間流浪，進行商業交易、補鍋盆或提供娛樂，以交換物品或金錢。吉普賽人常常在農忙季節時受僱爲工人，通常是採收釀啤酒用的啤酒花，或釀葡萄酒用的葡萄。

幾世紀以來，吉普賽人在全歐洲各地流浪，常常受到歧視和迫害。甚至直到十九世紀，英國仍在一八七六年通過一條法案，禁止吉普賽人的篷車在各鄉鎮的公有地遊蕩或紮營。遲至一九六八年，所謂的「車隊地點法案」仍針對吉普賽人的營區劃出限制。

關於吉普賽人有種種的神話和傳說，最普遍的是他們許多人都有魔法，使他們可以看到未來。看手相和塔羅牌算命，以及製造護身符和施符咒，變成吉普賽人的特殊專長，尤其是吉普賽女人。

由於吉普賽人駕車進入鄉鎮時極易辨識，因此常常會引起民眾的恐懼和偏見。一五九六年時，在英國有超過一百名男女只因爲身爲吉普賽人而遭到處死。爲了逃避在英國列島遭受迫害的命運，十八和十九世紀時，有許多吉普賽家族移民到美國，其中有些人落腳於波士頓，在這裡建立了一個較大的社區。因此，一九八三年我在麻州總醫院當駐院醫師時，會碰到新英格蘭地區的吉普賽人來看病，並不是不尋常的事。

有一晚，一位老婦人抵達急診室。顯然她是心臟病突發，器官因為有一段時間沒有得到足夠的血流量而衰竭，雖然她的心臟仍在跳動。她立刻被送到加護病房，罩上人工呼吸器。儘管我們嘗試各種方法救她，但我們都知道希望渺茫。我不清楚這位老太太是如何通知她的家人的，還是他們的第六感特別強烈，總之，在幾分鐘之內，她的家人開始一小群一小群到達，聚集在加護病房外面的等候室內，等她走到終點。

我不明瞭為何當損失和悲劇就要發生時，家屬們似乎會有一種感應，而且許多時候確實是如此；甚至於有時候我們當醫師的努力不想說出事實，他們還是會知道。通常身為醫生，我們並不會說謊；我們只是不說出事實而已。不過，常常在我們有機會說出壞消息之前，家屬們便已經知道了。這位吉普賽老婦的家人也一樣。

這位已走向生命終點的老太太，有些不尋常的細節。她的綽號叫「泡泡」。當你聽到她的家人談論「泡泡」，接著看到其中一人溫柔地傾身越過病床的圍欄，對這位已經陷入昏迷的脆弱老婦說話時，你會覺得有些不協調。我和駐院醫師的團隊都以她的綽號來稱呼她，我們都覺得有點好笑。某人猜測，會不會她年輕時曾是個脫衣舞孃之類的；後來我們發現，原來她是住在波士頓的吉普賽人社區中，非正式的「吉普賽女王」。

駐院醫師很快就發現，我們熟悉的每個病人，會使我們感到損失；我們目睹的每一個死亡，都可能將我們撕扯掉一大塊。當你還是個年輕的醫師時，會覺得這麼多損失令人無法承受。身爲沒有經驗的醫師，我們很難克制情緒，以重新取得平衡。等到我們漸漸成熟，損失感象徵著所有人在短暫生命中的互相關連。我們都不是孤島，而是一個大家庭。過了一段時間，我們才會意識到，泡泡是我們的姊妹或我們的母親。她是我們的孩子，也的的確確是個女王。

泡泡的家人問了好幾次，她可不可能捱過這一關，可不可能清醒。漸漸的，勉爲其難的，我們開始說出事實，一點點，再一點點。突然間，那一夜，她的家人們聚集在她的床邊，每個人都拿出了粗短的蠟燭，就像訓練有素的同步游泳隊一樣，幾個親戚掏出打火機，開始點燃所有的蠟燭。

一名護士尖叫：「失火了！失火了！」

到加護病房探視其他病患的家屬們，開始驚慌失措地尖叫。我記得有一位三十幾歲的女人立刻彎身靠向一位病人，想用自己的身體來保護他。

有人按了火警警鈴，剎時警鈴聲大作。泡泡的家屬若無其事地繼續點蠟燭。另一名護士驚慌地叫道：「氧氣！這裡有氧氣，會爆炸的！」現場陷入一片混亂。有些人立刻跳到牆邊去調節氧氣孔，接著有一個人叫喊著：「不要！不要關掉氧氣孔！不要碰它們！病人會窒息的！不要碰牆上那些開關！」泡泡的家屬似乎沒想過蠟燭可能釀成火災。

又有一個人吼道：「我們要把那些蠟燭弄熄！我們一定要把那些該死的蠟燭弄熄！」房間裡所有的人都呼應他的呼叫：「把蠟燭弄熄！把蠟燭弄熄！」

一個年輕人雙膝跪地，滑過地板，伸出雙手，手指像敲響板那樣，將燭火捻熄。接著，他開始和一些吉普賽家族的人扭打起來：這是打火機和響板之間的競賽。

一名護士抓起一個紙杯，杯裡倒滿了水，然後隔空朝泡泡的病床潑過去。一支蠟燭發出斷斷的抗議聲。她站在響板那一邊。

有人大聲呼叫警衛。在這種紛亂的場面中，誰會想到呼叫警衛呢？我僅有的衝動是，想要拔腳逃出這棟大樓。我的意思是，要是眞的會爆炸，按照常理，我可不願在爆炸的範圍內。我承認，後來我想到，在這麼多的病患都裝著呼吸器、插著靜脈注射管、如果沒有人幫助根本不可能逃出去的情況下，我只想到自己逃命，實在是要不得。因此我雖有逃跑的衝動，但並沒有動。我心裡想著：這樣做違法嗎？或許有一條法令或規則指出，萬一有火災或爆炸時，醫師必須拯救他們的病人？法律是不是禁止醫師在失火時棄他的病人於不顧呢？就像一個逃兵？說不定他們還可以因你逃避醫療而將你槍斃呢！

我站在那兒，很勇敢的，這時醫院的警衛們到達了。他們將泡泡的每個家屬扣押起來，並喝令他們趴到地上，下巴緊貼著地面。他們單膝壓在這些家屬的肩頰骨之間，揮舞著廉價的塑膠手銬。蠟燭都已熄滅了。加護病房裡的家屬們，逐漸依依不捨地離開了所愛的人。無線電通話機發出呲呲響聲。一扇電梯門保持開啓，警察魚貫入內，熟練又警覺地細看每一張臉。波士頓的消防員氣喘吁吁地衝進加護病房，他們全副武裝，背上揹了氧氣筒，手裡握著救火用的斧頭，伺機行動。但是沒有火災，只有已經被水潑熄或被捻熄的蠟燭，還有一家遭到壓制的吉普賽人。

被召喚到現場的，還有一位天主教禮拜堂的神父，提摩西·費茲傑羅神父，他是一個耶穌會教士，也是有名的心理學家（許多人都覺得兩者性質差不多）。他一進入加護病房，便請求大家鎮定下來。

這個請求來得太晚了，但至少我們都可以試著保持鎮定。不久，大家都驚訝地面面相覷，好似在說：「這是怎麼一回事？我們這麼大驚小怪！看看我們！只爲了幾根蠟燭就快瘋了。而且，要命的是，泡泡的家人可能並不想造成任何傷害。那都是無害的、無辜的，對吧？」

在費神父謹慎的引導下，每個人逐漸彼此相望，對自己難以置信地搖著頭，並露出笑容。怎麼所有人都那樣呢？那麼地驚慌失措？醫院的警衛們甚至幫忙把泡泡的家人扶起來，禮貌地拍掉他們身上的灰塵，將他們的衣服和領帶拉好，又看著手銬歉然地聳了聳肩。這似乎是個很大的錯誤，是一場誤會。眞是的，我們很抱歉，眞的很抱歉。總之，你們這些瘋狂的吉普賽人，你們點燃那些蠟燭到底想幹什麼呢？

費神父緊急在加護病房外的私人會議室舉行一場會議。從醫師到工友，每個人都稱這裡爲「哀痛室」。這個房間的功用是什麼，騙不了任何人。通常，這裡就是你向他們宣佈壞消息的地方。

在這裡，家屬們可以放聲大哭、尖叫、捶胸頓足、甚至大發脾氣。這個房間沒有窗戶。據我所知，某人也很有先見之明地在此處裝置了隔音設備。房裡有兩個書架，其中一個放了幾乎每一種宗教的書籍：《聖經》、《可蘭經》、希伯來的經文、佛教的典籍，還有兩本

《為什麼壞事會發生在好人身上》。時而會有某種神秘的過程發生，悄然在此處增添一本書，也許是捐贈的吧，一個哀悼者留下一本有意義的書給下一家傷痛的家屬。醫院裡只有這個地方的書不會被撕掉，可能是出於一種神聖的義務，也可能是出於實際的觀察。在麻州總醫院這個無情的世界裡，哀痛室是個神聖的處所。除非有家人快要死了，否則誰會想在醫院裡讀宗教書籍呢？

哀痛室的另一個架子上放著一盒盒的面紙，不是只有一、兩盒備用而已，至少有一百盒之多。看起來像是他們用推高卡車送進這麼多面紙，才能應付累積的哭泣和哀號所消耗的面紙數量。這又是個令人感到不協調的地方。不錯，他們在這裡放這麼多的面紙是好事，我們在心理科值班時，他們也教過我們：「可以清楚地看到一盒面紙，讓病人知道，你允許他們哭泣，允許他們將情感完全表達出來。一盒面紙對病人的潛意識而言是一個縱容的象徵，表示他們可以表明心裡最深處的恐懼和最大的損失。面紙告訴他們，和你在一起，他們很安全。」是呀，才怪！然而，那一堆又一堆的面紙看起來像是傳達一個工業信息：「每一個哀痛的寡婦需要五盒面紙；要是那一家有小孩就更別說了！」

於是，費神父將泡泡的家人帶到哀痛室去，我、負責照顧泡泡的護士和兩個醫院警衛也跟了過去。警衛覺得他們必須在場，因為泡泡的家人仍上著手銬，所以技術性說來還在他們監管之中。起初那有點不舒服，因為雙手被銬在背後很難坐下來，因此所有被銬了手銬的人都站著；而泡泡家人都站著，醫院的員工也不好意思坐下來，所以我們全體都站著。

屋頂上的死亡儀式

費神父耐心詢問泡泡家人有關蠟燭一事。在他有技巧的勸哄之下，一位家屬發言人開口解釋，說吉普賽人相信一個人在死亡的那一刻，必須要有通路讓他的靈魂上天堂去。如果這個人不能死在屋外，就要在他的床周圍點燃蠟燭，這樣他的靈魂才能夠安全逃脫。蠟燭的熱和煙會帶著靈魂上升，立刻通往天堂。如果靈魂無法升天，就會徘徊流浪。有些靈魂……呃（說到這裡，泡泡的家人彼此很有默契地對望，似乎在說：「我們最好不要走到這個地步。」）有些靈魂會變壞，甚至更糟。我忍不住想會是怎樣。還有什麼會比一個快快不樂的鬼魂，在曖昧不明的狀態中遊蕩更糟的呢？那是什麼？然後我想起童年的一個模糊回憶，在星期六晚上看電視節目《恐怖之夜》。吸血鬼！吸血鬼不是和吉普賽人及外西凡尼亞有直接的關連嗎？那個吸血鬼的故鄉住的不全都是吉普賽人嗎？或至少有一部分是？也許當他們的靈魂遊蕩時……我心想，怪不得他們會情願把整棟醫院燒成平地！

費神父諒解地嘆了口氣。這種罕見的情況，有神父和心理醫師的雙重訓練，的確有助益。我望著他的袍子。他身上有任何地方掛著十字架嗎？我想起吸血鬼不喜歡鏡子。是鏡子嗎？還是大蒜？不是大蒜，是十字架吧？要命，他身上找不到一個小小的十字架，就連衣領上也沒別上半個。

費神父沉默地思考這個問題，邊撫著發白的鬍子。在他看來，問題是如果我們不讓泡泡的靈魂得到解脫，就得承受某種縱火狂的解答。他深思地輪番注視泡泡的家人，每一個都深深地看一眼。

「如果我們可以想辦法安排，是否能，呃，滿足……你們的需求……你們的信仰呢？如果天氣好，如果你們可以把她的床推到外面去呢？」他問道，並且仔細衡量每一個字。

「你是說，泡泡可以躺在她的病床上被推到室外去嗎？」一個年紀較大的男人問，他被銬在背後的臂膀看起來仍然孔武有力。其他的吉普賽人也紛紛點頭贊同。「是的，我說的是戶外。那樣可以嗎？」

那位男士環顧周圍，每個人都點頭。「是的，那樣應該可以。」某人很有權威地說。

費神父望向警衛。沒有別的辦法了嗎？起初，這根本就不可能。難以想像！可是費神父的層級較高，因此不久，一名警衛說，在醫院東邊職員辦公室的區域，有一部載貨用的電梯，病床可以推進電梯內。他們必須先到三樓，再從那裡爬上屋頂。重點是，那是辦公大樓的屋頂，而不是醫院的屋頂。

病人家屬並不認爲那有什麼關係，畢竟，天堂就是天堂，延伸各處。費神父和他那群吉普賽自由鬥士們想出了一個計畫。

塑膠手銬取下了。他們把泡泡連床帶呼吸器和大型監控器推出病房，沿著走廊走了大約半里，再將她推進電梯內，最後把她推到屋頂上。在屋頂上，爲了避開一個低矮的陡坡，警衛和家屬必須把她的病床整個抬高到半空中。

我會在場只有一個原因：我帶著啓動箱。這是一個塑膠工具箱，裡面裝著各種心臟安瓿針劑，所有的藥物都爲了要幫助啓動心跳。問題是，由於將泡泡推出加護病房顯然會提高她死亡的可能性，費神父已經請求家屬簽了DNR（不施行心肺復甦術）同意書。當然，她本來就快過世了，因此DNR只不過是停止任何假裝可以將泡泡救活、好讓她再死一次的醫療荒謬劇罷了。費神父有深刻的洞察力，也很機敏，我猜不出那是因爲他是個教士，還是因爲他是個心理專家。因此，泡泡就那樣躺在醫院辦公大樓的屋頂上，可以面對整片天空，俯瞰芬維公園和如鑽石般閃爍、由波士頓流到紐頓的查爾斯河。那是個美麗的夜晚。回想我們在那裡是爲那個吉普賽女王送終，不免令人難過。她的全家人都在屋頂上排成一隊，一個個輪番上前，親吻她的額頭或臉頰。看著他們向她致敬，我知道她眞的是他們心目中的女王。

她死了。心電圖在呻吟聲中變成了直線，永遠。那種感覺很奇怪。手裡抱著心跳啓動箱站在那裡，眼睜睜地看著她的生命溜走。就像一片葉子飄落，飄到河水上，被流水帶走，漂到遠方；她走了。費神父在胸前劃十字架，警衛幫忙把病床推回載貨電梯，直接把她的遺體送往地下室的太平間。我在三樓下了電梯，走回加護病房。護士長必須再次檢查啓動箱上的緘封仍然完好。她簽過收執條後，把箱子放回架子上，等待下一次派上用場。下一個在線上等待的靈魂。

有趣的是，所有的駐院醫師原本就已知道我們到屋頂去的路線了。當夏天的太陽消逝後，我們會脫下手術服，只穿著長褲，拉出躺椅，到屋頂上去曬太陽。有時候我們甚至會偷偷帶上半打或一打罐裝啤酒，在屋頂上開個小派對。

現在，我卻再也提不起勇氣回到泡泡過世的地點曬太陽了。不管我喜不喜歡，她都毀了我的這項樂趣。但是可悲的是，必須經過多年之後，我才懂得我所目睹的那場由費神父組織的臨時儀式具有何等的莊嚴。我們的認知使我們有機會站起來對抗死亡，對死嗤之以鼻。儀式會增強洞悉，而洞悉會爲我們開啓性靈之門。愛是人類逃脫死亡重力唯一的方法。

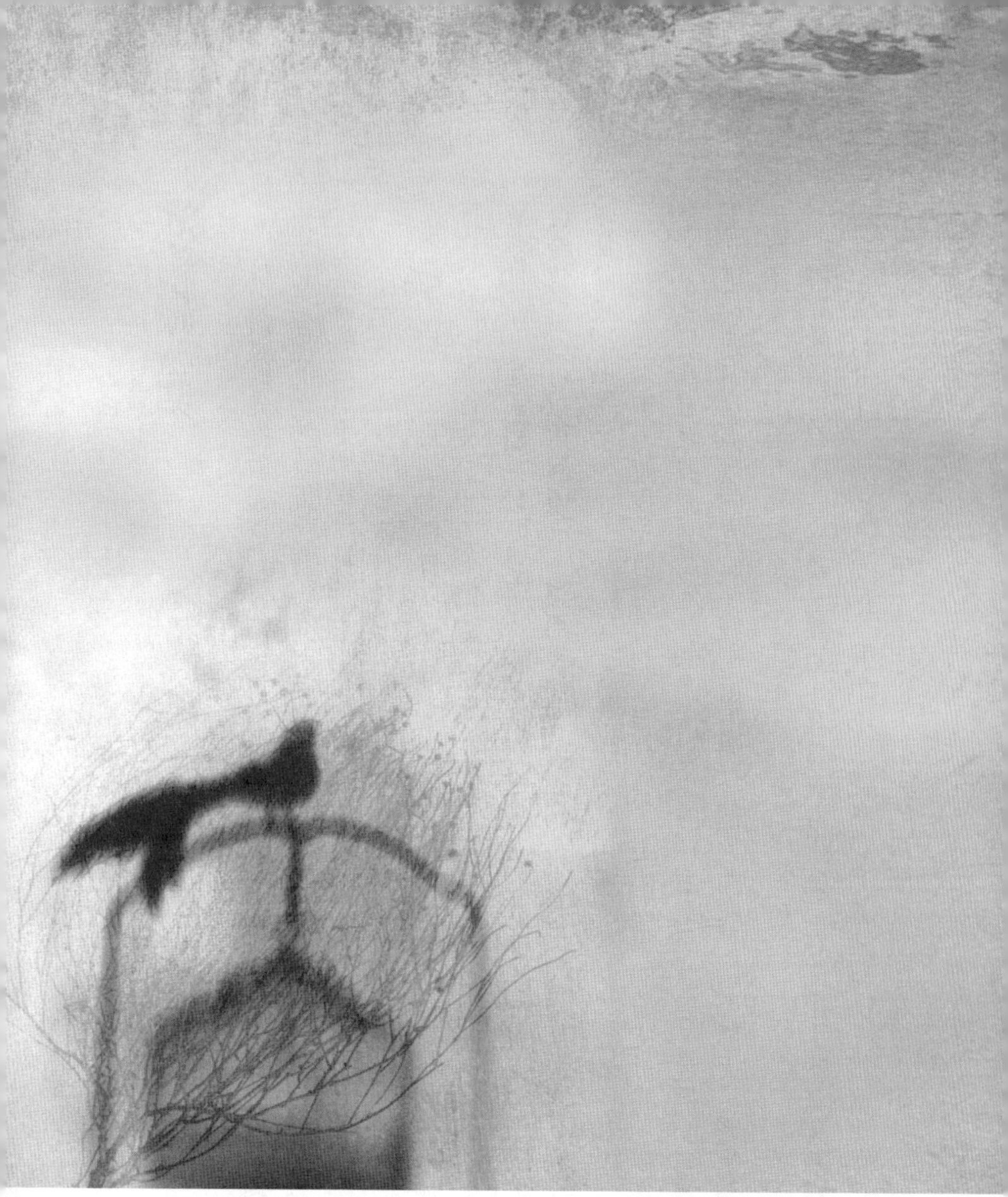

8 意外的發現

傷心的發現

外科醫師先從教義學習，然後再從經驗學習。幾年之後，他們在疾病的自然過程和手術干預造成的傷害之間，取得了一個平衡點。爲每個病人建立這個平衡點是很重要的，因爲這讓醫師知道手術程序是否可以在誠實且合乎倫理的情況下完成。

每一個外科醫師都會面對愧疚的數學經歷。對那幾個把生命交給我們，使我們得到手術經驗的病人，每個人都會耿耿於懷。因爲有他們，我們得以學到日後如何救治被送到我們刀下的其他病人。有一天，我們會在從未夢想過的場景中，在成就高超外科技術的同時，解救性命。等式變得較好看了：被救的生命遠超過喪失的生命。然而，每一個外科醫師都會希望自己可以再回頭去，讓那幾個死亡的病人復活，在他個人、私密、痛苦的名單上，多抹除幾個名字。

一九八六年，如我先前說過的，我參與了美國陸軍的研究計畫，研究腦部對缺氧的反應，尤其是當軍隊被派到高地駐紮時所發生的極度低氧狀態。我們的目標是找到可以協助士兵更快速適應高度的方法。在高山上的一個大問題是腦部腫大，產生劇烈的頭痛，伴隨焦躁不安、噁心感和嘔吐。

研究的議定程序既複雜又艱鉅。我負責取得腦部在高山上空氣稀薄時，對抗低氧的核磁共振（ＭＲＩ）影像。爲此，我們必須讓數位自願者進入一間大型的高度室內，暴露在低氣壓所帶來的急遽效果中。這個世上最大的房間就座落在波士頓外、麻州的那提克市，在美國陸軍環境醫學研究中心內。在這裡，我們可以模擬快速升高到海平面一萬六千尺以上的高度，然後可以降低氣壓，讓士兵們回到海平面的氣壓。爲了防止他們太快自急性高山症恢復，我們會採取預防措施；在我們開車送他們到附近的核磁共振攝影中心去爲每個人的腦部掃瞄時，我們讓每一位士兵戴上面罩，呼吸由氮和低氧混合在一起的氣體。只是，我們得到這些腦部影像之後，要和什麼做比較呢？最近沒有暴露在高山上的正常自願者嗎？於是我們決定自任何二十歲到三十歲之間、身體健康、且最近六個月內都待在海平面高度的人，取得正常控制的MRI影像。

我開始成爲核磁共振攝影設施的常客，和整夜坐在控制站掃瞄腦部影像的技師們混得很熟。其中一位名叫薇麗的技師，年紀才二十幾歲，既可愛又迷人。她剛剛加入研究，得到擢升，成爲MRI掃瞄組的一員。我常對薇麗指出影像中某些明顯可見的特點，而她似乎也很感興趣。有一晚她問我，她是不是也可以成爲海平面高度的自願者，因爲她覺得可以看到自己腦部的影像一定很酷。

「而且，」她又說：「這樣，我就有證據讓我的未婚夫看我這上面眞的有腦袋，而不是只有空氣。」

由於這項研究室是由美國陸軍贊助的，本來費用昂貴的核磁共振掃瞄（當時一張影像大概要花費一千美元），自願者自然是免費的。我們兩人都覺得這會是她的額外收穫，因此我就排好日期。我安排一完成下一批高地的自願者，便掃瞄薇麗的影像。當掃瞄攝影完成後，自願的士兵可以坐下來，在海平面的空氣中，奢侈地深呼吸。當自願者回到海平面的正常高度時，高山症的症狀可以在幾分鐘內減輕，總是令我感到很神奇。

薇麗將核磁共振攝影的掃瞄控制設定好後，爬到台上躺平。我讓她滑進機器內，開始掃瞄她的頭部。核磁共振攝影十分順利。我下載影像後，便傳輸給研究中心的一位神經放射線研究員，等第二天早上再仔細檢視。

次日，我回到高地部門的辦公室時，電話話筒上貼了一張訊息，寫著：「艾倫，你一進來就打電話給我，你的一名自願者有動脈瘤。卡爾。」卡爾是個傑出的放射線研究員，因此我立刻跑下樓到他的辦公室去。那是薇麗的掃瞄。影像顯示，在腦動脈中央有一個八釐米大的腦瘤。腦瘤是動脈的一個脆弱點，像泡泡般腫大，一旦破裂，病人有百分之五十以上的機率會死亡或永久癱瘓。另一方面，只要在它爆裂之前動手術摘除，死亡的機率可以降低到百分之一以下。

當晚，我和薇麗在核磁共振攝影中心的套房裡坐下來，把她的影像拿給她看。我謹慎地向她解釋爲何我認爲她應該認眞考慮動手術。這是一顆腦瘤，已經長大到隨時可能爆破了，而腦瘤愈大，就愈有可能爆裂。可以說，腦瘤很像一顆泡泡糖，泡泡吹得愈大，就愈容易破掉。關於薇麗的腦瘤，還有很重要的一點，就是它長在左邊的中央腦動脈內，那裡連到語言和動力的重要區域，萬一爆破，絕不是鬧著玩的。

我推薦她去找我在麻州總醫院的一位教授，他是國內最頂尖的腦瘤外科醫師之一，亞伯·康騰。切除腦瘤是龐大的神經外科領域中獨立的附屬專科，亞伯的經驗豐富，而且是全世界最好的腦瘤外科醫師之一。我喜歡薇麗。她似乎並不完全瞭解情況的嚴重性，但就某方面而言，我覺得那或許對她比較好。她問了我許多問題：爲了開刀，必須剃掉多少頭髮？頭髮多快會長回來？她多快可以再染髮？諸如此類的。

亞伯看過她後，排定一週內爲她開刀。他答應薇麗，在進行顱骨切開術時，盡量少剃一點她的頭髮；同時也保證，她的頭髮會在她的婚禮之前長好，使她可以梳成髮髻。亞伯知道我對手術會感興趣，因此邀請我到手術室去觀察。他的邀請令我受寵若驚，但事後，我眞希望我沒有接受他的邀約。

開刀過程中，亞伯準備將小鐵夾固定在腦瘤泡泡的頸部。當他把夾子固定好時，那顆腦瘤突然裂開了；應該說，整個爆破。在這種情況下，沒有人比亞伯更冷靜。他想要重新固定夾子，但血液卻不斷地湧流出來。沒有用。他又在手術部位放入一個較大的吸血器，並設法暫時把夾子固定在主血管上。當血在沖洗過程中慢慢洗清時，亞伯看到那顆腦瘤已經自血管脫落，失去了部分表皮，而原先所在的位置也留下一個大洞。我可以在頭部上方的電視監控器上看到所有的細節。亞伯嘆了口氣。我覺得有種噁心的感覺，我提醒自己，世上沒有比亞伯更優秀的了。但這將是個艱鉅的任務，亞伯必須切下一條靜脈，移植過來，使血管再度黏合。我也知道，這樣的修復對薇麗會造成很大的危險。腦瘤的頂端和頸部都已經破裂了，薇麗死亡的機率突然增加了五十倍！

定下一條規則

看著亞伯操刀，令人感到痛苦萬分。他熟練又純熟地執行修復工作，但他高超的技術卻徒然無益。薇麗的腦部開始呈現一種晦暗的顏色，就在我們面前，她的腦子已進展到將要形成一次中風了。亞伯繼續快速操刀。不到二十分鐘，夾子就被取下了，這應該是修補靜脈的世界記錄吧，可是薇麗的腦部還是中風了。我們無助地望著大量的腦皮質開始死亡，在下一瞬間，亞伯因急於要挽救薇麗的生命，將她又送回樓下的手術室。他將薇麗太陽穴骨下因中風而死去的組織切除，以減輕在頭蓋骨內形成的巨大壓力和腫脹。第二天早上，他第三次，也是最後一次，又將薇麗救了回來。但最後，我們都得和她的家人站在一起，一起決定不再逞英雄了。我們已經失去了薇麗。

最後一次手術之後，亞伯和我一起走向他的辦公室，他垂頭喪氣，而我則感到難以置信。

「艾倫，你千萬不要責怪自己。」他說：「你決定把她送到這裡來，並沒有錯，那是正確的做法。但一切都是命，就是那樣。」

「我知道，亞伯。但是我忍不住要想，如果我不曾同意讓她當海平面的自願者並接受MRI掃瞄，根本不會有人知道這顆腦瘤的存在，說不定她永遠不會知道。」

「可是總有一天那顆瘤會爆裂的。」

「誰曉得？說不定會，說不定不會。她也有可能活到九十高齡，再帶著那顆該死的腦瘤一起進墳墓。」我說。

「但也有可能腦瘤會在她生產時爆裂，在她分娩的時候。你也知道，在腦神經外科史上，有很多婦女是那樣死去的。或者，也有可能腦瘤會在她駕駛坐滿一整車小孩的校車到學校去時爆裂。」

「老天爺，她是MRI的技師呀！」

亞伯說：「我知道，我只是打個比方。」

「呃，那你告訴我：重點是什麼？像這樣死了，留下一個未婚夫和家人，所有人究竟為了什麼而悲痛？為了MRI掃瞄出的一個陰影嗎？」

「她之所以會死，是因為……唉，事情就那樣發生了，我們兩人都看見了。」

在許多方面說來，一個外科醫師明知自己也是死亡的一個工具，但同時卻又得拚命去救人一命，其實是很荒謬的。然而，薇麗死後，我總是盡力預防。我說過了，我很迷信，所以我為自己定下一條規則：我的任何研究計畫若需要任何自願者參與時，一定只能用我完全不認識的陌生人。我認為這條規則可以確保我再也不會無意間發現任何一位朋友的不幸。當然，這條規則有些蠢，也徒勞無功，卻讓我覺得這個世界比較安全。

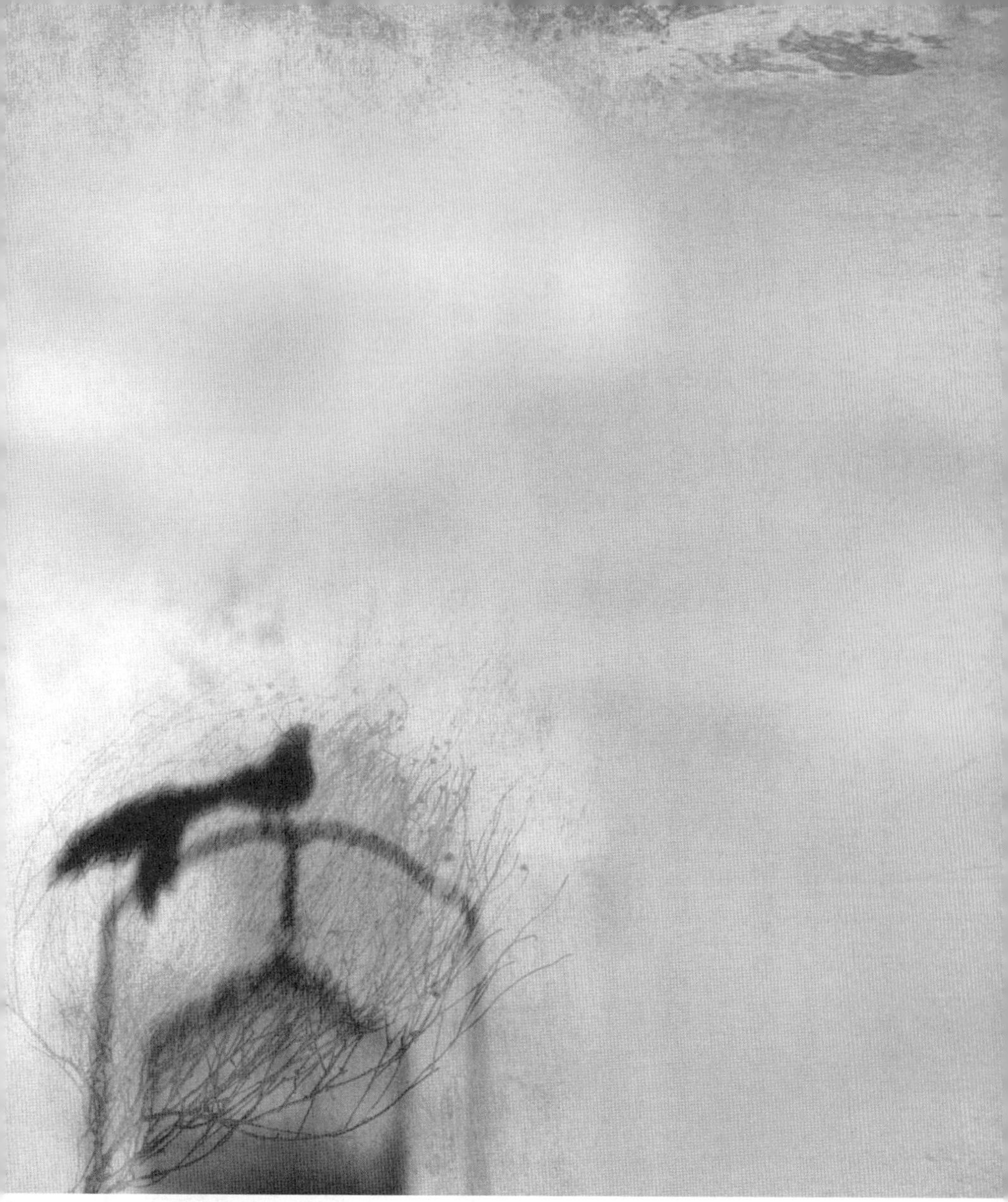

9 母女團圓

喔！有其母必有其女！

——賀瑞斯

接二連三的挑戰

糖糖是我很好的一個朋友。顧名思義，她長得眞的很像《花花公子》裡那些甜美、迷人、大眼睛的金髮女郎。她是個美女，也是我所見過的護士中，能力最強、最聰明、也最有慈愛心的一位。我在波士頓當駐院醫師時就認識她了；我在麻州總醫院的神經外科加護病房「灰色十一樓」時，她是加護病房的護士。

雖然糖糖人長得美，又巧手慧心，但人生卻很坎坷。當時的社會對如今已普遍有所認知的家暴（仍然大大不足）毫無意識。我記得糖糖來上班時，偶爾會化著濃妝，企圖想要遮蓋黑眼圈或臉上的瘀青。身爲駐院醫師的我，根本就是不明就裡，只是接受她所編的任何藉口，例如在地下室摔了一跤啦，或是頭撞到廚房的櫃子等等。

到了一九九二年，她終於受不了一天到晚挨揍，和丈夫離婚了。當時我已經在土桑市的大學擔任神經外科助理教授一職，她打電話來問我的狀況，後來我說服她申請到亞利桑那癌症中心來當護士。不用說，我將她推薦給護理主任時，非常的開心。

於是糖糖拋開了受虐的過去，搬到土桑市，開始了新的生活。她為自己買了一棟小房子。她的大兒子西恩，已經在波士頓學院念一年級了，所以他留下來把那一年讀完；她十五歲的女兒泰樂，和她一起搬過來，轉入林哥山高中就讀。泰樂長得和她母親一樣迷人，因此一夜之間就成了學校的風雲人物——加入啦啦隊，而且我相信她會是許多高中男生暗戀的對象。

糖糖成為癌症中心的新護士後，同樣立刻得到全中心所有人的喜愛。病人喜歡她，病人的家屬喜歡她，醫生也喜歡她，而且全中心沒有一個單身漢沒聽說過她。

由於糖糖是癌症中心的協調護士，而中心裡的腦瘤病人有數十位之多，所以我和她常常共事。事實上，糖糖組織了土桑市第一個以病人為主的腦瘤支持團體。她就是這樣，總是會找到方法為病人和他們的家屬尋求更多資源，可說是一個為了病人的需求而不遺餘力地奉獻自己的護士。

我們幾乎每天都必須一起查看共同的病人，確保手術和學理之間的一切都進行得很平順。我十分尊重她的判斷，而她也終於對我說出離開丈夫和波士頓的原因。

西恩在大學裡相當順利，而泰樂最近也剛剛在新學校裡獲選為主場皇后。搬到土桑大約一年之後，糖糖結識了一個很特別的男人：提姆。提姆是個建築工人，糖糖很謹慎地、慢慢地，讓他們的關係開花結果。在幾個月的過程中，她愈來愈常談到她和提姆日漸增溫的感情。當他們一起到自助餐廳吃午餐時，我偶爾會碰見他。不久，她的手指上戴了一枚訂婚戒子。她又成為羞怯又快樂的新娘子了。

提姆正是糖糖所需要的，全心全意的對待她。我一想到提姆對任何膽敢傷害糖糖的人可能會怎樣時，就忍不住打顫。糖糖的人生似乎又很美滿了。泰樂很喜歡她的繼父。由於西恩在波士頓學院是個很有天賦的籃球員，我們很輕鬆地便和亞利桑納大學野貓隊的助理教練卡爾．衛斯敦安排好，讓他轉學到亞利桑納大學，並享有全額的籃球獎學金。提姆在他們的房子加蓋了一小間客房，好讓西恩有自己的房間可以住。接著，悲劇發生了。

起初，沒有人知道鳴著警笛駛進我們土桑急診處的救護車牽涉到西恩。那只是另一場車禍。I－一〇號公路上有幾段風特別大的路段，每年都會發生好幾場車禍。一個年輕小伙子，頭部受了重傷，就在山景區外，大約是土桑市以南六十英里處。一輛拖吊車的吊車脫落，正好撞上西恩的車。心痛的糖糖在凌晨兩點時打電話給我，我立刻衝到醫院去和她會合。

情況不妙。西恩的腦部有多處挫傷（瘀血），左腦有一個大血塊，必須立刻動手術取出來。神經外科團隊歷經四個多小時將血塊移除，並將側腦裂中一條撕裂的靜脈修補好。預後情況依然不樂觀，糖糖日以繼夜、衣不解帶地守護著他。最後，西恩顯然終於脫險了。

然而，就如許多腦部受過重創的病人一樣，他再也不會像原來一樣了。有一陣子，我們甚至對他的復原有所懷疑；他的右腦比左腦弱多了，嚴重影響到說話的能力，他必須經歷長時間的復健。但是糖糖和提姆對上帝和西恩有堅定的信仰和信心，他們拒絕放棄。衛斯敦教練向他們保證，等西恩復原後，亞利桑納大學的獎學金仍是他的，不管他可不可能再打籃球。衛斯敦是個出色的教練和了不起的人。

西恩的進展緩慢但持續，但他已經不是原來那個西恩了。由於腦前葉受傷，他會突然大發脾氣，比響尾蛇的攻擊更快速。如果他是個小孩子，這並不是什麼大問題，可是他是個身體強壯、十九歲的運動員，所以對照顧他的人而言就相當危險了。最後，提姆將客房改建，讓西恩終於可以回家去和他們住在一起。要處理西恩在復健過程中所碰到的種種難題並不容易，可是糖糖卻勇敢面對，她告訴我說，她認為她的負擔是一種福氣，因為這使她更同情她的癌症病患，也更瞭解家屬所經歷的掙扎。糖糖就是這樣！

大約一年過去了，他們一家過得還算平順，只除了有一次一個小伙子罵西恩「智障」，結果西恩用力揍那個小伙子的臉，把他的下巴打碎了。糖糖和我必須去法院，使他能免除蓄意傷害的控訴。那次眞的很驚險，但幸好法官對西恩所經歷的困境相當諒解和同情。

這次輪到女兒了

命運又準備再度出擊了。不到一年後，泰樂也在一場車禍中被救護車送進了急診室。起初，一般的懷疑自然免不了。青少年駕駛，一定是喝過酒或嗑過藥，可是酒精濃度測試和藥物測試的結果都是陰性的，所以排除了這方面的疑慮。

泰樂堅稱，會發生車禍是因為她踩煞車的右腳失去控制，她說當時她的左半身整個變得麻痺。我以前在波士頓實習時，世上最偉大的神經學家之一，米勒費雪，常教導我們：「眞相總是在病人的床邊。」就泰樂而言，的確如此。

她被送到神經醫學部去測試中風的可能性。我心想：輕微中風嗎？一個十八歲的少女？這種病例曾經發生過嗎？我到醫院六樓的病房去看她。她的神經檢查結果良好，沒有任何缺陷，但我對她的麻痺仍感到關切，在我看來，這似乎是典型的視神經床中風，只是泰樂實在太年輕了。

視神經床或視丘是重要的交感傳播中樞，位於腦部左右兩邊接近中央的位置。在視神經床中，交感事件所呈現的是一半的知覺現象，也就是說，這些感覺發生於身體的半側。泰樂說，就在車禍發生之前，她覺得左半身整個麻痺，一直到臉部都是。因此，毫無疑問的，不管她發生了什麼事，受影響的必定是她右腦的視神經床。她描述整個左半身都有種發麻的感覺。腦部是「交叉」的，即右腦控制整個左半身，所以她的描述相當精確。

身爲外科部門的一員，我享有某些好處。一位新進的放射科駐院醫師應我的要求，當場爲她進行腦部ＭＲＩ的掃瞄。但結果卻是不好的，有一大團陰影，可能是腦瘤，出現在泰樂右腦的視神經床中，而且這不是一個任何人都可以在安全無虞之下開刀的部位。我們可以運用複雜的電腦導引系統（自國防工業借來的），用細針刺入該部位進行生檢，可是就連這個步驟也相當冒險。然而，我們必須查明那一團陰影究竟是什麼，得到診斷，並開始治療。我們外科有一句話是這麼說的：「只要謠傳有瘤，就得從組織開始。」

我是神經外科運用電腦導引系統的專家，因此當糖糖要求由我來進行生檢的步驟時，我並不意外，而且我會立刻將我的立體戰略團隊組織起來——他們是全世界最優秀的。於是我請求團隊到我的辦公室來和我會合。

我們研究MRI取得的影像。負責電腦系統和影像資料庫的賴利．霍理斯問了許多問題，以取得最安全的拋射角度，使我們可以刺入視神經床相對沉靜的部位，但仍可以從這顆瘤的中心取得切片。

我們無法容忍太多的誤差，我們必須自腦部後側進入，自控制全身肌肉的運動神經皮層旁邊穿過，然後在不造成任何傷痕的情況下，穿過數以百萬計的運動神經細胞束和交感神經細胞，才能進入一個叫丘腦枕（pulvinar）的組織，這裡似乎就是那顆瘤的震央所在。我們設計出四種不同的拋射線，由賴利在電腦上一一加以檢視。這四條拋射線彼此之間都只有一釐米的差距而已，換句話說，無論我們如何追蹤那顆瘤，所穿過泰樂腦部的拋射線，都只有一枝鉛筆筆心那樣的差異。

我們的團隊一起進行過數百次的生檢，但這確實是比較具有挑戰性的一次。毫無疑問的，我們會完成任務，只是我們可以做到正確無誤嗎？

我向糖糖和泰樂解釋，我們爲了到達這麼深的病害，所要做的努力，幾乎是位於腦部無法穿入的部位。泰樂一直哭個不停，我說的各種做法、腦皮層、神經細胞的軸突、白色物質的神經纖維束……都令她瞠目結舌，她就像在那提克市的薇麗一樣，問我她必須剃掉多少頭髮。她像她母親一樣，有一頭漂亮的金色長髮。

電腦導引的一個優點是，你知道在一釐米之內必須鑽入頭蓋骨的確切位置。事實上，這類外科手術的切口大約只有一個指甲的一半寬度。我們只用一針就可將它縫合，然後把OK繃貼在上面，所以我可以向泰樂保證她根本不需要剃頭髮，除非她指出切口來，否則別人根本就看不到。這使她露出了笑容。但是我知道，糖糖必須把女兒的性命交到我們團隊手中，一定經歷了許多掙扎，無論我們有多厲害。

手術的那天到了。這種生檢具有危險性，因此在局部麻醉的情況下進行反而比較安全。泰樂不會覺得不舒服，但當我們的探針往腦瘤的部位前進時，如果她有任何感覺，都可以立刻告訴我們。她的頭部被固定在一個鐵架內。當然，保持清醒，使她必然得承受手術房冰冷的氣氛所可能帶來的焦慮感和無力感，這對任何人來說都是很難的，更別說她只是個少女。

泰樂眞是個天使。我們極其謹愼地將探針刺入，一釐米、一釐米地前進。她有任何感覺時，都可以告訴我們。事實上，當我從丘腦枕取出切片時，她說只有一點麻麻的感覺。這令我安心，因爲這表示我們的探針放對了位置，我們取得了想要的切片。

外科有一個任何老師都教不了的秘密，那就是動手術時知道何時該停止。何時該繼續推進，以及何時已經超過了，這不是很容易就可以決定的事。手術的結果常常得看你在何處叫停，或何時可以讓病人免於受侵入，因爲動手術其實就是這樣——侵入身體。外科手術要得到好的結果，比較不是在於撤退，而是在於在醫生的攻擊和身體的防衛之間宣布休戰。在正確的時刻退出，手術就已成功了一半。

手術後的掃瞄證實了我們的落點正確（BDO, balls dead on，砲彈鎖死，這是賴利到外科來操控電腦之前，在砲戰隊所用的術語），生檢測到的部位有一顆空氣形成的小泡泡，泡泡在幾小時內就會消失，但是這指出了我們取得樣本的確切位置。我們直搗腦瘤的正中央，而泰樂則對頭部極小的切口欣喜若狂。

然而，來自神經病理科的消息並不樂觀。這顆瘤是anaplastic astrocytoma，也就是相當惡毒的腦瘤，而且無法開刀割除，我們只能仰賴放射線治療和化療。糖糖調度癌症中心所有的資源，任何專長治療這類惡性腫瘤的人，都被徵召來幫助泰樂的治療軍團。

泰樂美麗的金髮，最後仍免不了因化療而掉落，這個清秀細緻的少女變得禿頭、腫脹且滿臉青春痘，類固醇和化療使她變成一個不快樂的人。她這個年紀的年輕人本來就容易為自己的形象而受苦，而她就在我的眼前變形了，就像一個恐怖的童話故事裡，美麗的公主受到魔法的詛咒一般。

即使到今天，回想起當泰樂必須回診的那些黑暗日子，仍令人感到難受。治療剛開始時，她為了辦理證件而照了一張照片，這張照片就貼在她的病歷表封面上，我常常在進入診療室之前先好好的看看這張照片，好提醒自己她本來長什麼樣子，以及我本來很喜歡見到她。我必須記住眞正的泰樂已經隱藏起來了。更糟的消息傳來了：那顆瘤對治療並沒有反應。不久，她整個左半身都受到嚴重的影響，走路時雙腳已沒有知覺。這個原本身手矯健、行動敏捷的啦啦隊員，現在連拄著枴杖都難以走完一條走廊。隨著她的左半身變得愈來愈衰弱，她的微笑也變得歪斜，看起來像是在冷笑。

可是，泰樂仍保持一貫的笑臉迎人。我忘不了有一天下午，她坐在糖糖的身旁，和我們一起看另一次的MRI影像。照片顯示，儘管我們努力進行治療、也抱著最好的意圖，但那顆腦瘤仍在增長。她望向母親。

「可惜我沒有早一點知道這顆腦瘤的存在，不然我就不會那麼固守我的貞操了。看現在的情況，恐怕我死的時候還會是個處女呢。」

她說這話時並沒有半點怨憤，可是我們卻感到心碎。泰樂的話提醒了我們，她將錯過的一切帶給她多麼大的衝擊：身爲美女的喜悅和熱情、享受身體的渴望、上大學、結婚、開創事業、養兒育女。她的母親糖糖壓制著怒氣，大聲說：「別擔心，你沒有錯過太多。失去貞操根本沒什麼大不了的。」

不到兩個月後，泰樂死了。珍妮和我去參加喪禮，現場有很多人。西恩用手臂環抱著他的母親，提姆戴著墨鏡遮掩淚水，整場喪禮中都緊握著糖糖的手。提姆和糖糖的教會來了兩百多個人，之前他們每星期都會有禱告聚會，爲糖糖禱告。這麼可愛的一個孩子，硬生生自家人和團體的懷抱中被剝離。我爲糖糖哭泣，也爲在我的醫療下經歷喪子之痛的每一個父母親哭泣。

夢魘還沒結束

然而，即使泰樂去世後，嚴格的考驗仍然沒有結束。幾個月後，我接到糖糖打來的電話。她壓低聲音，好似怕有人會聽到我們說話。

「艾倫，我知道我這樣說可能很瘋狂，可是剛才我淋浴時，只有左半身感覺得到熱水流過，右半身卻完全沒有感覺。除了打電話給你之外，我不知道該怎麼辦。」她的口氣相當急迫。

「聽著，糖糖，說不定沒什麼，也許只是因為失去泰樂的心理反應。不過為了讓我們都安心些，我會立刻安排進行MRI掃瞄，這樣你就可以放心一點，然後我們再看看該怎麼處理。」

我們安排第二天進行掃瞄。當我下樓去，看到MRI掃瞄出來的影像和泰樂的一模一樣時，我百味雜陳，啞口無言。不用說，我先指控放射科的技師把X光片的檔案弄混了，但是我可以看到有一組影像印著糖糖的名字，而另一組影像則印著泰樂的名字。而且，糖糖的每張影片上顯示出來的日期，顯然都是在泰樂已經走了三個月之後。

就這樣，可怖的事實擺在我眼前。糖糖也有一顆腦瘤，而且位置和她女兒的一模一樣。接下來幾個小時，我在網路上和圖書館搜尋醫學史上是否有其他類似的病例。我請工作人員把位於巴爾第摩的國立家庭腦瘤註冊處的處長吵醒，問他是否見過或聽過像這樣的病例——要是有任何人知道，一定就是他了，他一輩子都在蒐集家族腦瘤病例史。

「有的，我們見過類似的病例，不過並不完全像這樣，你知道的，不是完全一樣的位置。有一個病例是兩兄弟，相隔三、四年，兩個人先後都罹患腦瘤；另外還有一個父親和一個叔父，所以這的確可能是家族性的病變。」

我打電話給提姆，請他到我的辦公室來找我，不要到診療室去，接著我呼叫糖糖過來一趟。她一定以為我找她來是要談我們共有的一位病人的照護問題，但她一走進來，看到我們兩人，立即伸手摀住她的嘴巴，開始呻吟：「喔，不，不，不！」她幾乎捲縮成了一團。提姆跑過去，用身體環住她，彷彿要爲她抵擋災難。我什麼話都不必說，她都知道。後來她告訴我，當她只有半身可以感覺到熱水時，立刻就猜到這可怕的事實了。

我們再次走上和泰樂一起走過的路。首先是生檢，同樣的結果。放射線和化療，同樣是一個美女醜陋的變形。然而，糖糖從不曾怨天尤人，她花了所有的時間幫助提姆做好單獨一人的準備，並確定西恩和提姆可以互相扶持。我記得，有一次我們在討論化療和掃瞄的細節時，她突然停下來，說她很高興遇到了提姆，她一生的眞愛。

「我只是爲我們的戀愛帶給他這麼多的傷痛和損失感到難過。」

我告訴她，我確信提姆十分珍惜他們相處的每一分鐘，我瞭解他對糖糖的情感。

剩餘的已經沒什麼好說了，只除了接下來糖糖、提姆和我幾乎每天通電話，只爲了聊聊。糖糖又活了兩年半，她啓發了每一位遇到她的人，包括醫生、護士和病人。她繼續在主日學校任教，教導上帝賜與我們所有人的，普世存在的愛和良善，一直到去世的前一週——她已經病得太重，無法再由提姆抱著她進教堂了。

我們將糖糖葬在泰樂旁邊。當我在寫這個故事，重新經歷所有的事件時，又再次覺得這一切實在令人難受。有一次，我問糖糖，面對那麼多的事故，她到底是怎麼承擔的。她只是回答：「上帝給我們的重擔，絕不會超過我們所能承受的。」但是我必須承認，有時候，身爲旁觀者的我，都會覺得難以承受。我曾痛哭流涕，憤怒莫名，但又知道我並沒有權利如此，因爲糖糖和提姆都那麼堅強。有時候我會爲了發生在泰樂和糖糖身上的事而怨怪上帝。

每次當我顯露自己的怒氣時，糖糖都會令我自覺羞愧。如果我問，上帝怎麼可以讓這樣的事發生，她便會以嚴厲的眼神望著我。

她會對我豎起一根手指，說：「你不能爲此而責怪上帝！也許這是一種測試，測試我對提姆的愛，以及他對我的愛。可是你絕不能怨上帝！」她對我竟懷疑上帝對她或我的愛而生氣。

別輕忽上帝的提醒

提姆和我保持多年深厚的情誼，他沒有再對其他異性感興趣過。他告訴我說，糖糖是個完美的女人，他很感謝幸運之神的眷顧，讓一個那麼美麗的女子愛上他。有一次，他喝多了啤酒後，向我承認了兩件事。其一是，自從糖糖下葬之後，他從來沒有一天醒來時不曾哭到站都站不起來。

第二件是，起初他曾想過要自殺，而且若非他答應過糖糖要照顧西恩的話，他眞的會這麼做。他說要信守這個承諾很難，因爲他每多活一天，就多與她分離一天。

「要是有一天我放棄了西恩，糖糖會比野狗更氣憤、更兇惡。你也知道糖糖。」他說：「她一生起氣來，可以氣上好一陣子；也許是永遠。我就是受不了她生我的氣。我要她看到我時，在我到那裡去時，覺得快樂；我要她不斷地親我，奔進我的懷中。因此，我想我因爲太愛她而可以在不想活的情況下，忍受繼續活下去。」

我在腦瘤外科二十餘年來，從不曾經歷過另一個與糖糖和泰樂類似的病例，對我而言，她們兩人只有一個合一的、致命的病例。

然而，到二〇〇六年為止，國立家庭腦瘤註冊處已蒐集到兩百多個家族病例，許多病例發生在血親之間，但也有些是住在一處的父母親之一和繼子或繼女之間，或同父異母或同母異父的兄弟姊妹之間。許多病例與基因無關，而是因為他們住在同一個地方，暴露在相同的環境影響之中。

環境的影響，例如住在由高壓電線引發的強烈電磁磁場附近，似乎就是個隱憂。最近的一項研究指出，北歐的電線工人得到腦瘤的機率高於一般民衆。另一項研究顯示，暴露於石油化學品中，也是一個危險因素。有一項研究哪些職業有最多腦瘤的病例，最危險的職業是牙醫，因為他們為病人照牙齒的放射線圖時，經常得暴露在X光中。最安全的行業呢？酒保。誰知道為什麼！

有些可怕的資料指出，手機所釋出的電磁波，有可能在數十年後引發全新一代的惡性腦瘤。我們該怎麼辦，我也不知道。我自己沒有手機就活不了，我太太和小孩也都一樣。

糖糖去世一年後，一個來自亞利桑納州葛洛布鎮的男人，帶著他太太來找我，因為她最近剛被診斷出罹患惡性腦瘤；不到三個月後，丈夫也被診斷出患有相同的腦瘤。他們一起工作了大半輩子，經營一家乾洗店。我和國立家庭腦瘤註冊處一起詳看該行業的發票，發現他們夫妻倆從事乾洗店這一行時，都長期暴露於十幾種可能致癌的化學藥品中。

「為什麼沒有人對這些化學藥劑說過任何話呢？看看這些東西對我們造成怎樣的結果

吧！」那個丈夫吼道。

由於這些不尋常的家族病例，美國政府終於著手進行環境與化學毒品的病理評估，以及它們如何可能引發惡性腦瘤。二〇〇四年時，全世界最大的生物分子研究集團，在幾位世界級的研究員，如傑夫．特藍和麥克．貝倫的領導下，開始解開腦細胞的什麼基因可能被啟動，而促使惡性腫瘤開始生長之謎。等這項研究有所進展時，也許我們便有工具可以去瞭解這種病如何引發家族或家庭的病例了。

我遵守糖糖的訓誡，努力不去責怪上帝。我告訴自己，上帝是要幫助我們在這種病的基因研究上摸索。我祈求上帝導引那些偉大的研究員和生物工業界最堅強的團隊，去解開這些秘密。但我也知道，上帝要人類謹慎地面對大地之母。我知道上帝要我們用心照顧我們的星球，這也是祂創造出來的。污染這個罪惡，常由像糖糖和泰樂這樣無辜的人以鮮血來付出代價。說不定你我也終將免不了要付出代價。

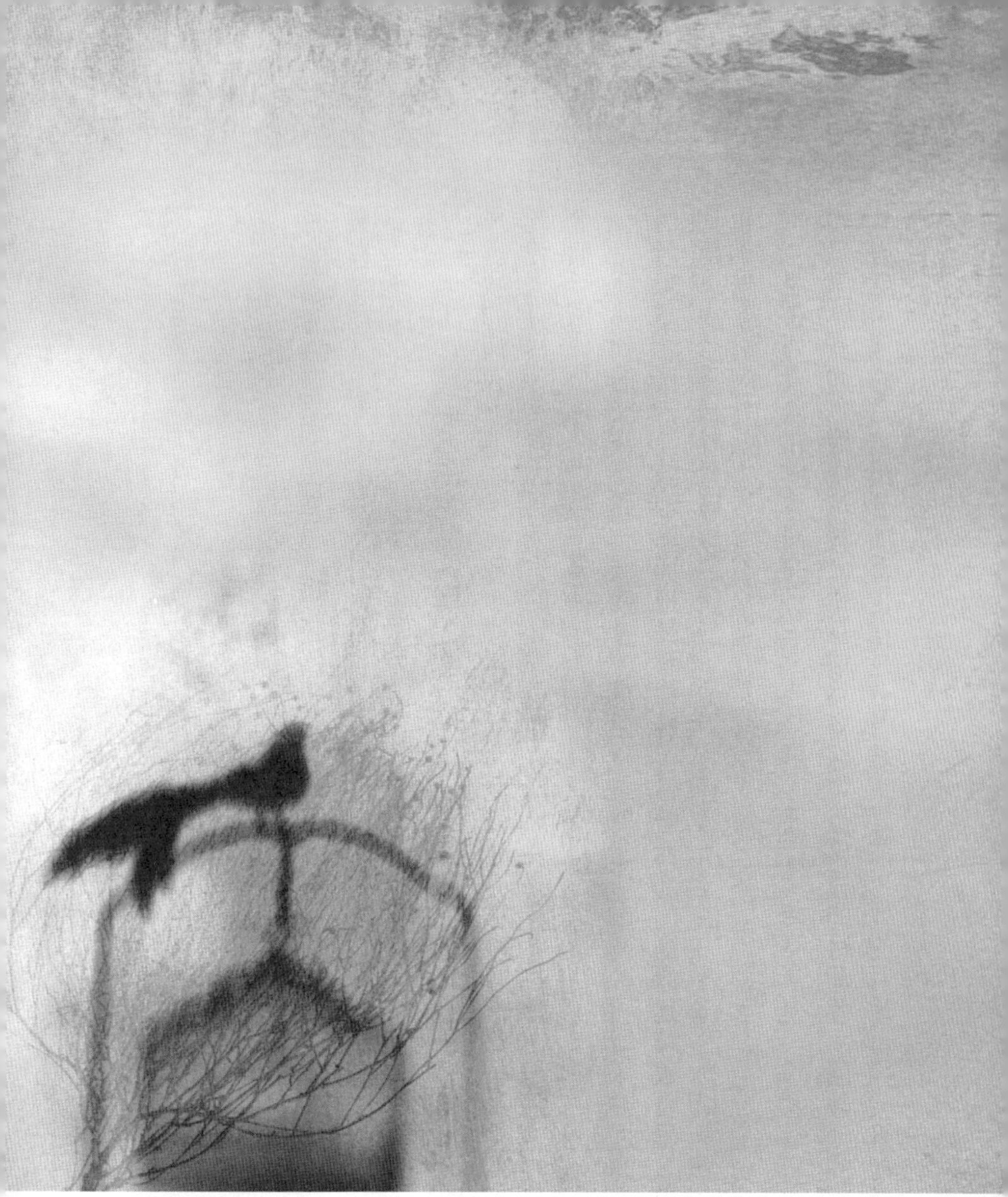

10 驅魔師

墓園裡埋葬了許多為自以為不可或缺的人。

——查爾斯・戴高樂

八十五歲到十四歲的距離

一九九一年，在沙漠風暴之後，我又一次加入亞利桑納的神經外科時，亞弗列・邱契成爲我的病人。他才十三歲，剛剛在夏令營過了一個很棒的暑假。他的家境並不富有，母親替人打掃，父親因爲天生的好嗓子而專門錄製收音機的廣告。亞弗列有個妹妹叫雅麗，他們一家住在土桑市三十里外拉歌社區的一間拖車屋裡。

亞弗列的父親得到一個機會，爲亞利桑納北部山區普利斯科附近的一處基督教營區錄製無線電台廣告。該地區滿佈長青樹林，沿著西部的高原延伸數百里，中間只有被大峽谷切斷。由於爲松林營區錄製廣告，他對該營區所提供的各種活動和娛樂印象深刻，因此他開始兼差當播音員，賺更多錢，好在次年夏天把兒子送去夏令營。

亞弗列喜歡在樹林裡的日子，他騎馬、健行、構築營火、學射擊和射箭。他長高了，曬黑了，身體也變得結實，並且成爲營隊中最優秀的弓箭手。隨著他的手臂和肩膀愈來愈有力氣，他的弓也跟著加重。在夏令營結束之前，他的射箭已經突飛猛進，因此射箭輔導員讓他練習用訂製的、重達五十磅的拉弓。

營隊的初級弓箭手所能得到的最高獎項，稱爲「美國弓箭手」獎。要贏得這個獎，必須將箭靶放在五十碼外的距離，每輪六箭，在五輪之內得分超過兩百分。射箭要達到這樣的成就非常少見，就連奧運金牌得主的弓箭手也未必能得到「美國弓箭手」獎。

亞弗列練習射箭時，整個營隊都很興奮。夏令營第一次有人問鼎「美國弓箭手」獎，就連射箭輔導員本人都沒能得到這個獎，但是說不定亞弗列會得獎。到了那一天，他健行到射箭場，五十碼的距離早就仔細測量並標示好了，只要他成功，就可正式取得「美國弓箭手」獎。箭靶上的靶面是全新的，才好精確測量並加以記錄。輔導員親自檢查過弓箭，確定箭桿夠直、夠硬，並拉拉羽毛，看看是否夠牢固。一位官方的射箭裁判在現場執行職務。

亞弗列大步邁向前，拉開了五十磅重的大弓。最糟糕的情況發生了：他開始失誤，而且得分奇差，根本不可能得到這個獎。他面對的是下次再來試試看——明年。亞弗列氣急敗壞，非常氣惱，堅持說他之所以表現這麼差，一定有原因的。那不是他的錯！那一天，他的右手臂不知道怎麼了。當然，每個人都認爲他只是在找藉口掩飾失望的痛楚罷了。

亞弗列的失敗原本會消褪於無形，因爲他的夏季過得那麼完美，那只是一個小瑕疵，但有一個小兒科醫生注意到他的狀況。亞弗列說話的口氣，他的又急又氣，引起這位醫師猜疑他的右手是否眞的作用不良，因此醫師希望可以進一步檢查並確認。

醫生爲亞弗列仔細檢查後，發現這孩子是對的：他的右臂肌肉和左臂肌肉的力道有明顯的差異，而右臂顯然差很多。這的確不太尋常，因爲亞弗列慣用右手，所以照理說，他的右手應該要比左手有力一點才對，尤其是在他一整個夏天都密集接受射箭訓練之後。還有一個不正常的現象也同樣令人困擾：亞弗列右手臂和右腿的反射作用都比左側來得明顯，這是腦部異常的現象。反射作用應該是左右兩側對稱才對。

那孩子沒有說錯：他的右手臂確實作用不良。經過ＣＴ掃瞄和ＭＲＩ攝影後，證實這孩子的腦幹有一個相當大的腫瘤，因此亞弗列被送來看我。沒有人仔細和他的家人溝通過，只除了告知他們，亞弗列可能需要接受更多測試。我重新評估神經的檢查，注意到腦幹向外傳達的神經也有問題。我仔細察看ＭＲＩ的掃瞄，發現有一團可怕的陰影由內部扭曲腦幹，毫無疑問的，這是醫科神經膠質瘤，而且很有可能是惡性瘤。

當我和亞弗列以及他的雙親一起察看影片時，我看得出他們滿臉的難以置信。亞弗列看起來簡直就是健康的縮影，怎麼可能會有這樣的惡魔潛伏在他腦部最重要的部位呢？他唯一的徵狀只是嘗試要得到射箭的獎項卻沒有成功而已！他們需要時間消化這一切，所以我讓他們回家去，請他們過一、兩天再回來聽進一步的消息。四十八個小時後，他們回來了，吃驚和否定已經被悲傷所取代。不過，亞弗列自己卻似乎不以爲意。

當前最迫切的是取得組織學的診斷，而這需要生檢。當時的醫學界，多數腫瘤專家碰到腦幹腫瘤時，都會先經由組織診斷確認腫瘤的存在後，才會開始治療。現在，由於ＭＲＩ掃瞄的技術愈來愈精密，腦幹生檢的必要性就愈來愈低了。這是好的發展，因爲在神經外科中，沒有太多程序會比自腦幹生檢更爲棘手的，因爲腦幹裡充滿了重要的神經作用，我們稱那裡爲「老虎國」。幾乎任何外科手術都會傷害到病人，即使只是像原子筆尖一般大小的一塊組織，也包含了極重要的作用，因此腦幹生檢不可能安全無虞。通常我們不會說外科醫師「進行」腦幹生檢，而是說他「得以完成」腦幹生檢。

我們用機器操控的鈦製頭箍將病患的頭部固定住，做法是在病患受到局部麻醉的狀態下，把四根針直接釘進頭蓋骨內，使它完全固定不動。接著，病人接受CT和MRI掃瞄，然後醫生會透過一種極精密的軟體程式來定位，這些步驟的結合會被傳導到頭箍中。頭蓋骨在電腦選定的位置上，會被鑽出一個小洞，接著，一尺長的探針就位，直接徹底地通過腦幹的物質。病患是清醒的，使我們得以在手術進行時評估腦幹的作用（就如我們爲糖糖和泰樂動手術時一樣）。

每一次探針移動時，亞弗列就會變得口齒不清，我因而得知正穿過控制他舌頭肌肉組織的部位。我繼續推進。透過電腦畫面，我知道必須更靠近那顆腦瘤的中心，我謹愼地一點一點移動。當我將生檢插管移出時，亞弗列的口齒立刻變得清晰，恢復正常。我差入第二根探針，以取得確認用的切片。他再度口齒不清了，但我們取得了確認的切片。病理報告送回後，確定那是一顆極惡性的神經膠質瘤。我們必須知道的，已經查明清楚了。

由於我在幾分鐘之內便已得到診斷，便立即與放射科腫瘤專科醫師磋商。我想用已經套在亞弗列頭上的頭箍，將高度集中的放射線直接導向腦瘤的中心，這種由電腦引導的科技，稱爲體視策略的無線電手術。雖然有點麻煩，但由於這顆腦瘤無法切除，每個人都很清楚多照一次放射線可能帶來的益處。

我們終於解開頭箍時，亞弗列已經有氣無力了，但我們都很高興可以在八個小時內完成診斷和治療。我決定等到第二天早上再集合他的家人以及各個專科的諮詢醫師們。

亞弗列的雙親都很震驚，他母親不停地哭泣，而他父親臉上的表情則顯示出所承受的壓力。我也深受震撼。亞弗列與我的兒子同齡，如果某人突然宣佈，我兒子的整個未來將什麼都不會發生，我會作何感想呢？亞弗列的可能壽命，在一夕之間由八十五歲降到十四歲，他極有可能無法活到高中畢業。

家庭瓦解了

亞弗列先接受一般爲期六週的放射線治療，接著是長時間的化療和類固醇治療。他的頭髮掉光了；由於類固醇的刺激而促進胃口，使得他的體重急遽增加到接近兩百磅；類固醇也讓他長了一臉的青春痘。又是一個因腦瘤而引發的變形在我眼前上演。

無論我們用什麼方法，這顆腦瘤都頑強抗拒。亞弗列無法再控制雙腿，他必須坐在輪椅上，雖然只要有人協助，他是還站得起來。他的學校決定，和他一起上課的其他同學都覺得不舒服。再說，他們告訴我，他們決定亞弗列目前的狀況「在正常的學校環境中，爲他們的監督帶來過多的責任」。

我問校長爲什麼害怕讓亞弗列到學校去。

「他有可能會突然發作，可能摔下輪椅，撞到頭，然後……」

「然後呢？」

「呃，那可能會很慘。」

我問：「就算他突然發作或撞到頭，最糟的情況會是怎樣呢？」

「他可能被送到醫院去……他可能……」

「亞弗列已經有一半的時間在醫院裡了呀！你是擔心他會死，對吧？」

「呃，是的，當然。要是他死在學校裡，我們都會很難過的。」校長說。

「可是他已經快要死了，他唯一在乎的事情就是到學校去。」

「很抱歉，但那是不可能的。我們非常願意安排老師到亞弗列的家當家教，但是他不能回學校來。」

「如果我寫信給學校的董事會，把他們臭罵一頓呢？他可能因爲這樣而回去嗎？」

「不可能，我們的決定恐怕已經無法改變了。」

於是，在承受種種的痛苦和屈辱下，亞弗列被趕出了學校。如今回想起來，我對董事會的無知和懼怕所提出的抗議，或許嫌早了些。我的憤怒並無助益，反而使他們的立場更堅持。學校的排斥，導致亞弗列的精神委靡不振，再也沒能恢復過來。當他失去了以學校和學習爲主的社交生活後，同時也失去了活下去的理由。

他的逆來順受開始瓦解了，變得愈來愈安靜。他待在家裡，任憑類固醇的刺激而大吃特吃。當他愈來愈消沉時，腦瘤也愈長愈大。類固醇藥量被提高了，他的胃口也跟著有增無減，食量驚人，一次可以吃掉三、四桶冰淇淋。不久之後，他已經不在乎學校的家教來不來了，反正，他認為自己既然活不了多久，受教育也沒用，於是每天坐在沙發椅上看電視的遊戲節目。

如果說，有某種瘟疫可能降臨在一個家庭的話，亞弗列的腦瘤就是了。亞弗列的妹妹覺得父母都專注於哥哥的病，忽略了她的課業和生活，於是開始和同校的男生出遊，尋找自己所渴求的關懷。亞弗列的父母也因為壓力，婚姻宣告破裂了。

亞弗列的母親感染了躁鬱症，開始在幾個網路聊天室裡討論另類的癌症療法。有些人安慰她，有些人給予她忠告，有些忠告具有科學根據而且是合法的，但有些則藉著廣告誇大不實的治癒率和荒唐的假設來推銷產品。美容院的一個小姐對亞弗列的母親提起她的一位親戚服用了鯊魚軟骨後，抑制了癌細胞的增長。她的話是有一分的眞實性，但也只有一分。

一九一〇年代初期，猶大・傅克曼的實驗室努力尋找可能制止惡性瘤成長的化合物，正如我在前一章解釋過的，藉由阻止血管新生而控制癌症。其中一種似乎可以抑制癌細胞蔓延的物質，就是完整的軟骨原骨。這是人體內極少數吸收相鄰之關節液養分而滋長的組織，可以制止血管內長，使血液流到接合關節中承受重力的表面時，得以保持暢通。因此，當傅克曼的團隊發現軟骨可以制止癌細胞侵入血管時，他們並不感到訝異（對科學研究而言，鯊魚骨提供豐富的來源，因為其巨大的骨架完全是由軟骨原骨所形成的）。話很快就傳開了，但卻是錯誤的，說吃鯊魚的軟骨就可以制止癌症。問題在於，吃下鯊魚軟骨後，必須加以消化，但胃酸卻會將它完全破壞，就像你吃肯德基的炸雞腿時，也會吃下一點軟骨一樣。在消化的過程中受到分解後，鯊魚軟骨只不過是在你的飲食中增加一點蛋白質罷了，而且味道很腥，已經沒有任何抑制癌細胞生長的功能了。

然而，製造並販售大量磨成粉狀的鯊魚軟骨給癌症病患作爲飲食補品，一夜之間生意鼎盛。價值數百萬元的鯊魚軟骨在不受控管的情況下，在藥店的櫃台上交易，而製造商的標示更是要人數以磅計的吃下這種有粗粒狀又有腥味的藥粉，以賺取十倍以上的利潤。這根本就是暴利，然而需求量卻有增無減，供應商自然毫無節制。亞弗列的母親深信鯊魚軟骨提供了治癒兒子的唯一機會，便瘋狂地在網路上搜尋，最後，她將房子貸款，以負債支付爲兒子訂購的大量鯊魚軟骨。但一切都是白費。

附帶說明，其實我是另類療法的擁護者。我的朋友安帝．衛爾斯在亞利桑納大學開設的整合醫學課程，我全力支持。我自己也領導過六次研究測試，評估看似有效的另類治療。當病人或家屬需要有人引導他們走過今日另類醫藥由欺騙和希望組成的迷宮時，我總是深感同情且十分支持的。

母親的救主

今天大部分的傳統醫學剛開始時也都是另類療法。每當一個醫師或外科醫師對另類醫藥嗤之以鼻時（有很多醫生依然如此），我總會提醒他們有關史模懷斯英勇又悲慘的故事。在醫學史上，他被稱爲「母親的救主」。在這個可悲的故事中，明明另類醫學顯然比已知的醫學更有成效，卻仍受到傳統醫學的排斥。

十九世紀中葉，來自匈牙利的史模懷斯被派到維也納救濟院的慈善病房去執行分娩的產科醫護。在那裡，每年有成千上百的婦女在生產後因感染產褥熱而死亡。當時維也納只有兩家醫院對貧窮的婦女提供產科醫護，比起接受較佳之產前與產後照護的中產階級與上流階級的婦女，那裡的婦女死亡率要高得多。

在一處慈善病房裡，維也納最優秀的產科醫師對貧窮的婦女提供免費醫護，作爲教授醫學生的一部分課程。這些學生會定期到太平間去，對生產後死去的婦女進行解剖。史模懷斯獨自一人在另一處病房裡，他的名氣不夠大，所以無法吸引學生。史模懷斯忙著照顧那些貧窮的母親們，就憑他一個人，因此沒有時間進行任何解剖。

在第一處病房，學生們在病房和太平間之間來回走動，這裡的死亡率竟是史模懷斯所在的那處病房的三倍。史模懷斯研究那些資料後，大膽假設產褥熱的肇因，必然是因爲感染的媒介經由學生的手，從死去的婦女散播到分娩的婦女身上。他心想，如果學生們在每次解剖過後，先用肥皂刷洗雙手，再用氯漂白水沖洗，也許可以中斷傳染，數千名婦女的性命也可以得救。

醫學界不願意聽信史模懷斯的理論，他們認定，產褥熱是生產的一種自然危險因素，任何方法都無法抑止。當然，在二十一世紀的今天，史模懷斯的想法是很合理的，早就已經被接受了。但是在一百五十年前，他的想法卻是異端邪說，產科界的人是認爲他的想法荒誕不經，甚至威脅要將任何參與史模懷斯提出之「另類研究」的學生當掉。

可是史模懷斯卻固執地拒絕否定自己的理論，或拋棄因他的正確理論，便可能存活的婦女。他邀請許多位學生到他的病房去，條件是他們在檢查任何一位婦女之前，必須先用肥皂洗手，再用消毒水沖洗。史模懷斯證實，當學生們遵照他的指示去做後，他病房中的死亡率便降到只有百分之一點二七；另一個病房的死亡率是百分之十八點二，超過他的十倍以上。猶有甚者，一八四八年三月到八月，史模懷斯的病房裡，沒有一位婦女死於產褥熱。

這項結果被發表了，可是史模懷斯卻被視爲麻煩又自以爲是的人物，受到維也納的排擠，將他送回匈牙利去行醫了。他對全世界首屈一指的一群醫生造成威脅，因此付出被永遠摒除的代價。史模懷斯回到家鄉布達佩斯後，並不因此感到喪志，他重複這項實驗，在他擔任產科主任的聖羅科斯醫院裡，成功地將死亡率降低到百分之零點一五。然而，在維也納、柏林和布拉格，產褥熱的死亡率仍居高不下，比史模懷斯一再地在不同的醫院中顯示他所能達成的比率，要超出一百倍。

史模懷斯請求同事們聽他的，但沒有幾位同意。後來史模懷斯因爲一次手術不當，右手受到感染。他將畢生時間都奉獻於請求普世採行他所提出的無菌法，但是醫學界可以說沒有一個人願意聽他的。當時，其中一位最負盛名也最受敬重的醫師，柏林的魯道夫．衛裘醫師，公開拒斥史模懷斯和他的主張；外科界的權威人士呼籲中止這種藉由清潔與消毒防止感染的瘋狂行爲。史模懷斯被逐出了醫學界。

史模懷斯所經歷的挫敗和拒斥，使他深受打擊，精神和生理的健康都受到摧毀，最後精神崩潰，被送進精神病院，被世人所遺忘，身心俱疲，病逝於此。他的死因是因爲右手受到產褥熱的感染，可以說，他將生命獻給一生想要滅絕的疾病。我之所以重述薛莫威的故事，是因爲這個故事提醒我們，醫學界對於新的「另類療法」常會有何等過度的反應。

愚蠢的決定

亞弗列的母親開始餵兒子吃大量的鯊魚軟骨，每三、四個小時打成奶昔給他喝，聞起來就像魚攤的氣味，她眼中含淚，求他喝下「鯊魚奶昔」。

亞弗列顯然已經無法承受了。就某方面而言，他的家人也一樣。我開始在週末時去拜訪他們。廚房的料理台上堆滿了一袋又一袋的鯊魚軟骨粉，強烈的魚腥味使我忍不住皺著鼻子。更令我驚恐的是，我發現一家銀行在他們住的那間小拖車屋上放了抵押權，因爲亞弗列的母親爲了買鯊魚軟骨已積欠了許多債務。

春假快到了，我們一家計畫到北方去度週末，並到鹽湖城外的公園市滑雪。此時，亞弗列已經快死了，住進了醫院，變得無法自制，連流質的食物都難以吞嚥，常常會嗆到或噎住，偶爾還會窒息，情況急轉直下。我不願意在這個時候丟下他，把他交到陌生人的手中，因此便做了一個重大的決定：我請求家人讓我取消這次假期，留下來照顧亞弗列。

我的太太和小孩自然是諒解的，他們明白爲何我會想要在這孩子臨死之前照顧他，我已經說服自己做這樣的犧牲了。或許你會覺得這是高貴的行爲，其實不然，這是我所做過的決定中最糟的一個。我太過自大了，使我自以爲對亞弗列而言非常重要，而無法讓別人來照顧他。就連我的家人也被牽扯進來，參與我的烈士行爲。我至少應該讓他們到公園市去才對，但是，偉大的犧牲怎麼可以沒有觀衆呢？我犯了一個典型的、幼稚的錯誤，我應該去滑雪才對。眞的。這聽起來似乎很無情，但我早該知道自己並不是不可或缺的，即使是對面臨最後時刻的亞弗列而言。

亞弗列死了，他在一點嗎啡的幫助下，於沉睡中死去。他父親坐在病床的一側，祈求上帝將他的兒子帶走；另一側，亞弗列的母親拜託上帝將她帶走，而不要帶走她的兒子。我唯一能做的，就是確保亞弗列的狗躺在他的身邊。狗是被裝在一個大型的購物袋內，偷運入院的。當一個護士發現時，我在病歷上寫了指令：「每個護士換班時，都要讓狗待在病床上，沒有例外。」那年頭，醫師的命令還有些份量。我一宣稱那隻狗有醫學作用，護士們就不敢再有任何反對了。亞弗列死時，他的愛犬就躺在他身旁。

放手讓他走吧！

在亞弗列的喪禮過後的第二天早上，我坐在客廳裡，眺望著窗外聖塔凱得利那山突兀的山巔，心想，活著是多麼美好的一件事。我坐在沙發椅上望著遠方，然後轉身想要端起咖啡杯。這只是一個不超過三十度的轉身，突然間，我的背部劇痛。我以前從未這樣痛過，感覺像是被閃電擊中一樣。我彎身跌到地板上，躺在那裡呻吟，幾乎不敢用力呼吸，兩條腿似乎都遭到陣陣電擊。之前，我經歷的是下半身的抽痛，現在則是我的神經彷彿受到撕扯。

珍妮跑了過來，想要幫我移動雙腿，但那根本就不可能，因爲那是錐心之痛。她想打電話叫救護車，可是我不准。要是救護車人員想要搬動我，我會受不了的。她把兩顆止痛藥丸放到我的舌頭上，並餵我喝水，讓我把藥丸吞下去。我等待藥丸生效。一會兒之後，我仍躺在地上，背後墊著兩個枕頭，身上蓋了一條毯子，隨著疼痛稍微減輕，努力要深呼吸。

我沒有計畫，只是躺在那裡，祈禱疼痛不要再回復，祈求上帝給我一個答案——任何答案。

過了一、兩分鐘後，有人敲門。由於我無法移動，因此大聲叫來人（快遞、郵差等等）自行開門入內。前門開了，出乎意料的，我以前的一個學生走了進來，他叫查理・貝葛，是一個那瓦荷族的研究生，一、兩年前曾和我一起準備一份北美原住民醫藥的教學大綱。他得到公共衛生碩士學位後，就從我的生活中消失了。查理走進來，一如往常地，面帶微笑，一看到我躺在地上便跪了下來，彷彿那是他和我練習多年的步驟。讓他看到我躺在客廳地板上，我覺得有點糗，可是他卻極其溫柔地擁抱我。他盤腿而坐，不時握住我的手，聽我解釋我的脊椎所經歷的疼痛。我告訴他說，我無疑是拉傷了一個環節。天啊，我當時有一千種瘋狂的想法——癌症，多重硬化症……我的內心十分恐慌。

「我現在要走了。」查理突然說：「但是我會再回來，我會帶幫手來，不要擔心！」我完全不知道他的話中之意。

因此，幾個小時後的當晚，當門鈴響起時，我嚇了一跳。那時差不多已到就寢時間了。先前我已經在太太的幫助下移到沙發上，兩膝下面分別墊著鬆軟的大枕頭，並且服用過好幾次止痛藥，以抑制難以忍受的疼痛，所以，我完全沒有心情接待客人。

查理走進客廳，不過這回並非單獨一人，還帶來了一位巫醫。我立刻就看出來了，他們很容易辨識，因爲他們有一種力量，一種不尋常的氣質，他們的雙手也會散發出一種特殊的暖熱。我從經驗得知，這種暖熱只有神聖的人才有（我當然沒有）。

看到巫醫站在那裡，我感到有種慰藉和輕鬆。我不確定這位優雅的白髮老翁會不會講英語，但是就算會，他也沒有講，只用那瓦荷語和查理說話。他的命令簡短而精確。查理聽他說完後，轉向我說：

「他說你必須請全家人都到這個房間來，他們必須到這裡來陪你，幫助你。」我有點不情願，這表示我得把小孩都叫起來，似乎有點小題大作。把他們都叫醒，目的是什麼呢？可是巫醫很堅持，他要等到每個人都到客廳來之後，才肯移動。

我太太去把孩子叫來時，查理指了指壁爐說：「我們必須生火，可以嗎？」

當晚相當溫暖，並不適合生火，但我勉強點頭同意。老翁立刻蹲下生火，讓火焰跳躍著。他放了芳香的鼠尾草和甜草。

查理從廚房裡拉來了一張木頭椅子，抬頭眺望窗外的山；我看得出他是在找對的位置，把椅子放好，讓老巫醫可以朝著正北方而坐——那也是智慧和領導的方位。我的三個孩子坐在長沙發上，眼睛睜得大大的。老巫醫對他們輕輕地點了一下頭，算是知會他們的存在。

我的長子喬須十三歲大，似乎很是著迷；老二陸克八歲，看起來有些焦慮；最小的泰莎才三歲，顯然是嚇壞了。三個孩子擠在一起，空中飄浮著奇特的香味。

「你坐在這張椅子。」查理指示我坐到第二張椅子上，面對東方。

我要怎麼坐下呢？他到底在說什麼？我根本就辦不到，我現在渾身都痛啊！「少來，查理。」我抗議道：「我連呼吸都覺得痛，我不可能站得起來。」我肯定自己必定扭傷了一節脊椎，所以又補充了一句：「我現在不應該動。」

「起來。」查理冷冰冰地說：「不要緊的，你現在一定要站起來，立刻。」他的口氣十分堅持，使我不由得感到驚恐。我忍不住想著如果我不站起來，會不會有什麼可怕的事發生，於是便我盡力移動，彎身，朝椅子移動。老人讚許地點點頭。

查理扶我坐到椅子上，在我的耳邊低聲說：「你認爲我會把像祖父這麼偉大的巫醫帶來，卻只對你造成傷害嗎？」「祖父」是對任何可敬的長者的尊稱。

「不是。」我說：「當然不會。只不過……」

「你一定要相信我，和他。要是你信不過我們，他就無法幫你，你知道的。」他的口氣很堅定。我們的角色似乎對調了。

我不得不同意。雖然我感到陣陣疼痛，而且一整天都站不起來，但還是設法移步過去坐下來，而且出乎意料地並不覺得很困難。

查理命令我脫掉上衣。老巫醫開始用一把老鷹羽毛扇搧著爐火。我閉上眼睛，開始深呼吸，努力讓自己的背部放鬆。我仔細傾聽。

查理要我完全放鬆，不要害怕。「你現在在一個可敬又受到深愛的治療師手中，所以，就把一切都交給他吧！」

我點頭同意。

老人開始以低沉的聲音唱歌，節奏緩慢，他的聲音似乎通過我的身體中心，我的全身彷彿應和著他的歌聲，開始搖動。他邊唱邊對著火吹氣，將鼠尾草的香味傳送到我的肺部。

他的雙手像燙熱的木炭般，撫過我的脊椎兩側。我可以感受到從他體內散發出的愛和慈善灌注到我的身上，我突然本能地意識到，他這樣做可能是冒著某種危險。他對查理說了幾句話。

「他說你必須放開某個人。他在你的內部看到一個男孩，一個你疼愛的男孩。他已經離去，和祖先在一起了，但是他的腿上有一根繩子，將他拉住。」

我從未對查理或巫醫提起過亞弗列的死，沒有人對他們說過這件事。在那一刻，我根本沒有想到這件事。

查理又聽老先生說了幾句話後，對我說道：「我祖父說，那是你的錯。你綁住了這個男孩，就像綁住一匹小馬。你抓緊了他的腿，使他的靈魂無法離去。你抓住他不放，對吧？你綁住他的腳踝，牢牢地抓著他，但他並不願意這樣被你抓著。他的祖先在召喚他，可是你造成了阻礙！」查理翻譯著老巫醫的話，聲音很嚴厲，而且說到後來幾乎是生氣的。「這男孩的靈魂很生氣，他用力踢你，要你放手，這樣他才能自由。他想要走，想要到靈界去加入他的祖先。他對你大叫，要你放他走。」

老先生又說了幾句話，查理再次翻譯。

「祖父說，這個年輕的靈魂希望和你了斷！」

我說：「我不知道他在說什麼。」可是我知道，我開始啜泣，肩膀不由自主地抖動。三個孩子無比震驚地瞪著我看，他們從未見過我這麼無助，這麼難過，這對他們而言是個奇特的經驗，對我而言亦然。

「祖父說，那個男孩用力踢你，想要擺脫你的束縛，所以他用力踢你的背，你的脊椎才會那麼痛。他踢你，就像一匹騾子想要踢開一隻咬住牠腿部的土狼一樣。」

老巫醫對著爐火深呼吸。煙飄到空中，現在，他雙手的暖熱和鼠尾草的香味似乎在我的腹部循環著。我無法自制地哭泣，因爲我內心深處爲自己牢牢抓住亞弗列不放而感到羞愧。

「祖父說，如果你不快一點放走這男孩的靈魂，他就會殺死你。他會一直踢你，直到你死了爲止，因爲他強烈地想要擺脫你。」

「我會放手的，我會放手！」我啜泣道。我感到無助，繼續放聲大哭。珍妮跳起身來，想要幫助我。查理舉起一隻手阻止她前進。

「不行。」他告誡道：「你必須坐好，爲你的丈夫禱告！不可以站起來！不可以干擾，否則這男孩的靈魂可能會對你下手。或者，」他環顧三個擠在一起的孩子，警告道：「也可能是三個孩子中的其中一個。他可以爲了報復而帶走一人的靈魂，到時候那男孩就會成爲一個僵屍，在世上徘徊。坐下！」他命令道。

珍妮回到安全的沙發上，伸手抱住最小的女兒，好似要保護她。

到現在，我已經汗如雨下了。我並不覺得熱或發燒，但是汗水如小溪般淌過全身，將我的褲頭都浸濕了。我不斷冒汗，也不停地哭泣。我還記得看到我的褲頭被汗水浸濕而變黑了。

老巫醫以那瓦荷語和查理說話，聲音果斷而堅決。查理翻譯道：「你必須立刻讓這男孩離開……永遠。他很生氣，因爲他覺得你想要將他變成一個鬼。你必須叫他走開，永遠離開你。現在！」他吼著，用力拍手。

我照做了。我的聲音因哭泣而嘶啞，但我大聲說：「亞弗列，對不起！走吧，走開！快走！離開我的生活！」我用盡力氣大叫：「現在！走！現在！」

老巫醫繼續對著我的背部呼氣。我突然變得很平靜，背部的疼痛開始消失了，由劇痛變成隱隱作痛，到已無關緊要。老巫醫用老鷹羽毛扇在我的四周搧風。羽毛的搧動是溫和輕微的，幾乎像是親吻一般。等一切都結束後，他對查理說了幾句話。

「那男孩的靈魂已經離開了，他爲你終於想清楚而向你道謝，他不會再擾亂你了。祖父會爲你準備一些草藥，你每天早上用這些草藥泡茶喝就可以了。」

老先生又說了幾句。

「祖父說你應該每天日出時就起床，喝茶時要面對東方，這個茶會讓你恢復體力。他的任務已經完成，一切都結束了。」

「請你告訴祖父，我對他的關懷和……愛，十分感激。」查理翻譯了，老人對我微笑，然後轉過身去，非常愼重地將他的羽毛扇子包好。我將上衣穿好，對我竟流了那麼多的汗感到不可思議。查理告誡我要多喝水，並且一兩天之內要遠離咖啡因。

我把他拉到一旁，問他付錢給老巫醫是否合宜。查理傾身靠向我的耳畔說：「是的，給他報酬是對的。你要給他多少都可以，但是五十元很適當。另外，如果你家裡有煙草，那是傳統的禮物。還有，你必須爲他煮一餐，讓他吃飽之後，才可以讓他離開。」

「爲他煮一餐？怎麼煮？現在已經晚上十一點半了！」我努力壓低聲音問。

「你站在這裡和我爭論嗎？你不是覺得自己好多了嗎？」

他說的對。我站得筆直。剛才我甚至沒想到現在我已經好很多了。我現在明白，先前我一直想著亞弗列而引起情感上的衝突，對我有多麼危險。我相信是老巫醫救了我一命。

「我眞心感激。只不過，現在煮晚餐有點晚罷了。孩子們已經吃過了，而且我也不知道屋裡有什麼可以吃的，僅此而已。」

「我知道祖父一聽我說就立刻趕來了，根本不管那是什麼時間。」

「好。義大利麵可以嗎？」

「行。約翰喜歡義大利菜。」這是查理第一次提到老人的名字。

於是我們全家開始煮一大鍋義大利麵，我用滷汁和新鮮的蒜末做肉丸子，三個孩子幫忙做大蒜麵包，我們都忙得很起勁。我覺得身體已經好多了，彷彿一朵烏雲飄出了我們的生活。當我正想拿出一瓶葡萄酒時，查理揮手表示不妥，並禮貌地告訴我，當巫醫進入一種神聖的狀態，就像約翰爲我所進入的狀態那樣時，酒精是很不適宜的。查理也向我證實，爲了治療我的靈魂，約翰讓自己的靈魂暴露在危險中。他爲了我——他的病人，甘冒生命危險。

靈療的力量

這是靈療和行醫之間最大的差別。靈療需要醫師和病人成爲伙伴，一起面對危險。兩條生命在冒險！醫學不應只是一種機械化的交易，這是一種精神的追尋，用你的靈魂引導病人的靈魂。

雖然已經快午夜了，但每個人都覺得很餓。約翰的笑容既親切又溫暖，雖然他沒有對我說過一個字，但我清楚地感受到他對我的表現很滿意，而且他知道我在想什麼。他知道對任何一個想要成爲治療師的人而言，要得到必要的洞悉是一種艱難的個人旅程。

當他起身要離去時，我交給他一把放了一陣子的煙草、五十元和一條全新的毛毯當作禮物。我買下那條毯子原本是要作爲哥哥的聖誕禮物的，但是當時這毯子的影像突然出現在我腦中，於是我到臥室去，把它從衣櫃的架子上拉了出來。約翰極其慎重地撫摸著毯子，露出笑容。他伸手按住我的肩膀，擁抱我，同時也摸摸三個孩子的頭，表示對他們的祝福，然後就離開了。從此以後，我再也沒有看過他或聽過他。查理也不曾再提起過他。以我對美國原住民的瞭解，使我知道最好不要問。我的一位醫生同事曾經說過：「印地安人所知道的一些事情，是我們白人永遠不會懂的。」

亞弗列死後不久，他的父母就離婚了。無論之前使那一家人緊密結合的是什麼，都已消逝無蹤了，這常常發生在對抗癌症或失去親人的家庭。癌症很少只是帶走一個人，而是傷害了全家。有些事例是，癌症可以凝聚全家，使一家人更爲親密；但其他事例卻顯示一家人的關係因承受不住壓力而瓦解。

每一年，在亞弗列生日前的一、兩天，都會有一張卡片寄到腦部研究實驗室，轉交給我。卡片總是被夾在實驗室門上銅牌的邊緣上，沒有人知道是誰放的，沒有人看過有任何人進出。實驗室附近都有嚴密的安全警衛，因此想要靠近並不容易。沒有人可以看出那幾筆簡單的字是否出自亞弗列的父母親或妹妹，但是十幾年來，卡片總是準時到達，而卡片裡寫的總是同樣一句話：「亞弗列，你永遠與我們同在。」

那一年之後，我不曾再放棄過假期。對於投注情感在病患身上，我變得比較謹愼。我仍然有所掙扎，因爲我很清楚，一個治療別人的人，必須有足夠的力量和技術可以讓自己冒某種危險，但仍然可以確保病人和他自己的安全。一個治療師必須全力以赴，但需保持某種疏離，就像約翰那一晚治療我時那樣。

我現在已經比較謙卑了。我已經明瞭，光是激動的情緒並無法拯救任何人，而且在某些情況下甚至於變得危險。二十世紀初，哈佛的一位名病理學家渥特．卡農，對於年輕男女竟會因受到詛咒而突然死亡感到著迷。他相信，所謂的「巫毒之死」會發生，是因爲受阻咒的人情緒反應十分強烈，因而殺害了自己的身體。他認爲每一個巫毒之死，都是因爲個人堅強的信仰而發生的。

老巫醫必須對抗的，是我因爲失去亞弗列而感受的愧疚。我對亞弗列投注了許多情感，因此創造出一個力量奇大的惡勢力。老巫醫以他的技術和能力幫助我對抗惡魔，他讓我看清，一個好的治療者在投入的同時，也必須完全疏離，他必須做的是，保持全然客觀的態度。

我確信每個人的情感對健康都有莫大的衝擊，我相信負面的情緒，如生氣、愧疚、恨意、怨懟、懊悔、嫉妒，都是危險的情感勢力，因爲它們會摧毀帶有這些情緒的人。因此，卡農的巫毒之死開啓了今日心理神經免疫學的科學研究——探尋情緒如何透過思想而影響到身體健康的學問。

人的思想是一切醫學的秘密所在。約翰的神秘巫醫天賦是：如果你無法感受，就不可能治療。治療並不是透過腦袋，而是透過心靈。你必須要看對所在，而且要有正確的態度。去除過失，治療的力量才可能存在。

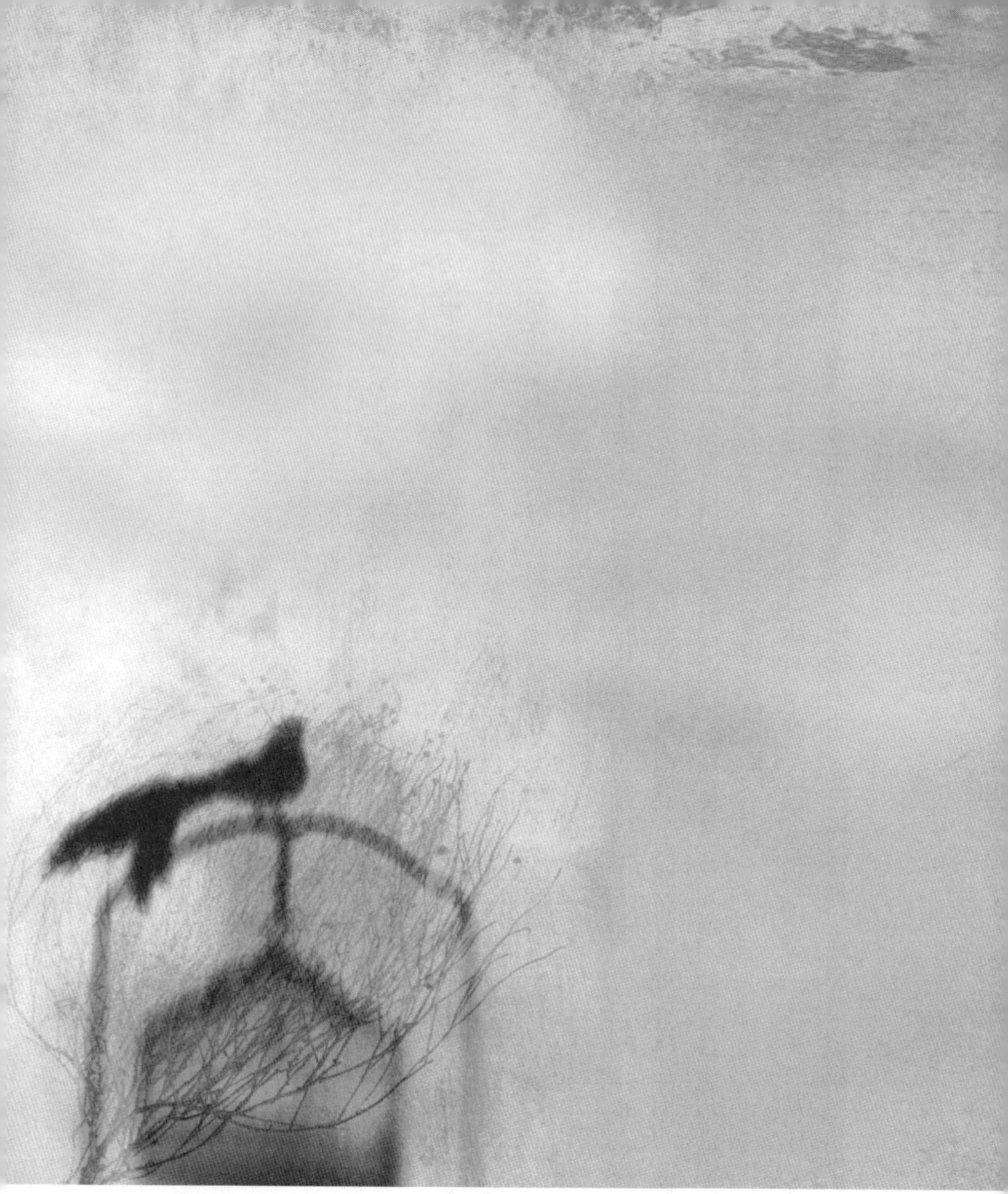

11 希望的線

生命是上帝的小說。讓祂寫吧！

——以撒‧辛格

用「希望的藥」來治療

安德魯‧衛爾是我的朋友。許多知道他的人，對於我在十五年前找他當治療師，並不感到意外。安德魯也是現今美國醫學上的「幻覺者」。《新聞週刊》曾以他爲封面人物，標題是一個問題：「此人會改變美國醫學的面貌嗎？」

在我看來，答案很簡單：會。他已經改變了！在沒有人願意考慮將另類醫學與主流醫學（又稱爲對症療法）結合的時代，安德魯創造了一個新名詞：「整合醫學」。他相信一種醫學治療並不需要排除另一種或另一派治療，兩種治療是可以互補的。醫學上的生理和心理兩種因素，不見得是對立或對抗的，安德魯讓我知道，即使是像我這樣的一個外科醫師，也可以將醫學視爲一種既是心靈也是科學的追尋。

安德魯教導我，不管採取任何治療，絕不要害怕將「希望」當作一種必要的成分。他堅稱，並沒有「虛假的希望」這種東西；希望就是一種想要超越、想要生存、想要在看似不可能的情況下戰勝的欲望。

我常聽同事們說他們對一種新的治療方式持保留態度，因爲「這種藥物仍在實驗階段」，以及「我不願意給病人虛假的希望」。安德魯教導我對這些聲明不予苟同——不僅是我個人的立場，也是身爲醫師的立場。太多醫師集中於科學的虛無主義，拒斥希望，加以禁止。內、外科醫師所受的教育，都是要他們**忽視**奇蹟或魔法。我們都接受科學的冷漠，將希望摒除在病患的生活，甚至於我們自己的生活之外。醫生受到的訓練是去看顯明易見的具體事實，神蹟或顯靈基本上是被視爲可疑的。

關於希望，我所學甚多，這並不是在醫學院或當駐院醫師時會學到的科目，希望並沒有被排在課表上，所以我必須透過曲折的方式學習——透過將希望遏止的方式，然後我才發現希望是一種基礎工具，如同任何一位外科醫師的手術刀一樣。

希望以兩種場景對我呈現，兩次都與我的病患有關，他們兩人也都成爲我的朋友。其中之一是一位卡車司機，另一位是有名的醫學研究員。這兩位老師可以說是南轅北轍，來自不同的職業和社會階層，一起與我分享了神奇且令人感到謙卑的經歷。

唐納是第一個教我認識希望的人。我認識他時，他二十三歲，是個典型的小鎮英雄。他是高中足球隊的四分衛，學業成績不好，也沒有顯赫的家世，不可能上大學，所以便加入了家裡經營的卡車業。這家貨運公司是他父母經營的，車廠在亞利桑納州的福來司塔市。唐納並不喜歡開卡車，可是他老爸看到他坐在大卡車的駕駛座上時，甚感欣慰；而當他奔馳在回家路上的I－一七號公路時，母親會很高興地在民用波段電台上向他致意。他的電台用戶名稱是「假餌漁夫」。

唐納熱愛以假餌釣魚。教他釣魚的是他父親，但他很快就超越了父親。在卡寇尼諾國家森林中，有許多條溪流，他很快就成爲這裡的釣魚高手。由於亞利桑納大部分是沙漠，如果你在北部以釣魚技術受到稱許，就等於你的技術稱冠全州了。

唐納在他的卡車裡放了釣魚用具，以便在任何地點靠路旁休息時或者路上塞車時，就可以去釣魚。他做了很多假餌，用都用不完。起初，他把這些餌送給普利司寇鎮外退伍軍人之家的那些先生們，不久，這些退伍軍人開始訂購，要送給他們的親戚朋友，最後這便成了唐納的副業。當國內兩家最負盛名的假餌公司決定在他們的郵購目錄中加入唐納的釣餌時，對唐納而言可是件了不得的事。大多數人只知道他是個卡車司機，但對假餌釣魚界而言，他卻是隱居在福來司塔市的大師，所做的釣餌獨一無二。二十三歲的他，成爲地下傳奇。當他到艾達荷州或蒙大拿州的釣具店時，他們待他如來訪的名人，他眞是樂歪了。

一九九四年十月的某一天，唐納在賽多那市外幾里處的橡樹溪峽谷教小外甥釣鱒魚時，注意到自己無法以平常的專業手法將魚餌拋進水中。事實上，他的外甥忍不住抱怨他老是把魚餌拋到石頭堆或樹叢裡。當唐納的母親得知發生了什麼事時，還開玩笑說，以他目前的賣價，他在一個下午可能就損失三百多塊錢了！在那一天之前，唐納已經很多年沒有失去過任何魚餌。

唐納懷疑事有蹊蹺。後來他告訴我說，那一晚他輾轉反側，難以成眠。第二天早上他醒來時，頭痛欲裂，而且那很快就成爲家常便飯。他的頭痛常常伴隨著嚴重的噁心感，使他有時不得不放棄吃母親烤的麵餅。在那次魚餌災難過了一週之後，他注意到路面上和擋風玻璃上折射的陽光令他困擾。事實上，他在拉斯維加斯停留時，又買了一副太陽眼鏡，戴在原來的那一副上面，以減弱刺眼的強光。他開始大量服用止痛藥。十天後，當他開卡車到奧勒岡州的尤金市時，卡車撞上了一輛停在路旁的房車，但在那之前，他的卡車連一點刮傷都沒有。一定是出了什麼嚴重的差錯。

唐納在回家途中打電話給他的醫生。當時的福來司塔市還只是一個小鎮，你可以打電話給你的醫生（而他可能認識你一輩子），再由醫生指示你去看他。柏克·麥肯醫生曾爲唐納醫治過許多因足球所造成的傷害，包括兩次相當嚴重的腦震盪，他知道唐納不是一個大驚小怪的人，因此他叫唐納直接開車去他的診所。

麥肯醫生完全沒料到出現在門口的唐納會有那麼大的轉變。唐納已整整兩星期吃不下任何東西了，因此瘦了將近二十磅；頭痛使他晚上幾乎無法闔眼，所以他嚴重缺乏睡眠；他有兩個很大的黑眼圈，又得扶著牆壁撐住身子，使他看起來像剛剛狂飲過一場的酒鬼，但是麥肯醫生知道，唐納並不喝酒。

麥肯醫生直接將唐納載到福來司塔市醫學中心的急診室，在那裡爲他檢查，並等待進行斷層掃瞄。單憑檢查，就知道唐納的情況很嚴重，例如，他能看到的範圍幾乎只有正常的一半，這也是他撞車的原因，因爲他根本沒看到那輛車。

你可能會想：怎麼可能失去了一半的視線卻不知道呢？不過，你可以想一想，現在你在讀這些字時，你看不到頭後面的東西。現在，伸出雙手，將它們向後旋轉。到了某一點後，你會看不到你的雙手。以醫學的說法，你的雙手現在已經在你的視線範圍外。

不過，腦部對於視線範圍有某種微妙的做法，雖然我們只能看到周圍的一部分，但內在的感覺卻告訴我們，周遭是完整的。例如，想像你集中在正前方牆上的一個點，你持續注意看這一點時，就會注意到，其實你可以看到這一點的四周圍。你會感覺到你看得到整個房間，但實際上你看到的只是在你的視線範圍內。事實上，如果可以在完全的靜默中這麼做的話，某人可以將你視線範圍外的一切全都拆解，然後當你發現你竟站在外面的一棵樹下或在停車場時，就會感到十分震驚。腦子會欺騙我們，讓我們以爲看得到周圍的世界，但實際上我們一次只能看到一小部分。腦部爲改變所做的補償，好到你甚至無法認知。所以說，你的視線範圍可能慢慢減縮，但你卻很長一段時間可能並不知道，就像唐納那樣——他的視線範圍縮小了一半，因而在幾個星期前無法正確地拋擲釣餌。

當麥肯醫生拿到掃瞄攝影時，唐納的一切症狀都有了合理的解釋。他的後腦部有一顆腫瘤，就在控制視覺的枕骨葉中。這顆瘤的大小像一顆桃子，爲腦部帶來相當程度的腫脹和壓力，壓力造成頭痛、嘔吐和噁心，懼光（拉丁文爲photophobia，除懼光之外，也是指病人必須減少迎面的強光）也在他腦部形成極大的壓力。

麥肯醫生確知唐納現在處於生死存亡的關頭，他指示唐納的家人爲他打包行李後，便開車載他到位於土桑市的大學醫學中心。我接到電話後，立刻通知我的團隊準備好爲唐納進行治療。

亞利桑納大學設有絕佳的遠距醫療中心（遠距醫療使得醫生和病人得以在分隔兩地的情況下磋商），因此我可以透過攝影機和麥肯醫生談話。在唐納的家人準備到來的同時，我已審視過一切的發現，並仔細看過掃瞄攝影。我問麥肯，他有沒有和唐納的家人討論過他的發現。他跟他們說的是，看起來很像是一顆腦瘤在作怪，而腦瘤手術非常複雜，無法在他們鎮上進行。他們想到土桑來，盡速處理好這一切。

我問：「他們知道這可能是惡性瘤嗎？」

他回答：「不知道，我並沒有說那麼詳細。」

好吧，那就是我的工作了。

唐納在大約六小時後抵達。他的家人一走進忙碌的急診室，我便上前和他們見面。我的護士達琳，已將唐納入院的事宜都安排好了，有關他身為病人的資訊都已輸入電腦內，他可以立刻進入診療室，躺到輪床上，休息一下。從他們的臉上，我看得出他們都很緊張。

我做腦瘤手術已將近二十年，對於有那麼多善良、可愛的人會得到這種病，感到難以理解。我並不相信只有承受得住的人，上帝才讓他們得到這種病的說法。但我想過，病人被診斷出得了腦瘤時，會不會有某種領悟。大多數病人有種神聖的、置身事外的特質，彷彿他們碰觸到或看到了某種神蹟。唐納也是一樣，他立刻開始向我道謝，並擔心會不會浪費我太多時間。他似乎比較關心如何安置父母在醫學中心附近過夜，而不願大家將焦點放在他的腦瘤上。

他父親正經八百地說：「你不要擔心。你媽和我會待在停車場的旅遊車裡，這樣要是你需要我們時，我們隨時可以趕到。」他幾乎有點羞怯地抬頭，看著我說：「你知道，說不定醫生會需要找我們問話或什麼的。」此刻他只想盡量靠近自己的兒子。

接下來的二十四小時，我們進行了各種測試，並準備開刀。第二天，唐納在手術室裡接受麻醉。經過六個鐘頭的手術後，腦瘤被切除了。唐納的復原情況良好，隔天早上就能吃早餐，兩天後就出院了。不過，視覺範圍的減縮，也就是他所失去的視力，卻再也無法恢復了。先前那顆腦瘤侵入整個左邊的視覺腦皮層，因此當我們將惡性細胞的網絡切除時，腦部的那個部位已經被移除了。但腦瘤一切除，他的頭就不痛了。

我們的計畫是請他一個星期後再回來拆線，同時，我們也把腦瘤的樣本送到神經腫瘤學的實驗室，在實驗室主任賴利的引導下，那裡的研究技術員努力要學習有關腫瘤行爲的一切，同時他們所得到的結果也令人膽寒。

放手一搏

在腦部中，一顆惡性腫瘤是指這顆腫瘤的細胞有能力分裂、複製並侵入腦部本身的組織。腫瘤的侵略性可以由其有絲分裂指數（mitotic index；MI）得知。細胞生物學家可以由MI得知當時一顆腫瘤內部細胞的級分。雖然多數惡性腫瘤都快速增長，但在一個時間點上，它們的細胞只有一小部分在增生。通常即使是極惡性的腫瘤也不會太有效率，MI大概是百分之七到十五（百分之十五就已經非常高了）。

賴利打電話給我，問道：「你知道那顆你送來給我們的腫瘤吧？」

「從福來司塔市那個小伙子腦中取出來的那一顆嗎？」

「沒錯，就是那一顆。」

「呃，怎麼樣？」

「你不會相信的，但這個要命的東西MI高達九十二。」

「那太荒謬了，沒有人會有一個可以分裂得這麼快的腫瘤的，一定是實驗室的設備有問題。」我說。

「沒有。我請四個技術員用四個樣本分別做了四次，眞的是百分之九十二。我在細胞生物界二十年，從沒見過分裂得如此快速的細胞。」

我的腦子立刻開始運轉，心想那麼高的分裂指數或許至少會給我一些優勢吧。「那，這一點我們可以加以利用嗎？」我問：「你懂我的意思嗎？既然它增長得那麼快，會不會那些細胞因爲太活躍，所以對放射線或化療更爲敏感？既然只有百分之八是不活躍的……」

我從多年的經驗得知，每一顆腫瘤都不一樣。雖然病理學家將腫瘤分類歸到同一個名稱下，例如原發性中樞神經系統腫瘤（簡稱GBM），但那只是個標籤，就像聽到某人的名字是比爾一樣。這告訴你什麼呢？標籤並不等同於它所描述的物體，唐納的腫瘤顯然與我們在實驗室中所曾見過的任何中樞神經系統腫瘤完全不同。

每顆腫瘤都是自然的實驗，我們必須眼看著這個實驗開展，不能只因爲前五個這一類的腫瘤都有某種特定行爲而遽下斷言，這顆新腫瘤可能並不依照同樣的規則而活。我們不能忽略自然對每樣事物所提供的變化：有兩棵一模一樣的橡樹或兩個一模一樣的雪花嗎？每一顆腫瘤都是它那一類或組織學等級的獨特代表，具有獨特的特徵和敏感性，因此，就腫瘤的獨特性而言，希望是存在的。因爲我們可以利用每顆腫瘤特有的弱點，所以絕不能接受心灰意冷的說法：這種腫瘤根本不可能好轉，幹嘛還要救？說不定，下一顆腫瘤就隱藏了可能開啓新療法的秘密或關鍵呢？要是我們不抱希望，並尊重腫瘤生物學的多樣性去治療每一顆腫瘤，就根本不會有機會去注意到的。

當唐納回醫院拆線時，我將賴利發現他那顆腫瘤的獨特性告訴他。理所當然的，他問我這是好消息，還是壞消息。我很誠實地回答說我不知道。一方面，一顆以如此驚人的速度分裂增生的腫瘤非常棘手，但是這也有可能提供放射線和化療極有效果的環境。這兩種治療都針對細胞增生時最脆弱的階段，也就是當它們必須複製ＤＮＡ，即染色體中的基因碼時。

唐納的臉上露出笑容。「嘿，我覺得聽起來不錯！我們就來殺那些細胞吧！我們來制伏它們！」他一手握拳擊向另一手的手心作爲強調。「我們何時開始呢？」他問。

我回答：「下禮拜吧。」

「這樣什麼都不做，不會浪費太多時間嗎？」

我沒想到這一點。如果是處理一般ＭＩ指數爲百分之四或八的腫瘤，一個星期並不會有太大變化，但這顆腫瘤是百分之九十二！

「我想你說的對，這顆腫瘤不能等。一般情況下，我們在動手術後會等一個星期，確定傷口癒合，可是你的傷口看起來不錯。」

「醫生，不騙你，我像頭牛一樣壯。」

接下來的六個星期，唐納每天都做放射線治療，從不間斷。我看著唐納掉光頭髮，看著他愈來愈疲弱，兩眼都有黑眼圈了，但他卻沒有半句怨言，也保持一貫的熱中。放射線療程一結束，我們立刻開始密集的靜脈注射化學療法，接連做了六個星期。那是一場馬拉松賽跑，要不是唐納年輕力壯，根本無法忍受這一切，但是他勇敢地承受了，而腦瘤對治療也有反應。顯然細胞高度分裂使那顆瘤對所有的治療都非常敏感，尤其是這些細胞幾乎就是疊在一起的。我想像唐納那顆腫瘤的細絲，像幾千個士兵一樣站立，被大砲的彈幕掃蕩之後，再受到化療騎兵的襲擊。我看見一排又一排的DNA受到轟炸後向後倒，每次攻擊都使這群士兵的數量減少，但它們又排好隊伍接受下一波的攻擊。

經過三個月的治療，唐納的掃瞄攝影看起來很乾淨。我們移除腦瘤的部位，留下一個明顯的空洞，邊緣平順，沒有任何加強的陰影，這表示靜脈注射的造影劑並沒有被這個部位吸收，這是很好的跡象。他的神經腫瘤檢查並沒有任何改變，頭髮也長回來了，只是比較稀疏，也比較鬆。

我在門診診療室再次和唐納及他的家人商討，嘗試設計出更多策略。我向他們解釋，GBM幾乎是不治之症。事實上，北歐對腦瘤長期的存活率進行過一項研究。瑞典的醫護系統是非常卓越的，完全的社會化，每一個被診斷得到GBM的病人都被登記到國家的資料中，政府可以追蹤每一位病患，從診斷到死亡爲止。他們追蹤了五千位病人，想要知道腦瘤經診斷之後，五年的存活率有多少。他們得到的數字令人怵目驚心：五千位病患中，只有五位可以存活五年或五年以上。換言之，病患的長期存活率正好是千分之一！

在每位病人患病期間，我可能都必須將這個訊息傳達給他們，不過有兩點但書。第一，瑞典的這項研究是在運用侵入性綜合治療之前進行的，目前我們仍無法評估這些策略對長期存活率的衝擊爲何。第二，我有六位病人在診斷超過五年後仍活得好好的（稍後我會再說明）。而在我行醫這些年，病人並沒有高達六千個，所以說，這些統計數字顯然是有例外存在的。

不過底線是，GBM仍是不治之症，治療沒有終止的時候。我們知道，而且我清楚地對唐納明說了，想要控制這顆瘤，唯一的方法就是不斷地攻擊它。因此唐納又被送回來，再接受三輪的化療。我們也以放射手術，即以高度的單一放射線去照射切除腫瘤所留下的空洞中心。這種治療將大量的放射線照向邊緣，也就是腫瘤細胞最易再長回的地方。每次出擊成功，唐納的身體似乎也會受到一點衝擊：細胞數降低了，感染肺炎，左腿有一個血塊。但每次他回來做治療時，依然笑容可掬，非常樂觀。

這樣不間歇的治療大約做了一年之後，有一天，唐納問我，等他父母離開後，他可不可以留下來單獨和我談談。我由經驗得知，當一個病人或家屬將你拉到一旁去時，通常會是很重要的談話。唐納關上診療室的門，傾身靠向我，壓低聲音說：

「大夫，是關於這顆腫瘤。你對我說了很多，我知道，我明白我不一定會戰勝它，它可能會再長回來什麼的，而且無法消滅。我想，這顆瘤就像某種野生動物，一次又一次受到獵捕。它要是能存活，是因爲它愈來愈聰明了。你每射擊一次，它就變得更靈光，直到最後變得太聰明，殺也殺不死了。」

唐納的話有幾分道理。的確，癌細胞會突變，對放射線、化療、甚至手術切除愈來愈有抵抗力。我點頭表示認同他的說法。

「因此，我想，說不定，」他繼續說：「到最後這顆瘤有可能會拖累我，使我變得虛弱，無法走路，甚至變得錯亂、古怪。」

他的眼睛浮現了淚水。「我……我只是不希望讓我媽看到那個樣子，我不希望到那時她還得照顧我，所以，如果我的情況轉壞，我要你告訴我是不是該去釣魚了，你懂我的意思吧？這對我來說非常重要。只要跟我說，出去釣魚吧！你明白嗎？」他問。

他直視我的眼睛。「答應我，大夫，當我該放棄而去釣魚時，你會直接讓我知道，好嗎？」

「我答應，我向你保證……如果眞會走到那一步，我會讓你知道。」我說。

「那，好！要命，我絕不會向這顆瘤投降的。你知道我不會的，對吧？」唐納回答。

突然間，他的臉又恢復了神采，微微一笑，臉部再次充滿活力，眼睛發亮，重新回復沉著鎭定。他和我都不必再提起這次的對話，這一幕牢牢記在我們的心底，我知道自己一定會信守承諾。

第二年，唐納的掃瞄影片保持穩定不變，那顆瘤似乎屈服了。我們也以化療折磨著唐納，但是他意志堅定，不屈不撓，保持相當的體力，繼續到亞利桑納北部摩葛隆高原的荒野去釣魚，甚至獵鹿。他常常帶一條鱒魚或一塊鹿的後腿肉來給我，不然就帶來一顆巨大的黃松木松果——每次探險都有一樣紀念品。有一次，他帶了一副水鹿的鹿角來給我。我的辦公室角落有一個架子，專門用來放這些紀念物，每次增加一樣收藏，就像提醒我，唐納想要繼續活下去的堅定信念。

病魔再度復活

然而，到了第三年，那顆腫瘤長回來了，而且懷著強烈的報復，就像一隻曾受過傷的野獸，現在傷痊癒了，便站起來向他撲擊。它怒不可遏，非要獵捕他不可。一次例行的掃瞄突然照出那顆腫瘤快速地長回，不但塡滿了割掉的部位，更快速地沿著 white-matter tracts 侵入腦部其他的部位，並且開始侵襲側腦室的四周。

腦室位於腦部內，裡面裝滿一種像水一般清澈的液體，稱爲腦髓液（cerebrospinal fluid），或CSF。整個腦子內部都有CSF，自中心開始循環，向下流到脊髓，再流回腦部的表面，最後再沿著頭蓋骨內側流入靜脈的循環系統中。當GBM在腦室中生長時，這顆腫瘤可以隨意將其細胞散逸到流過腦室的CSF，藉此便可散佈到浸在CSF中的腦部或脊髓的任何部位。我已經看到一些剛長出的小瘤，向小顆粒的珍珠一般，散佈在CSF流過的路徑上。一如唐納先前指出的，這顆瘤已經變得很靈光，蔓延到整個腦部，擴散到不可能接受放射線治療或化療的地步。

我和唐納及他的家人一起看掃瞄圖片，我們必須開始進行更新的侵略性治療，也決定要開刀，盡可能將腫瘤移除，因爲它就要侵入相鄰的正常腦部了，於是，我又一次爲唐納的頭部開刀，攻擊那顆腫瘤。由於有疤痕組織存在，這一次會比上一次困難得多。此外，這顆腫瘤又侵入屬於正常腦部組織中的血管而得到大量供應的血液，是組織學上非常棘手的一顆瘤。然而，唐納卻似乎有源源不絕的力氣，他的持續力令人敬畏。手術之後，他便集中於應付下一回合消蝕體力的化療。

不到三個月，腫瘤已經擴散到將整個流過腦室的循環系統堵塞了。感恩節後的那個星期六清晨，唐納的父母把他送進了急診室。他們發現他躺在床上，陷入昏迷。在進行緊急掃瞄攝影時，我衝到醫學中心。影片顯示，前一夜裡有一個腦室已經完全被塞住，因此腫大到平常的三倍，這對唐納的腦幹造成巨大的壓力，使他陷入昏迷。

我望著他，想起他所忍受過的一切，忍不住想著：就讓他永遠地沉睡，會很糟嗎？但我立刻又想：我算老幾，怎麼可以爲另一個人做這樣的決定？我怎麼可以替另一個人決定活著是太難或太苦呢？我沒有權力作這樣的決定，而且我向唐納承諾過——雖說此時要信守承諾相當困難。

我跟唐納的父母商量。他母親哭個不停，所以講的話有一大半我聽不清楚，但我聽得出她是在求我，要我無論如何想辦法救她的兒子；他父親則悲傷地點頭。因此我們決定再次爲唐納動手術，排除障礙。

手術費時一個半小時，我爲他進行了腦室腹膜分流術（ventriculoperitoneal shunt），經一條誘導管插入腦室，繞過阻塞，將多餘的脊髓液引入體腔，讓腸壁吸收掉。手術結束後，唐納已完全清醒，又恢復了生氣。

由於腫瘤仍在增長，我們採用較實驗性、但也較劇烈的化療。腦瘤的世界是很小的，即使就全球而言。全世界所有主要的研究團隊都透過網路保持密切聯繫，分享最新的研究發展和化療的程序。我們採取最新的療法，有一陣子唐納對這種新的實驗媒介也似乎有反應。

接下來三個月，他重振旗鼓，新的治療使他暫時脫離險境。然而，到了春天，正好是四月一日愚人節那一天，誘導管失效了，唐納再次陷入昏迷，也再度被緊急送醫。我們的手術小組全在待命中，我立刻爲他進行斷層掃瞄攝影，證實連誘導管也被塞住了。我們又回到手術室，將它修正——誘導管完全堵塞，癌細胞已經長到裡面去了！

誰也不該剪斷希望之線

手術的第二天，唐納已可進食，並要求要回家。我知道我們次日早上就可以讓他出院；我也知道，該是遵守諾言的時候了：他該去釣魚了。

我一直等到駐院醫師和護士們完成早上的巡房和記錄等工作之後。唐納坐在床上，穿著運動衫和綿長褲，準備要離開了。爲了裝上一根新的誘導管，我們將他頭上的切口再次切開，現在那裡裹著厚厚的紗布，看起來就像漫畫裡的印度阿三。

我從床畔的帘幔角落將頭探入。「嘿，唐納，我需要和你談談。」

「好啊。什麼事？」

我向他解釋誘導管的狀況，跟他說，不消多久，可能一個星期到十天吧，新的誘導管又會被堵塞，我們便得再從頭來一次。我解釋說，那顆腫瘤現在增殖極快，並迅速遍佈腦脊髓液。

他茫然地瞪著我。起初，我以爲他是認命了，但我很快就意會到了：他不認爲一切都結束了！他不知道自己就快死了！我在床尾坐下來，直視他的眼睛，問道：「唐納，你記不記得，有一次你請求我，當釣魚的時間到了時，要我直接告訴你？」

他點點頭，低頭看著自己的腳。

「嗯，時間到了。就是現在，唐納。」我的聲音似乎很無情。他沒有抬頭，只是一直坐著，低下頭。我看見淚水滴落到他的膝上。我又待了一會兒，知道他已經聽到我說的話了。沉默了幾分鐘後，我問：「嘿，朋友，你現在有任何需要嗎？」我的口氣似乎太輕快了，不太合宜，但是我覺得很無助。

唐納搖頭表示沒有，不久我便悄悄地走了出去。

兩個小時後，他出院時，但已經變成一個垂頭喪氣的年輕人，眼神不再有光彩。他，還有我們，經歷嚴酷考驗時所展現的活力，已經完全消失了。

我約定他在一星期後回診，檢查新誘導管的作用。我照例解釋出院及傷口癒合的過程，但唐納並沒有在聽我說話。我決定對他母親重述一次，確保有人聽了。唐納慎重地和每位護士及駐院醫師擁抱、道別。最後他擁抱我，並把一個紅綠相間的手工假餌及魚鉤塞給我：「現在用這個釣鱒魚是再好不過了，牠們會浮到水面上，咬得……又狠又快。現在牠們餓極了。」他露出了笑容。

此刻回想起來，我很懊悔對情況的認識不清。

次日一早，唐納的母親打電話給我。她在啜泣。唐納在夜裡走了，他死了。

我確信唐納之所以在那一晚死去，是因爲原本一直支撐著他的希望消失了。當我告訴他「該去釣魚了」時，我錯誤地將讓他活下去的那條希望的細線給剪斷了。他並非直接死於腫瘤，而是因絕望而死的。他的死，是因爲我忽略了使他活下去的眞正原因。就某方面而言，我終於犯了巫毒之死的罪惡。我在學習，但以艱難的方式。

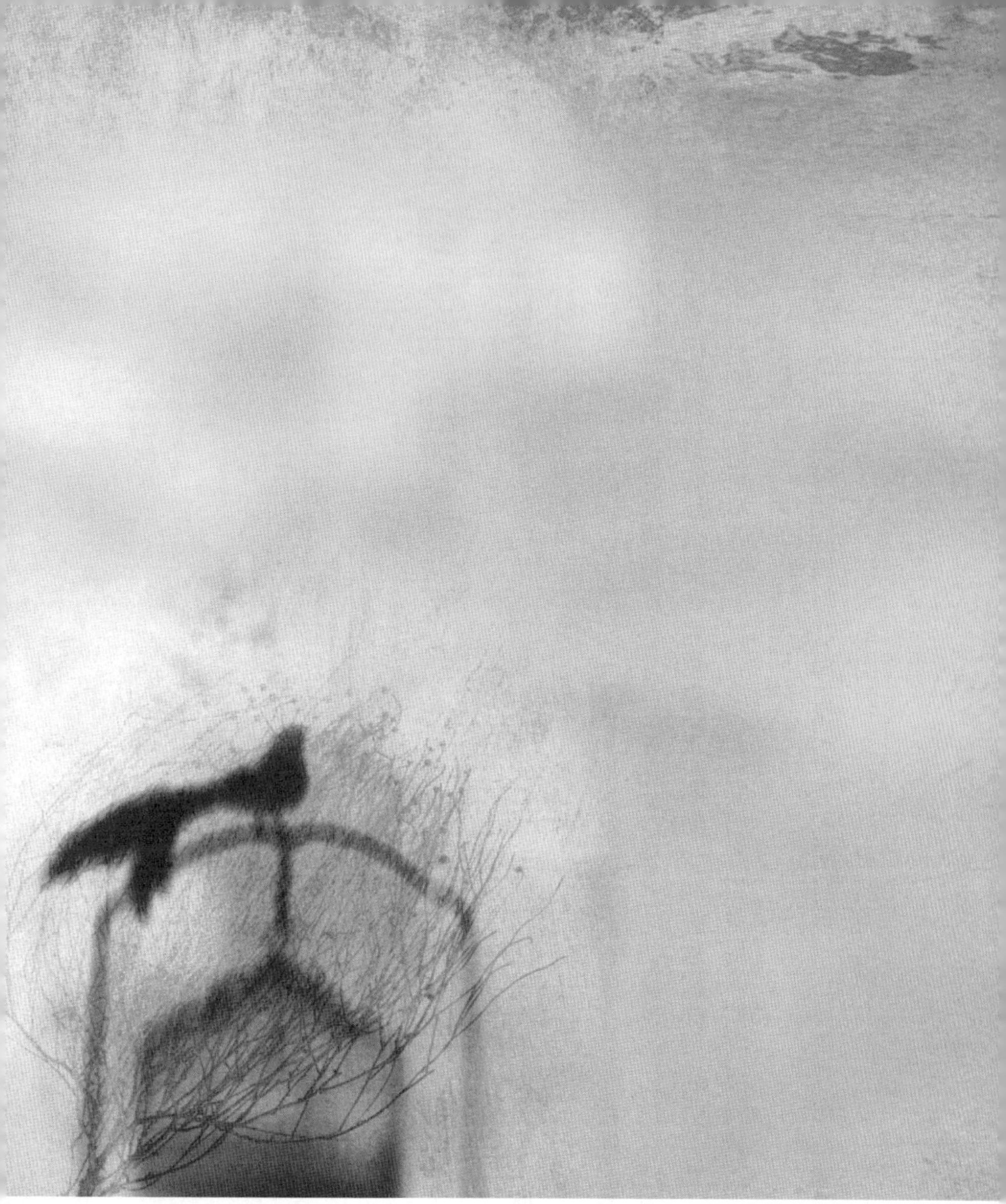

12 腦中在唱歌

我知道偉大的療法是什麼：是放棄，斷念，屈服，那樣我們小小的心才會和世界的大心同步跳動。

——亨利・米勒

神經外科的祝福和詛咒

關於希望，我要說的第二個故事也和腦瘤有關。我的一個同事得了腦瘤，這是我當神經外科醫師的生涯中，最衆所皆知的一次失敗。

席尼「席」・索南柏是國內阿茲海莫症最負盛名的專家之一，在他的幫助下，發現了球狀的蛋白質，稱爲神經纖維叢（neurofibrillary tangles）。這些糾結在腦部的數量，顯然和阿茲海莫症的嚴重性和肇端有非常密切的關係。他的想法簡單高明：當病人的腦細胞被這些作用不良的蛋白質堵塞時，就會產生認知錯亂和癡呆。他的理論替接下來將近二十年爲了阻斷或逆轉阿茲海莫症的治療而鋪路。

席應邀主持一場泛亞的阿茲海莫症研究的研討會，正要飛往紐西蘭的奧克蘭。當他坐在商務艙的座位上享受一杯雞尾酒時，突然滿臉震驚地轉向他的妻子瓊安。瓊安問他出了什麼事，但是他沒有回答，只是瞪著她看，一臉的迷茫困惑。

「瓊安，我忘了該怎麼要花生了。」他似乎大惑不解。

「你想要花生嗎？」她幾乎有點惱怒地問：「我來幫你要好了。」

「不是的。」席輕聲地說：「我剛才忘了該怎麼問了，我想不出那些字，找不到那些字。就是想不起來。」

突然間，瓊安感到憂慮，席安慰她。不管剛才是怎麼一回事，現在好像已經消失了，就如出現時一樣突然。但席的內心深處，不免懷疑自己是否經歷了「陣發性缺血性中風」（TIA），由於小的血塊而引起的輕微中風。當然，他沒有對瓊安說什麼，但吞了兩顆阿斯匹靈，以防萬一。接下來幾天，他繼續服用阿斯匹靈，希望能防止可能的中風發生。

暫時沒有再出狀況了，至少沒人知道，直到研討會最後一天。席因為在阿茲海莫症病理診斷上的先驅工作而獲頒拉森獎，他發表受獎演說，暢談有關皮層癡呆的數據和理論，即神經細胞停止參與皮層循環，且認知作用也慢慢消失。在演講中，席經歷了數次找不到用字的困窘，每一次都只持續了半秒，因此在別人看來只是停頓片刻或一次呼吸，沒有人注意到有什麼不對，只有自己知道眞相。在演講中，至少有三次，他的腦子為了找到對的字而亂成一團。席知道自己的腦部出了問題。

席在如雷的掌聲和起立歡呼聲中步下講台，快步走向瓊安。

「又發生了。」他低聲對她說。

「什麼？」

用字。我又找不到了。」

「你是說在你發表演說時嗎？我聽了你的演講，一點也沒有詞窮或結巴呀！」

「那是因爲你聽不出來，但是我卻清楚得很。我們回家吧。」二十四小時後，席和瓊安一起坐在我的診療室裡，和我擠在一起看他的ＭＲＩ掃瞄圖。沒有證據顯示他中風，而且細看他頸部和頭蓋骨的動脈，也看不出任何明顯的跡象。但那裡有別的東西，比任何ＴＩＡ還糟糕。掃描圖顯示，在太陽穴和顱頂骨交界處，也就是言語起源之處，有一顆很大的瘤。席看一眼就知道了，瓊安看我一眼也明白了。那是一顆原發性中樞神經系統腫瘤，也就是可怕的ＧＢＭ。

對我而言，治療席要比治療一般病患更加困難。對於認知官能障礙和腦部，他瞭解的比我還多，也可能比世上任何一個人都要多。他知道ＧＢＭ侵略性的行爲，我都還沒說出口，他就知道自己的預後情況很糟，也知道需要有個外科醫師爲他開刀。

「你打算怎麼做，席？你要我打電話給舊金山的鮑比．溫斯頓嗎？」

鮑比是此時全美最有名的腦部腫瘤外科醫師。「要是你想要他開刀，我就打電話給他，我們明天就可以把你送去那裡。」

席說：「不用了，由你來操刀吧！」

「你確定嗎？我可以把你送到舊金山去，沒問題的。」

「我確定。我要你來開。」他笑了一聲。「你不會突發奇想，這裡或那裡多切一點。」

然後他正經起來。「瓊安和我已經決定了，你明天就爲我動手術。」

席的口氣幾乎是命令的。我定下次日早上的手術室，當晚幾乎一整晚都待在電腦前定位那顆腫瘤。腫瘤似乎蔓延到控制語言的部位，但神奇的是，席並沒有更嚴重的語言問題，然而這才是最令我憂慮的。

腦瘤蔓延到他的言語部位，卻未造成太多困擾。對席來說，這自然是很棒；但對我來說，卻有某種危急，我可能會使情況變得更糟。我冒的危險是，在移除腫瘤的過程中可能會摧毀他的語言能力。一時之間，我暗自希望腫瘤造成的傷害更大，那樣手術所冒的風險才不至於太高。

我再次檢查掃描圖。神經外科醫師都說，這個區域是高價的不動產，尤其是顯著的左半部。我回頭看電腦上那顆腫瘤的形狀，幾乎是超現實的。我們的電腦程式會以明亮的螢光綠色顯出腫瘤大小——介於翠綠色和救火車那種黃色之間的顏色。這是故意的，這樣一來，紅色的動脈和藍色的靜脈在腫瘤的背景下就會很明顯。我以一根手指操控滑鼠，就可以將那顆腫瘤翻轉，就像軌道上的一顆行星一樣。我可以從它的底部看，再將它翻過來，從「北極」頂端看，然後再沿著它的整個赤道慢慢轉動。我翻轉席的那顆腫瘤不下數百次。

關於這顆腫瘤，有三件令我深惡痛絕的事。其一是，電腦無法為它描繪出清楚的邊界。腫瘤四周有某種綠色燐光，這表示腫瘤融入腦部，因此難以從作用正常的腦部去區分出它的周圍。毫無疑問的，這顆腫瘤以微視的觸鬚深入它周圍的腦部。

第二，在南極端不遠處，有一團血管，由兩條較小的紅線和一條較大的捲曲藍線交纏而成，我看得出來這團血管供應大量的血液給那顆腫瘤。更嚇人的是，腫瘤的綠色燐光吞噬了那些藍色和紅色的線，這些血管消失在那顆腫瘤的腹中，完全看不出跑到哪裡去了。腫瘤的側面有一條紅線，這是餵它鮮血的第二條動脈嗎？還是從底部穿越中間往上竄的其中一條動脈？如果是後者，那麼這條動脈穿過腫瘤後，又供血給作用正常的腦部。

這顆腫瘤最糟糕的地方是，它選擇長在席・索南柏的腦子裡。午夜時分，我終於上床就寢時，最後一個清醒的想法是關於他。席知道第二天早上我就要縫補他的腦袋瓜，有什麼感覺呢？他跟我一樣瞭解到，神經外科手術是無法保證什麼的。

淋浴儀式的預兆

每一次動大手術之前，我都有一個儀式。無論什麼季節，我都會很早醒來，所以醒來時天多半還是黑的。我會打開蓮蓬頭，將熱水轉到冒著熱氣。我爬進浴缸後，好好淋上幾分鐘的水，然後洗頭、洗澡、洗臉，最後，洗手，接著繼續淋浴，並在腦海中想像整個手術的畫面，彷彿我已經進去手術室了。我想像自己的目光移動過整個手術台，檢查所有的儀器是否都放好了。我看見自己站在手術顯微鏡前，檢查儀表板上所有的燈，確定一切都已就緒。

我想像我的手術團隊，彎身注視電腦幕屏。然後我看見自己，刷洗得乾乾淨淨。我看著自己動手術：從第一刀的切割到最後的縫線。當我站著淋浴時，我閉上眼睛，手術就像電影一樣上演，我讓自己經歷整個手術的過程。在我的腦海中，那經歷真實的時間，一切都像我在手術室時所經歷的時間一樣。但通常當我望向淋浴旁的鐘時，會發現整個想像的過程不過才五分鐘而已，無論手術有多費時或多複雜。

這個早晨的儀式，對我而言，就像飛行員在起飛前的檢查一樣。我發現右腦的「內眼」，可以看出善於分析的左腦所無法辨識的問題。我想像整個手術過程時，結果會清楚地呈現。這種心裡的想像不太可能誤導我。最初，我不太願意傾聽內心的聲音並相信它，讓它引導我，可是這種想像的過程每次都很有用，我會看到手術的畫面；我仔細觀察，這些畫面就會教我該怎麼做。

這些年來，我必須將擔任駐院醫師時所學到的許多事慢慢推翻。我受的訓練要我相信強制集中注意力和持續對細節感到焦慮，會讓你遠離麻煩。但隨著年齡增長，我開始明瞭運氣扮演著很重要的角色。手術的程序進行順利，並不只是因為我們的手靈巧而已，而是病人、麻醉師、整個手術團隊和適度的神的旨意。外科有句格言說：「幸運比聰明好。」我這個早上淋浴的儀式，便是自己嘗試與手術那看不見的部分接觸的方法；這一部分，你只能透過直覺，透過精神力，而非皮層，你可以接觸到神的力量。只有當一個人的內心平靜下來時，才有可能聽到。在淋浴時，我就可以將自己的思想關閉，仔細傾聽，並祈求好運降臨。

為了席的腦瘤，我的淋浴儀式卻充滿困擾，完全無法集中精神。水先是太燙，然後是太冷、太強，接著又噴到我的眼睛，讓我無法鎮定下來。最後，我終於可以想像那顆瘤了，它不斷地「撞擊」我：在外科顯微鏡下，它本來保持適當的距離和焦點，但卻會突然跳出來，似乎要撞向我。每次我靠近腫瘤南極端的那團血管時，就會這樣。

我想像我準備把那團血管挑開。藍色的血管，也就是靜脈，撕裂了。我看見鮮血從管壁流出來，但不是湧流而出，而是慢慢滲出，使我必須停止切割，將注意力轉移到血管上。我必須重新設定顯微鏡的位置，才能清楚地看視線底部的血管。我讓血流凝結後，將顯微鏡移回先前動刀之處。不一會兒，那條血管又開始流血了，我只好再次移動顯微鏡。我用一個鈦金屬夾將爆裂處夾住後，血就不再流出了。

我將顯微鏡又轉回腦瘤的主要部位，但現在這顆瘤卻在增長，變成憤怒、幽暗的顏色，就像發酵的麵包一樣腫大，直接向我逼近。我看見整顆瘤都充滿了血，我迅速行動，將腫瘤切除。最後，我終於取出了那顆腫瘤，這時我才看到被留下來的那條動脈在流血，在切口邊緣不停地噴出鮮血來。

稍後我進入手術室時，還不明白淋浴時所看到的景象究竟是要告訴我什麼。我是很擔心那顆瘤的供血，以及如何將它切除，但我將那惱人的景象歸因於神經緊張，這多半是因爲躺在手術台上的是席，而不是別的陌生人。

手術進行了一半後，令我不安的原因才終於明朗。我看到的畫面是要告訴我，腫瘤的供血量極大，因此若將供血中斷，可能會使這顆瘤腫大。我在切割時，必須犧牲好幾條血管，但是其中極重要的一條，也就是我淋浴對我揮手的那條微動脈，現在呈現了一個可怕的事實。

這條微動脈不僅供血給腫瘤，也供血給腦部負責言語的重要部位。我別無選擇，必須將這根小動脈和腦瘤一起切除。當我讓它凝結時，我知道同時也決定了席的命運。我忍不住想著，他有沒有可能再說一句話；要是不能，全都是因為我這一刀。

當一個外科醫師突然意識到她或他犯了一個無可彌補的錯誤時，心裡會籠罩無比孤獨的陰影，這是腦瘤手術的諷刺之一。腦瘤手術是外科手術中最細微、也最具挑戰性的，但卻附帶了一個可怕的代價——你可能犯錯，嚴重地傷害某人，影響到他的生活和思想，卻無法回頭去改正你的錯誤。那不像是一段腸子，你可以在多切一段後再把它縫回去。腦子不像肌肉或血管，沒有再長出來的基因能力。只要一個錯誤，一切就結束了，這是神經外科的祝福和詛咒。

因此，當你在手術室裡意識到自己犯了一個無可彌補的錯誤時，那種感覺就像是被一個黑暗的巨浪襲捲，別人都沒注意到，只有你知道在你的手指下發生了一件可怕的事。手術團隊繼續做他們該做的事，麻醉師的機器繼續嗶嗶作響，刷洗的技師繼續把工具交給你。外表上，你，外科醫師，繼續開刀；內心裡，一個脆弱的人在尖叫著想要離開這裡，停止手術，跑吧！但你還是完成了手術。那是最艱難的部分，你明知一件可怕的事情發生了，卻一定要把手術完成，然後喚醒病人，以確知所造成的傷害。有時候你運氣好，雖然犯了錯，卻沒有影響到病人，那時你會覺得很棒，幾乎是飄飄然；但其他時候，你卻躲不開子彈。

我們移除了腫瘤之後，又花了大約兩個小時重建頭蓋骨，並縫合每一層肌肉和表皮。這一整段時間裡，我都覺得自己以活生生的組織在創造一具精巧的石棺。在黑暗的頭蓋骨內，腦部的深處，席的語言部位已經安息了。它勇敢抵抗神經膠質瘤的攻擊，沒有被由動脈供血的腫瘤摧毀。腦部正常的血液有一半以上被這顆惡性腫瘤吸走了，可是我的手卻毀了它。當我犧牲最後一條血管時，語言的作用也消逝了。

沉寂的聲音

我將席推回恢復室，他仍然插著管子。插入他氣管的塑膠軟管必須等到麻醉藥效退去，他可以自行呼吸時才能拔掉。人人都知道，當席的喉嚨還插著氣管內的軟管時，是不可能說話的，因爲不可能有空氣通過喉頭。但是我知道一個更黑暗的秘密：即使軟管移除後，他可能也無法說話。如果席清醒後變成啞巴，他便不可能再重獲說話的能力。我確信我已經在手術中將這點希望抹除了。

我到外面的等候區去找瓊安，看到她那期待的眼神，眞是令人難以忍受。她急忙走上前，伸手抱住我。我也擁抱她，並低聲告訴她，手術已經結束了。我說不出太多話，只說三十分鐘後，我會在加護病房和她碰面。

回到辦公室後，我保持忙碌，聽寫席的手術報告，超出五頁之多，而且只空單行。我重新經歷每一個關鍵時刻，仔細描述大血管和微動脈，覺得自己好像在對聽寫機器告解。

到樓上去檢查席的時間到了。我換上乾淨漿白的袍子，步上通往加護病房的長廊。當自動門滑開時，我看見了瓊安。她雙手抱著頭正在啜泣，一個護士捧著一盒面紙站在她旁邊。我看到瓊安親吻席的額頭和他的手。當我走向他們時，我示意要拿病歷板並開始檢查生命跡象，這可以緩和緊張的情緒。

席認出了我，伸出手來，我握住了。

「你好嗎？」我問他。他微笑點頭示意。

我等不及了。「你叫什麼名字？」

他看起來像是要回答。沒有任何聲音。他的微笑消褪了。他再試一次，但同樣無聲，他的臉上閃過一絲怪異的神情，有點像驚訝，但又不盡然。整間病房裡靜悄悄的。

接著他的臉色變得黯淡，我看得出他意識到自己已得了失語症，他知道他不能說話了。

我掏出一枝筆，又問：「這是什麼？」

靜默。

我問：「這是筆嗎？」

他點點頭。

「這是手電筒嗎？」

他搖搖頭。

我拿起手錶。「這是什麼？」

瓊安已經停止啜泣，專心注意席的反應。

我將錶拿到他面前晃動。「來吧，席，這是什麼？」

沒有回答。

我的內心在翻攪，但我繼續我的「檢查」。我在筆記本上寫下幾個字後，拿給他看。席突然露出微笑。我寫的是：「把舌頭伸出來。」他照做了，像一個調皮的小孩。

席的反應證實了我的懷疑。他可以接收語言，但無法說出半個字，就像一個無線電收音機設定只接收一個信號，卻無法傳達聲音。我已將席這座收音機向外傳送的部分永遠毀損了。

我別開了目光，害怕自己會當著所有人的面瓦解。我假裝在看他的病歷，但心裡卻感到荒涼、悲慘。我辜負了席的期望，我的技術沒有我們兩人所想得那麼高明。神經科最好的一個聲音永遠沉寂了，而且罪過在我。

席或瓊安都沒有對我提出任何指控，甚至沒問我發生了什麼事。有一次，瓊安提到我們都知道那顆瘤長在哪裡，也一直都知道冒險是免不了的，那大概是我們唯一一次的討論了。

我是可以說，病人的構造不應該由我負責，但造成結果的畢竟是我的手。醫學界有一句拉丁文的格言：「Nihil nocre.」意思是「不要造成傷害」。我破壞了這個最基本的神聖原則。別人怎麼說或怎麼想都不重要，但我無法原諒自己。

席進一步接受放療和化療時，我固定和他及瓊安見面，整個程序和唐納所經歷的差不多。GBM有一套標準療法，而席比任何人都明白預後的情況並不理想。

他不再擔任阿茲海莫症研究中心的主任了，開始在全國各地找尋一位新的主任。他剛完成三千五百萬美元的募款活動，且中心的一棟新大樓也已經開始興建。幾乎每一天，他都會到工地去散步，面帶微笑地點頭稱許。瓊安發展出一種心電感應，不管任何主題似乎都可以爲席代言。

和席一樣，我的痛苦在靜默中持續著。幾個月後，當那顆瘤又長回來時，我們都不敢提起動手術。瓊安有一次說，現在那是一個「啞」點。

新的研究大樓接近完工時，我向院長提議以席的名字爲大樓命名。他們決定要在他還活著時，舉辦一個慶祝儀式。我的感覺自然是很複雜的，那是席在醫學界幾十年非凡的貢獻後所應得的榮譽，但對我而言那也是當衆羞辱。

在慶賀典禮的前三天，我在診療室和席及瓊安碰面，問他們對於即將到來的儀式有什麼感想。瓊安依她現在養成的習慣，解釋說席對於每個人爲了他如此大費周章感到既興奮又高興。她也對我透露，她已寫好一篇短短的講稿，準備到時代替席唸出來。

世上最美妙的歌聲

我坐在那裡，聽著瓊安爲席說話時，想起了有關腦部運作的一個被遺忘的古老理論。這個理論是由一位了不起的神經學家提出的，他的名字是諾姆・穆勒。我想到穆勒，是因爲席曾是他的駐院醫師。穆勒的理論指出，腦部的特定區域主宰特定類型的語言作用，位於左前葉的傳達區，稱爲布落卡區（Broca's area），就是我幫席開刀時永遠毀損的區域。穆勒的理論也主張，其他區域的某有些部位和作用仍不爲人知，負責特定類型的語言功能

（例如，有一個區域負責代名詞，一個負責介系詞，一個負責名字）。

穆勒觀察到，醫學史上的記載顯示，在一些病例中，病人雖然無法說話，卻可以唱歌。人的中樞神經系統對樂聲的傳輸，竟然和對語言模式的傳輸大不相同，這令穆勒感到驚奇。他敘述自己發現有好幾個左腦中風的病人得了失語症，和席一樣一個字都說不出來，但是他們卻可以唱歌！

我對席可能再開口說話早就不抱希望，又為此深深自責，因此根本沒想到這一點。穆勒主張，左腦前葉局部受損，並不會影響到音樂的能力。我忍不住想，這有可能嗎？席還是能唱歌嗎？突然間，我發現自己打斷仍在暢談紀念典禮的瓊安，起先沒頭沒腦地提起穆勒，然後又衝口說：「瓊安，請你停一下！」

我轉向席。「請你唱『生日快樂歌』給我聽，好吧？來吧，席，唱歌！」

他難以置信地瞪著我，然後他開口了：他開始唱歌。

那真是美妙，彷彿他已經唱過一千次！在我聽來，他的歌聲充滿魔力。瓊安同樣為他的歌聲感到震驚又感動，她已有好幾個月沒有聽到先生開口了。他重複唱「生日快樂歌」，滿臉笑容。我們總共試了五、六首歌曲，如「划船歌」和「瑪莉的小綿羊」，大家一起開心地合唱。

我望著席：「諾姆．穆勒是個天才！」他笑著唱了一句吉伯特與蘇力文曲子中的一句，獻給穆勒醫師：「他為我們細心擦亮把手，現在他統管女王的海軍！」

於是，一個想法誕生了。瓊安將她為席寫好的那一小段講稿配了樂曲，用「黃鼠狼不見了」的曲子，唱出來像這樣：

我很榮幸和你們在一起
慶祝新大樓落成。
你們以我的名字為大樓命名，
哇！真是太榮幸了！

他們日以繼夜地練習。

在紀念儀式上，席唱了四段，那眞是個美妙、奇特又動人的演出。當然，大家都聽說過席無法再說話，因此你可以想像當他唱完演講時，所得到的如雷掌聲和起立致敬。我站在人群後方，但我目睹了這個奇蹟，以及奇蹟的力量。我知道我看見的是神經病理學和區域解剖學上的一個奇蹟，所有在場的人都深受感動。

席又活了八個月，而且在歌唱中度過。他會愼重地和瓊安練習每一支歌曲，有時候練習好幾天，最後設計出在不同的場合唱不同的歌，例如問候、感謝和安慰其他癌症病友時，各有各的歌曲，他幾乎變成了某種作曲家了。如心理學家兼作家的偉恩·戴爾對我們的告誡：一個人不能在死時心中仍有一首未唱出的歌。席就沒有。在我看來，那就像一個神奇的合唱。

我相信奇蹟會發生，並且不斷地發生。就像原子的布朗寧運動一樣，每日的生存都有奇蹟，奇蹟是使宇宙接合的黏膠。我們只需要一點希望，奇蹟就會發生。希望等待我們每個人去正視它，這一點是我從唐納和席的身上學來的。僅次於愛，希望是上帝最有力的顯現。

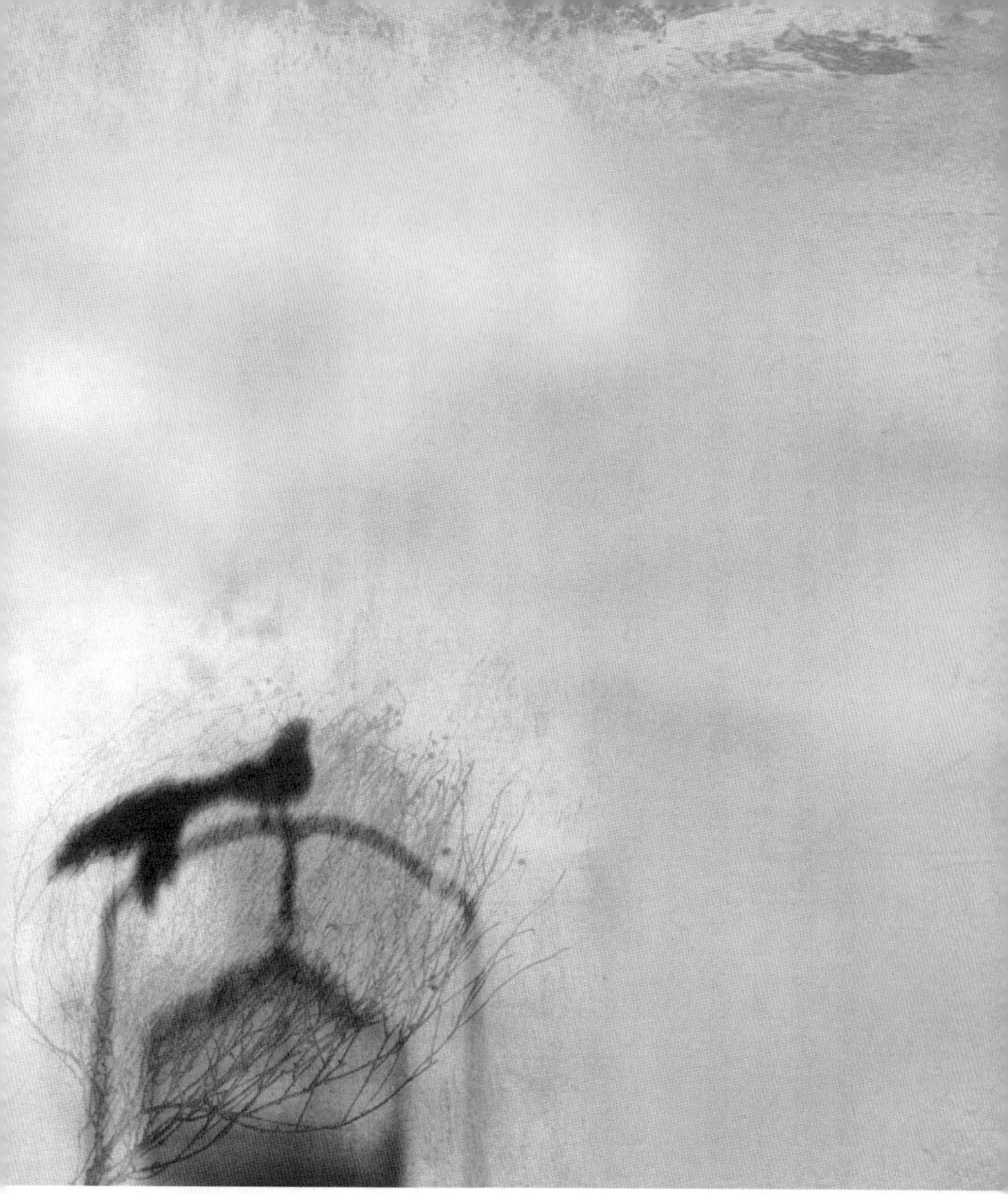

13 爲了上帝的愛

向上帝禱告

對於不僅經歷過深刻的宗教轉變，且在生活的每個層面都皈依信仰，包括連病痛都要靠信仰救治的病人，有些醫生私底下感到嫌惡。這也許是因為許多醫生認為宗教信仰是一種迷信和神秘的象徵主義。對這些無法將醫學視為上帝創造物之一的醫生，我其實很同情。如果一個醫生無法將醫療看作是上帝之愛的延伸，我會為他擔心。宗教信仰對於科學的堅持並不具威脅性，許多醫學的新發現並無損上帝的優越和神秘；相反的，醫學的每個新秘密，都只是上帝愛人之偉大力量的另一種罷了。

當一個病人可以毫不畏怯地向我表明他對上帝的堅信時，我總是感到如釋重負，同時也覺得有一絲羨慕。前者是因為我知道我和病人有某種確切的關連，我可以自在地表達我的關切和懷疑讓病人知道。我覺得身為他的醫生，我可以自由地和他一起祈禱會有好的結果。而我羨慕，是因為有時候我尚未擁有如此堅定不移的信仰，而這也正是我羨慕奚茲太太的原因。

我初識露伊絲安娜．狄西瑞．奚茲是在小兒科的神經外科診療室裡，她看起來生著病，但那雙藍眼睛所流露出的活力和明亮，卻令我驚異。她抱著一個腦水腫而未經適當治療的小孩；這種病是因為腦室不斷擴張卻無適當出口而造成頭部不正常地巨大。從前有腦水腫的小孩通常無法得到醫護，幸好過去三十年來，這種病已多半可以醫治，只有極少數的嬰兒無法以當今的外科手術來治癒。

如果腦室擴張發生在大人身上，通常在一兩天之內就可能死亡（如唐納的病例）。然而，新生兒腦水腫患者的腦殼卻是由柔軟的軟骨板所形成的，當腦室向外推擠時，腦殼會承受壓力向上和向外擴張，最後這顆頭就可能長到正常的幾倍大。

這個小孩名叫波。波那顆大又鬆垮的腦袋實在太重了，就像個錨，把他往下拉，讓他連環顧頭部周圍都不可能。他展示的是一個經典的臨床徵兆，稱為「落日徵兆」，以及病人的眼睛只能向下看，就像在地平線的落日一樣，這是因為腦部控制眼睛的區域承受愈來愈多的壓力而引起的直接後果。他的頭軟趴趴的，我檢查他時，摸到不完整的骨板。很明顯的，這孩子的神經發育嚴重落後。部分智力上的損害可以以分流挽回，但大部分的損害卻是永遠的，因爲中樞神經系統的發育超過百分之六十是在子宮內和出生第一年就已經完成了。

我兩耳塞著聽診器，正在專心檢查波時，奚茲太太突然問我一個問題。我只聽到模糊的低喃。「你說什麼，夫人？」我問道，並且將聽診器自一邊的耳朵取出，以便聽清楚。

「翰彌頓醫生，我剛才是問你，知不知道石牆．傑克森這個人。」眞是個奇怪的問題。我點點頭，因爲檢查病人時被打斷而有點不高興。

「我知道他，他是南軍的一位名將。我祖父跟我說過，他是個偉大的騎兵。我祖父也是騎兵隊的士官，所以他再清楚不過了。」我說。

「喔！你祖父在獨立戰爭中打過北軍嗎？」她的南方口音很重，很好聽。

「不是的，夫人。他是在第一次世界大戰時爲德國皇帝打過仗，曾經有兩次，他跨下的馬被殺死。」

「老天！」奚茲太太驚喘道：「奧國皇帝。哇！德國兵！不過，眼看跨下的坐騎被殺……一定很恐怖，不管你是爲誰打仗。」

「是的，夫人，我想也是。他非常愛那些馬。」

「是呀，我可以想像。」她說。

「對了，夫人，你剛才不是提到史東佛．傑克森嗎？」

「呃，我是想，如果你知道史東佛．傑克森的名氣，那你可能會想知道他是小波的高祖父。」

我低頭看那男孩。在我看來，他就是個「南瓜頭」——這是我們私底下提到這些可憐的孩童時的用語。我禮貌地說：「那眞有意思，夫人。」

和小波溝通了幾分鐘後，我可以確定他發育遲緩的程度。他這個年齡的孩子，通常可以說出四個字到六個字組成的句子，且已有造句的概念，但他一個字都說不出來。他的頭顱周長是一般頭顱的三倍，可說是極不正常。而且由於頭部的重量壓著他，使他的軀幹和腿部肌肉組織都無法發育，導致行動困難，甚至連爬行都有困難。這種種症狀，使這個小傢伙看起來就像是個漫畫人物。

從小波劇烈膨脹的腦室創造一條分流通向他的腹部，便可倒流阻塞的腦髓液。對於南瓜頭的處理，在倒流的過程中必須要很有耐心，讓液體在幾天或甚至一週內慢慢流出。

由於腦水腫就是一大袋的皮膚，底部有幾片頭蓋骨撐著，所以過度導流的可能性很高，一旦造成崩裂，就會在過程中將血管撕裂。對小波，我計畫要進行一系列的導流調節，運用一種新的分流，以外部調整流量的磁鐵重設流量，使我可以重新設定耳朵後方瓣膜關閉時的壓力。

我計畫以高壓啓動小波的瓣膜，讓腦髓液以相當快的速度流出腦部，但又不會快到使他的頭緊縮。在這個緩慢的過程中，小波的頭會慢慢縮小，骨頭也會慢慢調整。我估計大概要整整一年，他的腦室壓力才會降到正常範圍。這樣的安排能讓他的腦部慢慢適應腦髓液的改變，使身體的其他器官和組織的發育逐漸趕上。

第一次的分流手術進行得很順利。我用腦視鏡（ventriculoscope）察看他的腦袋內部，我可以看到腦部紋理的皮層由於自孕育以來不斷增加的壓力而變得很薄。術後我們將他送到小兒科加護病房去照護，在一、兩天之內，他的情況就好轉了。他開始進食，食慾很好，他的肌肉像是從沉睡中被喚醒了，開始發出一些聲音，看起來他的語言能力也可能開始有所發展。

接下來幾個月，波大有起色，可是奚茲太太卻相形消瘦。一天晚上，我巡房快結束時，看見她抱著波坐在一張搖椅上。我刻意繞回來，是想將他瓣膜的壓力作一點調整。奚茲太太臉色蒼白，且儘管努力想要撐著，卻還是打著瞌睡。

「奚茲太太？我可以拉張椅子過來坐一下嗎？」

「當然可以，翰彌頓醫生。」

「謝謝你，夫人。」我拉過一張凳子坐下。「波似乎復原得很好，對吧？我想他已經很有進步了。」

「醫生，你想他有一天會不會有正常的智力呢？」

「呃，這很難說。像這樣的孩子，很多發育遲緩的問題都延續一輩子。在腦水腫持續的壓迫下，有些最後會變得比別的病童來得正常。」

「有一天，波或許會接近我們所謂的正常，這應該不是不合理的希望吧？你知道我的意思嗎？工作，賺錢，結婚，生子？」

我想起當我最初以腦視鏡觀察時，波的皮層有多薄。

「奚茲太太，我不確定，但我懷疑有這個可能。」

「我非常瞭解，醫生。我只是想得到一個公平的評估，看我的波未來可能碰到多少困難。就像他的高祖父說過的：『掌握地形，才能得到勝利。』」

「是的，夫人。我想，波會需要家人的陪伴走過這一生的。」

「這正是我所擔心的，醫生。」她舉起一隻脆如乾羊皮紙的手，在胸前輕拍了幾下。我看見她的眼裡噙著淚，使她的目光更顯得明亮懾人。「醫生，我得了卵巢癌，恐怕活不了多久了。這個親愛的孩子是我的外孫，我的親骨肉。他的母親嗑藥、酗酒、濫交，不顧自己的孩子，而把他交給我照顧。她是個完全不適任的母親，到今天還是一樣。我很抱歉必須這麼說，雖然她是我的女兒，但事實就是這樣。所以，醫生，波是我的職責，也只有我一個人照顧他。當你說到他需要有家人的陪伴時，我就是他的家人了，醫生。」

「我明白了，夫人。」

「我懷疑你眞的能明白，醫生。因爲我已經是個快死的人了，我眞的看不出我可以怎樣照顧這個孩子。我們的困境，你怎麼可能明白呢？我死了以後，誰來照顧波？」

「我不知道。」我機械化地回答。

「我絕不讓波成爲一個由州政府託管的孤兒。不行，醫生，我一定要禱告，尋求主的導引，因爲我們都是祂的子民，而祂引導我們所有的人前進。就像約瑟對以色列的兒子所說的：『神必會造訪你們，而你們將帶著我的骨頭離去。』因此，祂會來幫助我們的！」

她說著，緊緊抱住波，低垂著頭，似乎想要保護他。她開始大聲禱告，毫不畏怯。我也低頭聆聽。

「主啊，請聽我禱告。」她說：「我懷裡抱著您最鍾愛的子民小波。主啊，我不會對您埋怨或抗議。不會的。主啊，我只祈求您照顧我和我的小外孫，賜與我們您的智慧和忍耐，此時和未來，關於波和我，都依您的旨意而定。主啊，我明白我們都只是這世上的過客，最後終將回到天堂，與天父同在。我只求您的導引和愛，此外，別無所求。阿門！」

她睜開眼睛，滿懷期待地望著我。「呃……阿門！」我說。

然後我就離開了。第二天，我到癌症中心去找我們的卵巢癌專家史提夫．麥可森。

他對我說出可怕的事實：奚茲太太一個月前因爲排便困難來找他，他原本以爲是憩室炎（diverticultis），但是經由探測手術，卻發現是卵巢癌末期，有數以百計的轉移性腫瘤包覆在她的腸子、肝臟和其他腹部的器官外。他們爲她切除了卵巢內部那顆最主要的腫瘤後，便無計可施了。麥可森對我坦言，奚茲太太大概只剩下三個月的壽命了。我問他有沒有告訴她實情，他說沒有，只是暗示說她應該將大小事情做一些安排。

用心才能看到真相

醫生常常因爲無法拿捏在瓦解病人的希望，以及保有病人的信任之間，該取得怎樣的平衡，而不能直接向病人坦白直說。我向麥可森醫師提議，他和我坐下來和奚茲太太坦白討論眼前的情況。我知道她對上帝的信仰十分堅定。兩天後，我到癌症中心的會議室去和他們碰面。不過，我並不知道奚茲太太的信仰具有多大的力量。奚茲太太已經等在那裡了，她的外孫也在，坐在從小兒科病房推來的一輛紅色小推車上，頭用一個大枕頭枕著。醫院的一位志工，是一個女孩子，陪他坐著。波望著她的眼神是散漫的，似乎不認得她。那個女孩隔一段時間就會把別在波衣服上的奶嘴塞到他的嘴裡，他就會開始用力吸吮，吸得茲茲作響，當奶嘴掉下來時，他就開始呻吟，直到奶嘴又被放回他的嘴巴裡。

奚茲太太坐在巨大、發亮的會議桌桌首，身後是一大面景觀窗，可以眺望土桑市的市區。從窗外照進的亮光像個光圈般將她圍住，使她看似被光吞沒了，就像個天使。說不定她就是這樣想，才選擇坐在那裡的。她是個超凡又堅強的女人，這是顯而易見的。還有一位社工人員也坐在桌旁，翻閱一份薄薄的病歷，並在一些文件上作記號。

麥可森遲到了。當他進來時，一邊大聲講著手機。「是的，沒錯，我就是這麼說的！你不要就拉倒！」他用力關上手機，像一個捕熊的陷阱砰然關上一樣。當著我們的面那樣結束一段談話，實在不太合宜，這可能無形中爲接下來所發生的事定了調。

「好，呃，奚茲太太！請原諒我的遲到，我剛才在看診。」

「麥可森醫生，我當然原諒你了。希望你剛才是和賽馬業者講電話，而不是你的太太。」

「賽馬？喔，不是的，那是……」

我心想：這下可好了。

「算了。我很抱歉。」他說。

「麥可森醫生，你剛才已經道過歉了。」奚茲太太說。

「是，呃，很抱歉。我想我們可以……可以談正事了。我已經讓你們久等了。」他拉過一張椅子，做到那位社工人員旁邊。「我們會面……我們是……應翰彌頓醫生的要求而會面的。」麥可森醫生說：「這樣，我們才比較能夠評估你的病情和所造成的衝擊……這個病對在場的這個小朋友可能造成的影響。」

「小波。」奚茲太太糾正道。

「是，當然。請再次原諒我，奚茲太太。你的外孫，小波。」

「嗯，麥可森醫生，這回似乎應該是我該要求見諒了，因爲我以爲我們聚在這裡是爲了討論我的癌症，接著是對預後進行討論，我想，如果我沒弄錯的話。」

麥可森不知所措。

「呃……是的，你說的對。我們到這裡來就是要討論這個。我……翰彌頓醫生……覺得因爲你是小波的監護人……」

「我是他的外婆。」

「他的外婆，抱歉。因爲你是他的外婆，也是他主要的關照者……」

「我以爲主要的關照者是內科醫生呢。」她說。她就像一隻老鳥一樣厲害。

「我並不是指主要的醫護人員，我是說你是照料他的親人……」

他停住口，期望她打岔指正，但她並沒有說話。

他決定再試一次。「因爲你代替他的雙親……是他的監護人，所以我想討論預後是合宜的。」

「好的，麥可森醫生，我很贊同。那就請開始討論我的預後吧。」

「你也知道，『預後』對不同的人而言，有不同的意思。」

奚茲太太面無表情地說：「麥可森醫生，對我而言，那只有一個意思，就是存活。」

「是，當然。存活是最終的……呃，是預後的重要指標之一。就你的情況而言，你……你的病況不輕。」

「麥可森醫生，這點我明白。事實上，你可不可以給我最清楚的評估，告訴我，你認爲我還可以活多久呢？」

「存活，自然是，一種統計數字。」他停頓了一下。「可以說是，許多得到像你這種病的人，經過研究而推算出能活多久的一種測量。經過資料的蒐集，存活的中間數，也就是中間傾向的標準，就可以建立。就你的情況而言，中間的存活率，也就是資料表上百分之五十的病患活著，而百分之五十的病患過世的那一點，那一點是……呃，不到，嗯，通常是不到……四個月。」

「醫生，你是要告訴我說，我只能活不到四個月了嗎？」

「不，不是的，奚茲太太，不是的。我是說，如果你也被列在這項資料表中……」

「醫生，我所知道的唯一一張表，就是放在這張桌上的表格。」

麥可森因爲困窘而滿臉通紅。「是，我知道。這我明白，奚茲太太。只不過……要對任何一個人說出確切的細節，實在很困難，因爲每個人都不一樣，每個人的病症都不同。每一個人都不同。」

他似乎放棄了，說到後來口氣略帶請求。

波突然打了一個響嗝，接著吐出奶狀的液體。奚茲太太掏出手帕，把他的嘴巴擦乾淨，又把奶嘴放回波的嘴巴裡。然後，她挺直背脊，坐在觀景窗前。她身後的強光令人眼花。

「麥可森醫生，我完全瞭解你的爲難之處。我明白，這的確是很棘手。」

誰都看得出麥可森如釋重負。

「我並不假裝知道未來如何，醫生，所以你也不必假裝。我們都沒有這樣的力量，只有天主知道，麥可森醫生，你不同意嗎？」她問。

麥可森點頭表示贊同。我看見坐在波身旁的那位志工也點頭同意。

「所以，麥可森醫生，如果你不介意，我建議我們應該採取適當的行動。」

「當然。你……想要什麼都行。」他說。

「不對，醫生！我想要什麼並不重要，我們說的是上帝的旨意。麥可森醫生，你明白嗎？」

「奚茲太太，我不大懂你的意思。」

「醫生，你上教堂嗎？」

「什麼？」

「麥可森醫生，你會固定去教堂做禮拜嗎？會，還是不會？就這麼簡單的問題。」

「我並不常去教堂。」他注意到奚茲太太皺眉。「我並不……呃，定期去做禮拜。」

「你是個醫生，」奚茲太太說：「這實在很可惜。我就唸《新約聖經．雅各書》的第一章第五節給你聽吧。」

說罷，奚茲太太從手提包裡掏出一本皮革裝訂、已經翻舊的小本《聖經》，戴上閱讀用的眼鏡，然後跨一步站到窗邊，側對著光，使得光線在她周圍形成輪廓。

「『你們中間若有缺少智慧的，』」她開始唸道：「『應當求那厚賜與眾人、也不斥責人的神，主就必賜給他。只要憑著信心求，一點不疑惑；因爲那疑惑的人，就像海中的波浪，被風吹動翻騰。這樣的人不要想從主那裡得什麼。心懷二意的人，在他一切所行的路上都沒有定見。』」

她闔上《聖經》，摘下眼鏡，走回角落的陰影中。她是個演技完美的演員。在這一刻，我們全都在她的掌心中。

「麥可森醫生，我不是波浪！」奚茲太太堅決地說：「我是一顆石頭！因爲我對主的信仰是堅決而不會動搖的！我不是心懷二意的人！我對我的目標是一心一意的！我對上帝是完全忠貞的，我願遵從祂的意志！」她停下來，注視著她的觀衆。我們連一絲肌肉都不敢移動。她就像個站在講壇上佈道的牧師一樣，繼續往下說。

「所以，我雖然明白，因為我的卵巢癌，我的情況，就像麥可森醫生剛才指出的，相當危急，在統計數字上呈現難以克服的狀態，我也不會對抗主的旨意！是的！因此我也不會對抗自己！既然我是主的步兵，我會遵守祂神聖的評估。對於願意拾起祂的盾和劍的人，祂會以最大的恩賜照料他們。我和我這個親愛的孩子，都接受祂無盡的愛、慈悲，並且，最重要的，遵從祂的旨意。所以，我們就進行所有必要的治療，並信仰主的旨意，也唯有主的旨意才是一切。我說得夠清楚嗎？」

麥可森只能點頭。

「主賜給我這個孩子，一定有祂的道理。我無法想像，如果祂不是要我照顧這個孩子，祂會把他交給我。所以我不斷向主祈求，請祂賜給我力量和決心，讓我承受化療的痛苦並存活下來。麥可森醫生，我相信主會幫助我成功的。對於這一點，我的信仰超乎你所能想像的堅決。」

說罷，她轉身握住波小輪椅的把手，推著他一起離開。

麥可森雙手抱頭。「剛才究竟發生什麼事了？」他望著我問道。

「我想她剛剛指派上帝當她最主要的照護者。」我低喃著。社工人員微微一笑。

「呃，我事先告訴過她了。我要在她的病歷上記錄我們今天所進行的討論。」麥可森醫生對正在記錄的社工人員說。

事實上，社工人員對這次的談話記載簡明，全文如下：

麥可森醫生告訴奚茲太太第四期轉移性卵巢癌預後的嚴重性，並預估她可以再活四個月。

奚茲太太瞭解醫生的評論，堅稱她不想死，因為她相信上帝對她另有計畫。

結果證實，奚茲太太是對的，主的想法眞的完全不同。波的智力有驚人的進展，最後甚至唸了技職學校，學習建造裝飾美麗的鳥屋。他所造的一間鳥屋，現在放在癌症中心的沉思花園裡，距離奚茲太太那天對我們唸誦《聖經》的地點不到三十五碼。波也結婚了，他的外婆參加了婚禮。

在麥可森醫生宣佈奚茲太太活不過四個月後，不到三年，奚茲太太去參加了醫生的喪禮——他死於自己的手，因爲服用過量的安眠藥和酒精。她手裡握著同一本《聖經》，在他的棺木上放上一朵從她花園裡摘來的玫瑰花。

去年，高壽八十八的奚茲太太對一群癌症存活者說了下面幾句話：

「你必須相信奇蹟是眞實的，因爲眞正的眞相是要用心才能看到，而不是用眼睛。」

阿門！

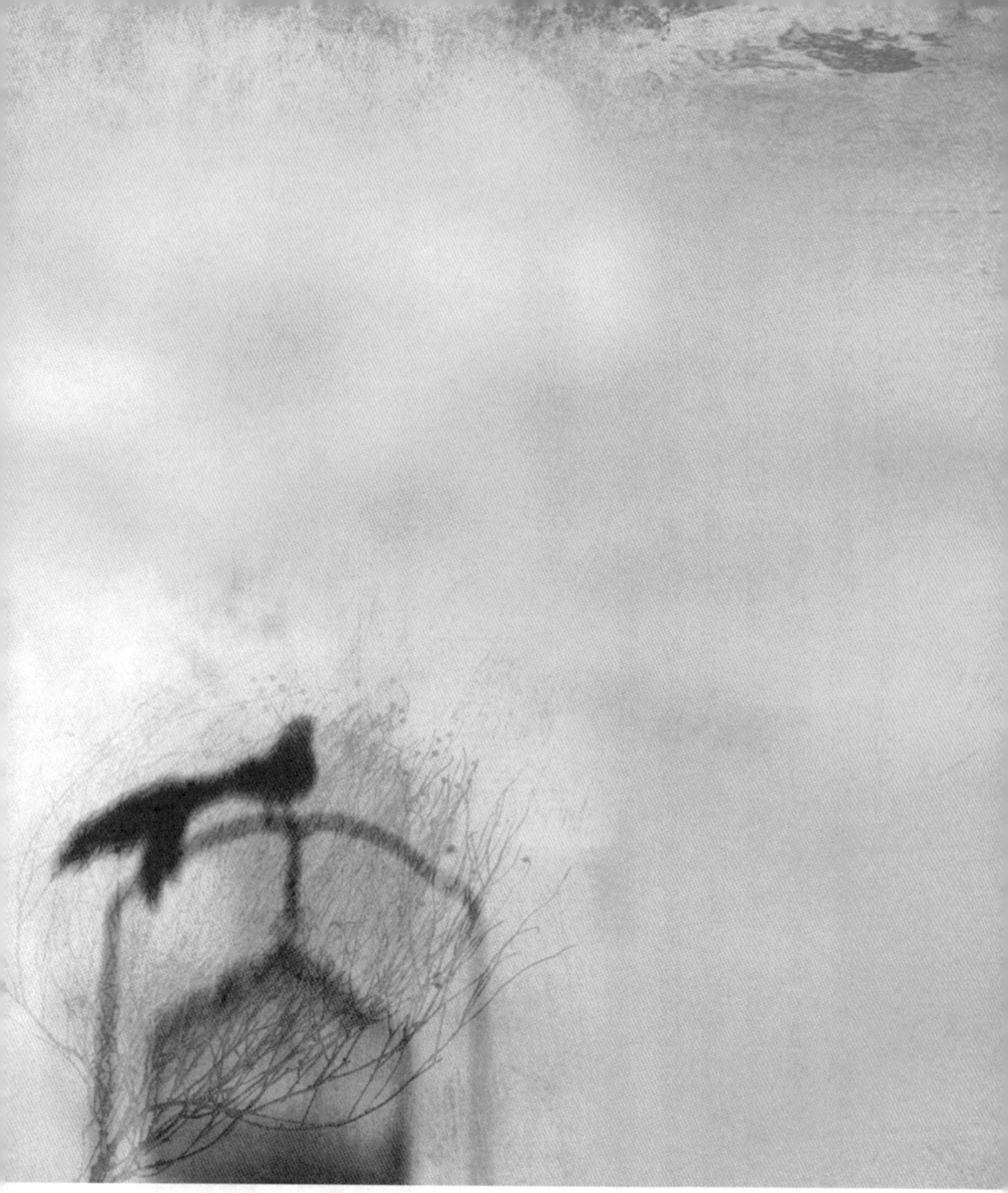

14 外科醫師變成兇手

他困惑至極！
最瀆神的兇殺發生了！
主的神聖殿堂，在此
生命之所遭竊！

——莎士比亞，《馬克白》，第二場第三景

駐院醫師的超級樂透

我一向深信，任何一個心懷合理善意的醫學生，都可以成為外科醫生；但是只有良好的品德，可以使一個平庸的外科醫生在歲月的薰陶下成為一位良醫。由此說來，外科醫生與美酒不無相似，各種養分，如土壤、地區、降雨和肥料，都得注意；還有葡萄藤本身，一定要是好的品種和優良的遺傳；然後還有運氣。運氣很重要——氣候、成熟、涼風適時吹來，造成豐收；接下來是發酵、放置，以及上好的木桶，讓葡萄酒在裡面沉睡，等待；然後是品酒的機會。直到此時，你才會知道你是否製造出所有人夢想中的珍貴美酒，否則，你得到的只是昂貴卻沒有價值的葡萄汁而已。

絕不要忘記那最重要也最關乎緊要的運氣。一個人會成爲什麼樣的人，多是早已被我們無法控制的力量所決定。我們無法選擇父母，不能決定他們何時或誰會離開我們或去世，也無法塑造周遭成人所深信的價值觀。然而這一切對我們的人格可能都有重大影響，而最終我們的人格便可能決定我們的命運。所以，我並不認爲我們創造自己的命運。我們乘坐著它，任憑它將我們帶向任何地方，帶向我們最後的終點。

當我意識到我的價值觀是如何和爲何形成時，已經無法扭轉它對結果所造成的影響了。如果我的繼父不曾帶我去撒迦莫山呢？如果我沒被徵兵，因此也不會碰到獸醫師鄧寧醫生呢？我想，人生總有一、兩個特殊時刻會對我們造成關鍵性的影響，將我們帶到一個方向或另一個方向。不過，我認爲，即使是對紀律的認知和自我決心，也都是在童年時期得到的啓發，而那段時期是我們完全無法負責的。

身爲外科部門的主任，躲在門後看申請當駐院外科醫師的優秀候選人如何中選，是個有趣的經驗。外科駐院醫師的競爭非常激烈，在美國，每年開放的駐院醫師名額不到一千人。由於競爭者集中於前百分之二十五的職缺，使得競爭更爲嚴苛。此外，這些職缺多數都是我們稱爲「預備職位」的缺，而非所謂的「無條件職位」。人人都想要「無條件職位」。駐院醫師的「預備職位」只擔保一、兩年的訓練，集中於第一年的實習，有時也包括第二年的駐院期。大家都知道，入選「預備職位」的人，在這個位置上不會超過兩年，相形之下，這些缺額就不是很吸引人，因此醫學生爲了這些職位的競爭而造成的敵意就減輕了。

另一方面，「無條件職位」僅保留給每年畢業生菁英中最好的人才，因爲這些職位包含駐院期間的整整五年。無條件職位的候選人都知道，只要他們的身心條件足夠，都將可完成訓練，成爲合格的外科醫師。因此，好醫院的「無條件職位」的競爭，已達白熱化的地步。

通常，申請表會經過全面性但機械化的評估，決定哪些申請人可以參加面試，這個初步篩選完全是以統計學計算出來的。申請人的分數經由一個複雜的數學公式總計，舉凡國家醫學考試、榮譽獎項，以及申請人的推薦信，都列入計分範圍。電腦會將所有的數字都採記，再經過公式運算，吐出一系列可以來參加面試的候選人名單，由最高分排到最低分，最高會刪除百分之二十五。

當申請人來參加面試時，不同面試者所打的分數也將被加入計分，最後，這兩套等式算完之後，候選人的名單便會依照名次排列出來。不過，在這份名單被送交給負責「全國駐院醫師分配」的機構前，還得再召開一次醫師會議。我們有時開玩笑地稱此會議爲「人性會議」。

人性會議必須在提交最後名單的四十八小時前，召開醫師們可藉此機會審核名單，加上他自己對候選人的觀察。一位醫師可以在這個會議上，爲他或她所熟知的一位候選人作訴求；相反的，如果一位外科醫師曾經和某一位候選人有過不愉快的合作經驗，而這位候選人卻穩居名單前矛，那麼這位醫師便可藉此會議挺身譴責，將此候選人的名次往下調降。偶爾難免會有黨派的爭端產生，因爲某些醫師會爲一位候選人遊說，而另一些醫師則強烈反對。有時候，人性會議幾乎就是一個政治過程，雙方人馬對立，涇渭分明。在激辯之後，全體投票，然後達成妥協。

在這個會議上所做的決定，對於申請人有極重大的影響。排名前六名的醫學生，幾乎可獲得能夠選擇外科職位的保證，因爲我們醫院每年都有六個職缺。當然，我們列在前十或十二名以上的候選人，也可能選擇到其他更好的醫院去。不用說，如果我們的醫院想要爭取一位好的人才，其他醫院想必也會想要這個人，因此，「全國分配」就很重要了：每一個駐院候選人都會遞交一份志願名單，將他最想進去的那家醫院列在最上面，然後由電腦就學生的選擇和教學醫院的需求進行分配，這可以說是駐院醫師的超級樂透。

好的醫院總是以「得到最優秀的人才」爲傲。例如像杜克（或哈佛）這種外科王朝，它的六名職缺大概永遠都可以得到前六名的候選人；也就是說，名列前茅的候選人也會選擇最負盛名的醫療院所。比較不那麼權威的醫院，可能要選到第三十或五十名，才能補滿六個無條件職缺。最糟糕的醫院不會被分配到，也就是說，他們想要的所有候選人都被其他家較好的醫院搶走了，那種情況簡直就是災難。駐院醫師申請人最終如何被分配到各家醫院去，每年都會公布。此外，這個結果也會顯示出一所醫院在其「希望名單」上，必須往下遞補到哪裡才能填滿位置。因此，能夠得到前五名候選人的醫院，就會獲得既有權威且人人都想要去的名聲；而必須遞補到第七十五名才能補滿空缺，或甚至更糟的是空缺根本就遞補不滿的醫院，就會得到墊底的名聲，顯然是日漸走下坡。選取候選人的資料一經出版，對一家醫療院所在全國的聲譽有很大的影響，所以也是造成全國教學醫院彼此敵視的原因之一。

外科醫生必歷經的犧牲

然而，偶爾一個無條件的駐院醫師，儘管他夠好、夠聰明、也很幸運地得到無條件職位，卻必須離職。任何事情都可能發生。一個駐院醫師可能得到癌症，或可能想要換到離家較近的醫院去工作。很可悲的，偶爾會有駐院醫師跳樓自殺，這時就突然會有一個無條件的職缺，而且不會有激烈的競爭和傳統上縝密的分配。這種難得的機會，常常在網路上一宣佈後，就被正好看到的那個人搶走；甚至內部某個在預備職位上表現得相當出色的駐院醫師，也有可能得到這個職位。許多有關駐院醫師的決定，都和運氣有很大的關係，而突然出現的一個無條件職位的空缺，更與拉斯維加斯高額下注賭 poker 牌不無相似。

麥可．鄧特就是在我們原來的一位無條件駐院醫師突然離開後，才加入我們醫院的。乍看之下，麥可確實有贏家的條件，看起來相當優越。他走的並非典型從醫學預科到實驗室到醫學院這條路，他的路是比較艱難崎嶇的。他的父母在亞利桑納州道格拉斯鎮瀕臨墨西哥邊境的農場工作，家境赤貧，遭遇過旱災。邊境的走私者會在深夜裡偷渡過境來偷一、兩頭牛。他們也見過高爾夫球度假區在沙漠中如雨後春筍般地冒出，人們蜂擁而至，花錢在游泳池畔蓋酒吧，而這筆錢比麥可家三代在牧場養牛所掙來的辛苦錢還要多。

然而，麥可畢竟很有出息，他先加入警察，在邊境的巡邏隊工作，因爲具有悲憫心和勇氣而得到讚譽，許多非法移民越過邊境而在橫越沙漠時遇險，都因爲被他發現而獲救。儘管美墨邊境有破壞性的影響滲入，例如美國的富裕與墨西哥的貧困對立並存，但麥可卻認爲自己可以擔任這個職務十分幸運。他甚至結識了一位美麗的墨西哥女郎，深深愛上她，最後終於娶了她。他們一起想出了一個可以爲人類做更多服務的計畫：伊莎貝拉去唸護校，而麥可則在晚上苦讀，進入醫學院，打算成爲一個外科醫師。伊莎貝拉可以當他在醫療照護上的盟友，然後他們可以一起回道格拉斯鎮開一家診所，接受來自邊界兩方的病患。對他們和對將來他們會醫護的人而言，這都是個美好的夢想。

他們兩人都努力想要實現這個夢想。伊莎貝拉成爲加護病房的護士；麥可努力唸完醫學院，而且終於得到了在我的外科駐院醫師中突然出現的一個無條件空缺。同時，他們也得到了兩個美麗的孩子。伊莎貝拉在大學的醫學中心找到一個負責外科護士團隊的好工作，這個職位通常只有具備至少二十年經驗的護士才能得到。

頭兩年，麥可是「藍領」外科醫師的表徵。這並不出人意表：他對病人關懷至極，總是可以自我自嘲，並輕鬆面對任何狀況。他似乎和來自各行各業的人都處得很好，從有錢有勢的人到一文不名的人都一樣。他有與他人連結的天賦。

到了第三年，也就是所謂的「奮發年」，外科駐院醫師從生疏變成技術純熟的外科醫師，麥可和伊莎貝拉卻漸行漸遠。這也並非很不尋常。在外科駐院期間，許多婚姻都會出問題。麥可已不再是沙漠中那個警察英雄了，他一度勁瘦結實的身軀，現在增加了三、四十磅。本來皮膚黝黑又粗獷的他，現在看起來倒像個二手車推銷員。

這是他的錯嗎？不是。他將心理學家榮格所說的「運動家與勇士的歲月」花在熬夜苦讀上，青春在讀書和駐院的辛苦工作中消耗殆盡。麥可繼續他的外科駐院期，以致婚姻承受愈來愈多的壓力。爲了存活與完成訓練，他必須一心一意，忘掉其他所有的需求，見到孩子的機會也愈來愈少。等他完成外科駐院訓練後，開設自己的診所時，就會有空修正這些了——我們每個人都這麼告訴自己。

就在這種情況下，麥可來找我。他承認回家時，他會喝一、兩罐啤酒，很快吃完晚餐，然後倒頭就睡。有時候他會需要吃一顆安眠藥。他的原始慾望已經遠離了。他發現在家時，他會大吼大叫，愈來愈無法享受家庭生活。他來找我只是想請求我們改變他的輪班，讓他有時間休息，與家人共度。我和行政主管見面後，都同意接受麥可的請求。我們明白麥可和伊莎貝拉在生活上所承受的重大壓力，同時也安排讓他們接受夫妻的心理諮商。我們設法去做正確的事。

並非每個人都同意我的決定。在年度當中改變駐院醫師的輪班表，絕不可能不引起任何注意而做得到。我記得麥可的幾位同爲駐院醫師的同事，到我辦公室來找我時的火爆場面。他們認爲我調整麥可的輪班時間很不公平，爲什麼他們不能有同樣的要求呢？他們的需求不也應當受到照顧嗎？有些人還說，在外科駐院期間，所有的駐院醫師都得證明他的決心，不管任何情況下都要顯示他們的熱忱才對。這是一個成長的儀式。在他們看來，我也違反了一個不成文的榮譽法則。他們所說的固然是眞的，但是我大有理由相信麥可和伊莎貝拉的婚姻已經亮起了紅燈。

我應該站在誰那邊呢？我不能對生氣的駐院醫師們說出麥可私下對我透露的私事。他們認爲我做了一個不公平又獨裁的決定，但是以我的立場，我認爲麥可的麻煩遠超過他們的，而且他需要立即的協助。我告訴這群氣憤的駐院醫師們說，他們必須信任我，我絕對有考慮到整個外科的利益，我知道自己在做什麼。不過，他們並不相信我的話。

夢想變成悲劇

麥可和伊莎貝拉接受諮詢。麥可似乎想重新振作。我很少見到伊莎貝拉，後來傳來消息說他們的婚姻已經完了。

某個星期五下午，我的秘書打電話來，跟我說有個警探站在她的辦公桌前。警探？我立刻想到自己的家人。就在這當兒，呼叫器響了，這表示急診室找我，而我必須立刻趕到那裡去！我所能想到的只是我的一個孩子出了意外，已經被送到急診室了。既然警探已經來到這兒了，我只好暫不理會呼叫器。他自我介紹後，立即向我保證事情與我的家人無關。他問我認不認識「麥可・艾略特・鄧特」。

我告訴他麥可是我的一個駐院醫師。「什麼事？他還好吧？」我問。

他答道：「呃，醫生，我有個壞消息。我們今天找到了他的屍體……今天下午。」

「他的屍體？」

「我們有理由相信，鄧特醫師先對他太太開了好幾槍，然後舉槍自盡。」

「喔，天啊！」我呻吟道。

我辦公室的門被推開了，走進來的兩個駐院醫師，幾個月前都曾加入找我抗議的隊伍，他們的臉色蒼白。

「是伊莎貝拉和麥可！他們來了！他們到醫院來了！」

這幾乎令人無法承受。我們不僅必須面對這場情感的悲劇，而且此刻兩名受害者都要到本科來。我鎮定地問警探，麥可的兩個小孩在哪裡。他們兩人在放學回家後，發現父母都中槍而受到相當大的驚嚇。我告訴警探要設法聯絡麥可在道格拉斯鎮的雙親，並幫助他們盡快趕到土桑來，這樣才能幫助他們的孫子。

在那兩名駐院醫師的瞪視下，我穿上了白袍。接下來的兩個鐘頭陷入一陣模糊的驚恐中。被警方發現時仍一息尚存的伊莎貝拉先被送了進來，麥可對她開了五槍，其中兩槍打中胸膛，第三顆子彈穿過她的下巴，並從她的眼睛後方飛出。我們必須切開她的胸腔，插管進去。血湧流不止。我們進行每一個步驟，但一切都是枉然。最後，我們停止再嘗試救她了。我們其中有一半人在哭，而所有的人都沾滿了鮮血，我們看起來就像一群圍繞在屍體旁的狐狼。

麥可也被送來了，陣仗遠不及伊莎貝拉的。他們並肩躺在那兒，身上的衣服已被脫下。我心想，或許他們已經很久沒有這麼近地躺在一起了。

麥可對待自己倒是很徹底，他把槍塞進嘴巴裡，扣動扳機，一槍斃命。在我們宣佈他們兩人都已去世後，便由警方接手處理。

警方在麥可的褲袋裡找到一張法院的命令，通告他，伊莎貝拉已經訴請離婚。他在工作時接到了這張通知。律師在發送這樣的文件時，會做得很徹底。麥可在午餐休息時讀了那封信，他很冷靜地把他的呼叫器、病患名單、他們的病因，以及接下來必須進行的測試，都交給團隊的資深駐院醫師。麥可跟他的駐院醫師說，他要去和太太吃午餐。他說，他們有些事情必須解決，然後就回家去，開槍射殺了她和他自己。

現在麥可和伊莎貝拉已被正式宣告死亡，所有的外科醫師都束手無策了。我們無助地站在那裡，看著他們被裝進屍袋，腳趾綁上識別標籤。為了法庭的用途，他們還得被拍許多照片。這眞是令人心碎的場面。

我請外科部的職員們幫駐院醫師接電話，讓大多數的醫生回家去和他們的家人在一起。只是，他們能夠說什麼呢？對他們的太太？對他們心愛的人？說我們的一位同事發瘋了，開槍射殺他的妻子，他們小孩的母親，然後又射殺了自己嗎？我忙著處理細節，並向院長報告。同時也聯絡一位心理醫師和兩位心理諮商專家，請他們準備在第二天早上對全體外科醫師進行會談。媒體已經擠在急診室的入口，麥克風和電視攝影機在每個角落和我們擦撞。我們對醫院內的公關小組做過簡報後，便派他們出去打發媒體。我們需要安靜獨處。

第二天早上七點，我們和所有的駐院醫師在禮堂集合，我告訴他們事實的眞相。麥可和伊莎貝拉的家人都決定同時在道格拉斯的教堂為他們舉行聯合喪禮，兩家人都希望他們兩人的棺木可以並列。

微妙的暴力

對聚集在禮堂的所有人而言，傷痛和諮商的過程才剛開始而已，漸漸的，大家開始宣洩情緒，先是一面倒地譴責麥可，一個接一個醫生氣憤地說麥可不只是自殺而已，他怎麼可以殺掉孩子的母親，讓他們變成孤兒呢？一個發誓要拯救性命的外科醫師，怎麼可以殺害另一個人？駐院醫師們不斷地表達他們的震驚，以及羞愧。

諮詢專家有技巧地鼓勵大家表達內心的情感，並分享他們對麥可和伊莎貝拉的哀傷，同時也對哀悼提出忠告。有不少位醫師並不對麥可的行爲感到難過或同情。

「我爲什麼要爲那個混蛋感到難過？」一位資深的駐院醫師坐在他的位子上吼道。不少人都點頭贊同。

「是呀。」另一位說：「他是殺人兇手，而且看看他對我們的團隊造成什麼傷害！」這則兇殺案登上了全國報紙的頭版，我的辦公室也接到無數的電郵和電傳，許多應徵明年要加入我們駐院醫師行列的人，都表態要求撤件。

一位諮詢師大聲問所有的人：「你們認爲爲什麼麥可會做出這樣的事？」

禮堂裡一時間鴉雀無聲。一位實習醫師提出，也許麥可當時「情緒不穩定」。

諮詢師問麥可身爲駐院醫師和同事時，是個怎樣的人。一個接一個的答案匯總出他是一個好人，努力工作，晚上加班照顧病患，當別人需要幫忙時，總會伸出援手，注重團隊的表現，很有悲憫心，內心對被送進急診室的非法墨西哥移民似乎特別同情……。他們對麥可的看法幾乎有了一百八十度的轉變。

諮詢師總結道：「聽起來，麥可是個很棒的人，不是嗎？」

有幾個人點頭。

「麥可似乎曾是模範外科駐院醫師，對吧？他專心投入於工作？爲外科建立良好的聲譽？」

更多人點點頭，夾雜著一、兩聲的啜泣。

諮詢師又說：「聽起來，麥可突然崩潰了，是吧？」

所有人再次鴉雀無聲。

「我想，我們每個人都擔心自己會像麥可那樣突然崩潰，擔心我們那麼努力工作，一心求好，但卻可能發生那樣的事。」諮詢師說。

整個禮堂一片寂靜。諮詢師說到整件事的核心了——這可能發生在任何人身上。這就是爲什麼我們會感到那麼痛苦的原因。你不必是個狠毒的人，也不必是個邪惡的人；你可能是個很好的人，但還是會犯下可怕的罪行。

我們外科醫師必須背負一種獨特的重擔。我們磨練自己，想要成爲服務的工具。我們必須決心不造成任何傷害，但是外科手術卻需要施行一種微妙的暴力，眞正的暴力。一個人必須有相當強的意志力和足夠的訓練，才能拿起刀子將另一個人切開。經過多年的訓練後，一個人才會得到對的感覺，知道要施多少力，才能將肌肉的紋理割開。外科醫師都很清楚，每一次開刀與兇殺之間，僅有些微的差距。當然，一個也許會導致死亡的行動和故意殺人的行動之間，有很大的道德差異，外科醫師就在這些可怕的界線之間工作。爲了克服必要的障礙以及開刀時有熟練的技巧，我們可能因而冒險降低其他暴力的屏障，可以說，這就是一種職業危險吧。

麥可和其他每一個外科醫師一樣，偶爾會游移在瘋狂的剃刀邊緣。有許多因素可以使一個外科醫師失去平衡：那由強大的自我所驅使的難以動搖的信心，以個人的技巧去對抗病人的病痛而令人幾乎無法忍受的孤寂，因爲重複玩弄別人的生命於股掌之間而引起的緊張。此外，長期缺乏睡眠會逐漸侵蝕一個人的自我壓抑，磨損耐性，有時候也消蝕對人的諒解。還有，運氣——崩潰的最後一項因素。麥可就是運氣不好，接獲離婚文件的衝擊，使他在那一天，那一刻，崩潰了。失去平衡的他，掉入了深淵，被黑暗和絕望所吞噬。

在伊莎貝拉被殺和麥可的自殺後，身爲外科主任的我，認爲外科駐院醫師群從未回復到外科曾是最受景仰的訓練部門時的狀態。那種事情令人難忘，那樣的故事也縈繞不去。十年後，當兩名醫師聊到不同的外科訓練功過時，仍會提起這樁兇殺案。在所有外科同事都已經退休，幾百個駐院醫師也完成了訓練並開始行醫，這樁兇案仍會存在所有人共同的記憶中。當我們這些記得的人終將去世之後，或許那些鬼魂就會離去了，但在那之前，我們都因與麥可的某種關連而無法釋懷。我們之間竟出現一位殺人兇手，與我們共事，而我們竟沒能設法阻止他，這令我們都深感愧疚。我們接受嚴格的訓練成爲外科醫師，是因爲我們相信每一個生命都是神聖的。意外終結一條性命，是每個外科醫師都必須學習接受的罪過；可是故意殺害一條性命，無論是別人的或是自己的，卻不僅是一種罪過而已——即使是在烽火熾烈的戰爭中，被我們殺死的敵人也總是不知名的。投擲的炸彈，隨意傷人，沒有良心在作祟，也沒有經由選擇的意圖，但是麥可卻選擇惡意、蓄意且故意終結兩個獨特的生命。就在我擔任外科主任時，我們選擇了訓練他成爲外科醫生，使我成爲他的共犯。

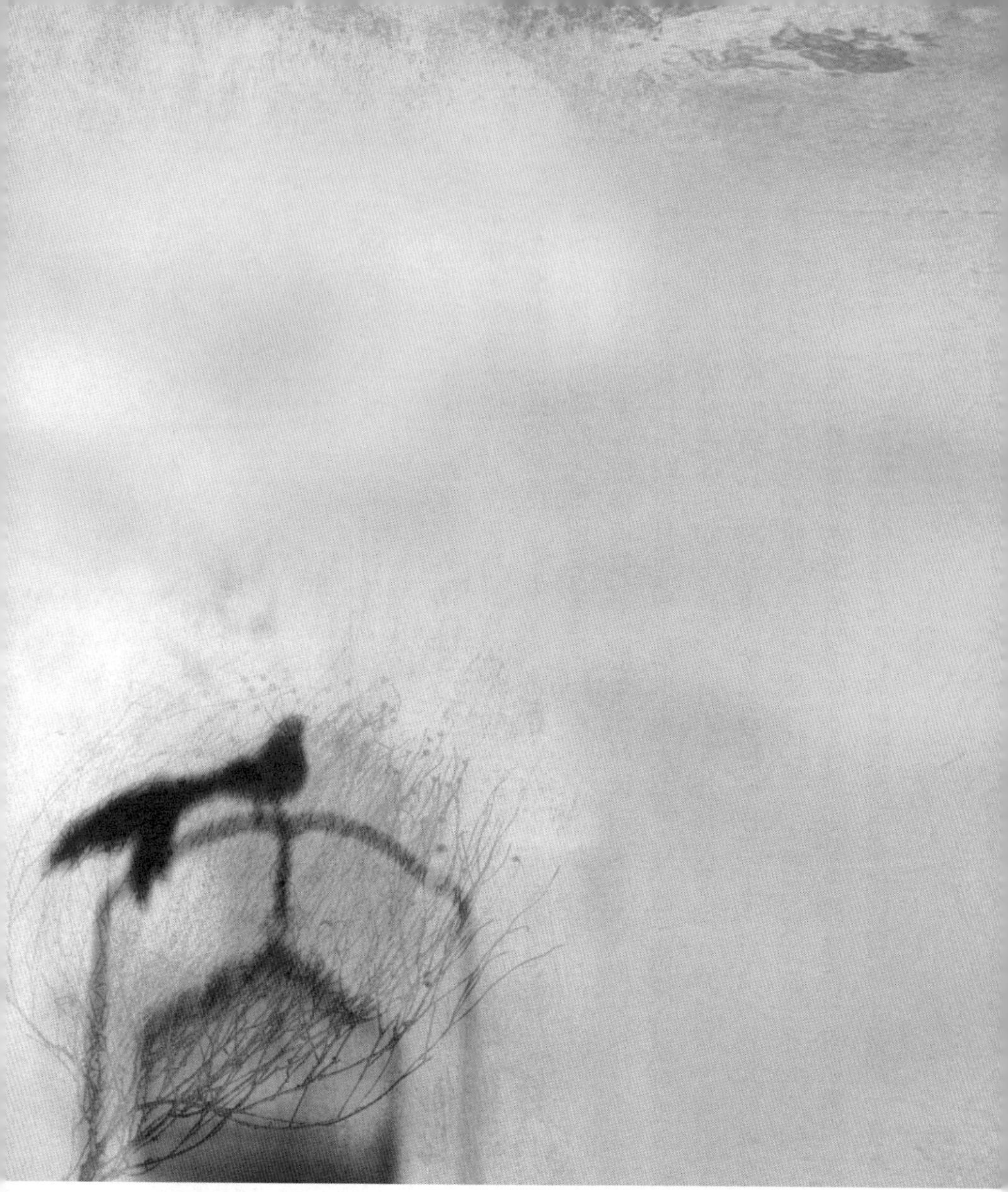

15 隨機的運氣

> 我希望好運都藏在奇數裡，不管是出生、機運或死亡。
>
> ——莎士比亞，《溫莎的風流婦人》，第五場，第一之二景

兩個全壘打

運氣、好運、命運，不管你選擇如何稱呼，都是很難掌握的，就像水銀一樣，抓都抓不住，朝著奇怪的方向流動，無法理喻。我已努力說明運氣在我及我的病患生命中，扮演著多麼難以捉摸的角色。如果你輕忽希望，怎可能去擁抱運氣呢？對每一個外科醫師而言，希望都是最重要的。希望就是運氣的正面。

我欣賞一個在口袋裡放了一根象徵好運的兔腳，或皮夾裡放了一片四葉幸運草的外科醫師。一個外科醫師沒有好運，是很不幸的事，就像一個沒有風可以啓航的水手。

我任職於神經外科的生涯中，將大部分心力都投入於腦瘤。我很榮幸曾醫護過數百位罹患惡性腦瘤的病人，只有極少數在發現後存活兩年以上。我先前說過了，長期存活的比率是千分之一。惡性腦瘤的病患想要「痊癒」，必須要非常、非常幸運。

幸好，每個醫治惡性腦瘤的神經外科醫師至少都會有一些存活的病人。沒有這些少數的幸運者，這一點點希望之光，我們就很難再繼續行醫了。當然，身為外科醫師，我們也

經常必須接受病人不幸的結果。只是，人性使然，我們就是會想要站上打擊板，擊出個全壘打。正如我的一位良師跟我說過的：「想要繼續打擊，偶爾還是要有所聯繫。」沒有希望，很難操刀。

我有兩個「全壘打」的腦癌病患，他們和我都非常幸運。其中一個名叫拉斯提，另一個名叫保羅，兩個人差別甚大。拉斯提酗酒、抽煙，什麼壞習慣都有，一直都想辦法依附女人，說服她們愛他、照料他。他得了腦瘤，不用說，他極力討好，像個小提琴演奏家一樣，善於演奏腦瘤的曲調。

相反的，保羅是個忙碌的工科學生。在他第一次發病而發現是得了惡性腦瘤不久之後，我就認識他了。他發病一星期後，我就把那顆腫瘤割除了。接續的放射線治療和化療，迫使他必須暫時休學一個學期。不過，下一年度他便又復學，全力以赴地修習他的碩士學位，想盡辦法捱過化療。當整個療程結束後，我們為他進行掃瞄，已看不到有任何腦瘤的跡象。他結了婚，開始攻讀博士。不久，他和太太都希望能在加州的柏克萊定居下來，等保羅完成博士論文後便增添家庭成員。

在這當兒，拉斯提會帶著新換的女朋友到診。通常他都是醉醺醺的，有時候根本就到了令人無法忍受的地步。當他喝醉時，喜歡搭著我的肩膀，彷彿我是他的摯友。有時他會搖搖晃晃地走過走廊，喊著：「嘿！醫生！你好嗎？嘿！讓我來為你們兩個介紹一下。這是我的女朋友露絲。過來這裡，甜心，親我一下，好吧？醫生不會介意的，對吧，醫生？」

「呃，」我會說：「我有點介意。幸會了，露絲。拉斯提，你坐下來，不要太囂張。我們來開始檢查吧。」我會責備他。

「當然，當然，醫生。」他會回答：「不過我要先得到我的吻，好嗎，露絲？等我得到一個親吻後，我就不會太囂張了。」

有時候他會非常無辜，令人深感同情。有一次我仔細看他的一張例行掃瞄圖。到此時爲止，拉斯提的腦瘤一直被限制在他的左前葉內，可是在這張最新的掃瞄影片裡，腦瘤似乎已蔓延到白質神經纖維束（white matter bundles，又叫胼胝體，the corpus callosum），並且已經蔓延到右半邊了。在神經外科醫學上，我們稱這種現象爲「雙邊蔓延」（bihemispheric spread），這是非常不好的跡象。我掏出筆，描出這顆瘤的輪廓，好讓拉斯提看清楚。

「哇！」他說：「這看起來不太妙，對吧？」

「是的。」我說：「的確不妙。這顆瘤確實在擴散。」

距他初次的診斷到現在，差不多已經兩年了，這段期間，他先後和三個不同的女友同居，不過最近他搬去和靠著領社會福利金過活的母親同住。那一天，她開四十英里的路載他到醫院來。

拉斯提望著母親，問道：「媽，這看起來不太妙，是吧？」

她眼裡泛著淚光。「拉斯提，不要擔心。」她說：「不會有事的。」

「是呀，我也是這麼想，媽。不過，我們問問醫生吧。我還可以活多久？」他單刀直入。

對於這個問題，我永遠不可能給一個明確的回答案，因爲根本沒有答案。正如我先前說過的，外科醫師一定要謹愼，不能讓病人失去希望。我想對他明說，但事實是，我從沒有過一個病人在腦瘤已經蔓延到腦部的另一側後，還能活過一個半月的。

「怎麼樣呢，醫生？」拉斯提問：「多久？幾個星期嗎……還是幾個月？」

我遲疑著，思索應該怎麼說才好。

「多久？六個月？或者可能一年？」他追問。

「不會，拉斯提，我懷疑會有一年。也許六個月左右吧。你知道，三到六個月吧……也許。」

拉斯提的臉色變得凝重，垂下目光，避免讓母親看到。她忍住啜泣，不斷地按拭眼睛。接著拉斯提精神一振，抬起頭，面帶笑容，碰碰總是塞在左耳後的一根香菸。

「那麼，」他說：「如果只剩幾個月了，那我們就要好好把握了，對吧，媽？而且，既然不會太久了，說不定我該考慮搬去收容所之類的，你知道？不要再煩老媽了。醫生，你認爲呢？」

「我想那要看你們兩個想要什麼吧。」我解釋我可以幫忙爲他找到在他母親住處附近的一處收容所，那樣他會離母親很近，她便可以隨時去看他。

「嗯，那樣很好。」拉斯提說：「這樣，媽就可以享有一點平靜了，對吧，媽？」

被收容所當掉

當拉斯提的母親聽到他提議要搬出去住進收容所時，顯得有些如釋重負。我想她並不想要那樣的感覺，只是有他同住必定很不容易。他開母親那輛七三年的別克時，已經有兩次酒駕被捕，因此被吊銷駕照。

「你不必搬到收容所去的。」他母親說：「你可以和我一起住，你應該和我一起住，我們過得下去的，你知道。」

「不行，媽，我一定要這麼做。不要緊的，對吧，醫生？我是說，我搬到收容所去？」

當然不要緊，我的辦公室立刻著手安排。收容所的醫生幫忙把拉斯提安頓下來。收容所提供小巴士服務，可以在他需要時載他到任何地方。他甚至可以定期去探望母親，從她的冰箱裡拿幾罐啤酒出來喝，然後再回去收容所。

在這段期間裡，保羅的掃瞄圖保持乾淨，腫瘤沒有復發的跡象。他已經寫完了一份具有挑戰性的博士論文，我們這一科的所有人員都去參加了他的畢業典禮。在他和太太回到柏克萊之前，我們還在午餐室裡爲他舉行了一個慶祝會。有一位護士烤了一個「生日」蛋糕，上面插了五根蠟燭，每一根代表他自最初的診斷後所活過的一年。他是我第一個存活五年的病人，當你看他的掃瞄圖時，絕對會相信保羅的癌症已經痊癒了。那就是我們這一科所有人想要慶賀的，不只爲了保羅，也爲了我們自己。

在慶祝會上，一位護士帶了一個三年級的醫科學生來看保羅。我在分蛋糕時，她說：

「這是保羅，他是工科博士，也是存活五年的腦瘤病患。」護士對保羅嫣然一笑，彷彿她是他的母親一般地驕傲。那個醫學生顯然已經知道惡性腦瘤很少有人會存活五年的，我們可以看到她臉上流露出難以置信的神情。對她的驚訝，保羅忍不住笑了幾聲。

「是眞的。」他說：「我已經存活五年了……而且還在繼續數。吃塊蛋糕吧。」

這當兒，拉斯提因爲病發，已經兩度被送到山景醫學中心了。我們懷疑他的病發是因爲酗酒的緣故，只是像他那種腦瘤，我們每次都得再爲他掃瞄，每一張掃瞄圖看起來都像前一張一樣，就是一個又大又醜的腫瘤橫跨在腦部兩側。我會仔細看過每一張掃瞄圖，確信拉斯提並沒有惡化。急診室的醫師會爲他注射兩劑 anticonvulsant，以防止他再病發，然後拉斯提又會回到收容所去了。

我固定爲拉斯提看病，而且每次都會檢視他的掃瞄圖。

他會問：「看起來怎麼樣，醫生？有好一點嗎？」

「沒有。沒有好一點，但也沒有變壞，看起來完全一樣，沒有任何改變。」

「呃，這應該算是好消息吧。媽，聽到了嗎？沒有增長，沒有改變，我們控制得很好！」他會嘶聲說。

拉斯提那麼樂觀，使他的母親似乎受到感染。要命，連我都會受到拉斯提的感染。

他最後一次來看病兩個月之後，山景的收容所醫生打電話給我，我猜想一定是拉斯提又病發了。

她說：「翰彌頓醫生，我一定得和你討論，對於拉斯提，我們應該怎麼辦。」

我說：「我不明白你的意思。」

「就是……呃，拉斯提在這裡已經超過半年了，而且他看起來情況不錯，好像很好。通常我們不會有病人——不會讓病人住超過半年，那可以說是我們的期限，如果你明白我的意思。」

我說：「通常他們不會活那麼久的。」

「嗯，沒錯，恐怕是的。收容所是為了收留末期的病患。我並不想把這說得像是一件壞事，也不是要批評什麼。」

「是的，我明白你的意思。你說得很對。」我說：「根據他的掃瞄圖，他早應該已經走了，那也是我們最初把他送到你們那裡去的原因。」

「我知道。可是我們一定要把病床保留給真的快要死的病人，我們必須讓他回去和他母親一起住了。很抱歉，我們這裡的規則就是這樣。」

「我明白。」

她問：「你要我跟拉斯提和他母親說，還是由你來處理呢？」

「應該由我來跟他說才對。」我說：「我可以告訴他：『我有好消息要告訴你，你被收容所當掉了。』」

我安排和拉斯提及他母親會面。當我走進去時，我看得出來他們以為會有壞消息。我很快拿出掃瞄圖片，向他保證，穩定得不得了，沒有任何變化。接著，我便解釋拉斯提住在收容所裡所帶來的困擾。

永遠保持樂觀的拉斯提聽到必須離開收容所的消息時，仍是一逕地嘻皮笑臉。「哇！那眞棒！媽，我要搬出收容所了！這表示我的情況有好轉，對吧，醫生？」

我點點頭。「是呀，我想你說得對。」

他問：「那我的腫瘤到底怎樣了？」

「我也無法解釋，拉斯提。不過也不知道是什麼原因，你的癌細胞停止再蔓延了，看起來你的腫瘤就是不再生長了。至少目前是這樣。」

「醫生，這眞是好消息！」他高興地跳起來，擁抱我，接著抓住那個困惑的母親，把她拉進我們的擁抱中。

「醫生，這是我所聽過最好的消息了，這下子我可得好好慶祝了。」他說著，對我眨了一下眼睛。我很清楚他的話中之意，但也不能怪他。他是我的病人當中，第一個被收容所趕出來的，這眞的是一件值得慶祝的事。

向前看，才有希望

接下來的三、四年，拉斯提和保羅都定期回醫院接受掃瞄。保羅總是很盡責地從加州將追蹤癌症的圖片寄給我看，我會詳看那些圖片，再透過電話和他及他太太討論結果。另一方面，拉斯提每三個月就會回診，並和他母親一起來。我慢慢習慣看到拉斯提的腫瘤沒有任何變化，而保羅的掃瞄圖也保持完全乾淨。

我開始覺得追蹤檢查可以不用那麼密集了，不需要每三個月掃瞄一次，每六個月掃瞄一次就可以了。最後，我將追蹤攝影改成每年一次。當他們其中一位的掃描圖出現在「腦瘤訓練研討會」中接受檢視時，所有人都驚訝不已。保羅的掃瞄圖就是我們想像癌症治癒時會有的樣子——根本就是完全正常；拉斯提的掃瞄圖也令每個人驚訝，他的腫瘤完全不合邏輯，似乎就是睡著了。

拉斯提像終於想到似的，在和女友露絲同居一年後，終於和她結婚了。這樁婚姻很不穩固，只持續了兩年，然後拉斯提又開始在母親的陪同下回來看我。這期間，保羅生了兩個小孩，並得到加州科技大學的教職，後來更升等爲副教授，且取得終身職。

過了十三年後，在二〇〇三年，我在看診時再次見到拉斯提，他的掃瞄圖仍然沒有任何改變。我開給他尼古丁貼片，好讓他設法把煙戒掉。他的想法是，既然他已經活了這麼久，或許也該是好好照顧身體的時候了。他仍然酗酒，但與母親同住的生活變得愈來愈穩定了，而且他也燒得一手好菜。這些日子以來，每次他到醫院來，就會被帶去給醫學生和駐院醫師們看，就像個貴賓一樣。他脫下帽子，驕傲地展示頭殼上開刀所留下的疤痕。

「沒錯。」他邊分開頭髮，邊說道：「我被收容所當掉，現在還是活生生的證據呢！對不對，醫生？」

二〇〇三年，保羅自初次診斷以來已經過了將近十四年了。他和太太請人在離他們位於加州科技大學附近的家大約兩小時車程的山丘間，蓋了一間小木屋。同一年，保羅病發。爲了加以確認，我請他們在加州再做一次掃瞄，並寄來給我看。我仔細看過掃瞄圖，感到難以置信。有一個新的點，是以前不曾存在的，是一個必須剷除的新腫瘤。保羅必須回到醫院，接受爲了扼殺腫瘤必須做的密集放射線治療。雖然這原本的一點，我們必須設定就是腫瘤，在他後來的掃瞄圖裡已經消失不見了，但這次復發卻使保羅有了很大的改變。之前他相信自己得到一個奇蹟般的痊癒，而我也相信，但現在他卻整天想著腫瘤潛伏在他MRI的陰影中，慢慢等待機會，伺機向他偷襲。這是他以前沒有的習慣。而我也會在最新科技的幫助下，和他一起看MR spectroscopy和PET掃瞄圖，尋找蛛絲馬跡。但是每次追蹤掃瞄之後，我們不再慶祝了，現在只有鬆了一口氣的表情。

我由經驗得知，不管運氣好或壞，都可能造成存活和死亡之間的差異。一次成功的手術，和一次駭人的終結，都可能是隱藏在後面的力量。有時候，就在運氣可能對我們的生或死造成最大的影響時，我們完全無法加以控制，只能接受：病人和醫生皆然。我還沒有辦法只在運氣好時歡呼，而在運氣不好時不感到怨懟。我的許多病人令我刮目相看（尤其是我已經和你分享的那些人的故事），像洛基、糖糖、泰勒、唐納和席，都不曾怨天尤人，當離別的時刻終於到來時，他們都帶著已經得到的平靜和安寧離開這個世界。他們擁抱他們的運氣——好的，壞的，或漠不關心的。我仍然努力要從他們的例證中學習。他們帶給我莊嚴和力量，只因我有幸成爲他們的外科醫師，而我希望能從這莊嚴和力量中得到啓發。在他們已去世多年後，有時候我仍然會忍不住呼叫他們，呼叫我自己。全壘打貞的很少。

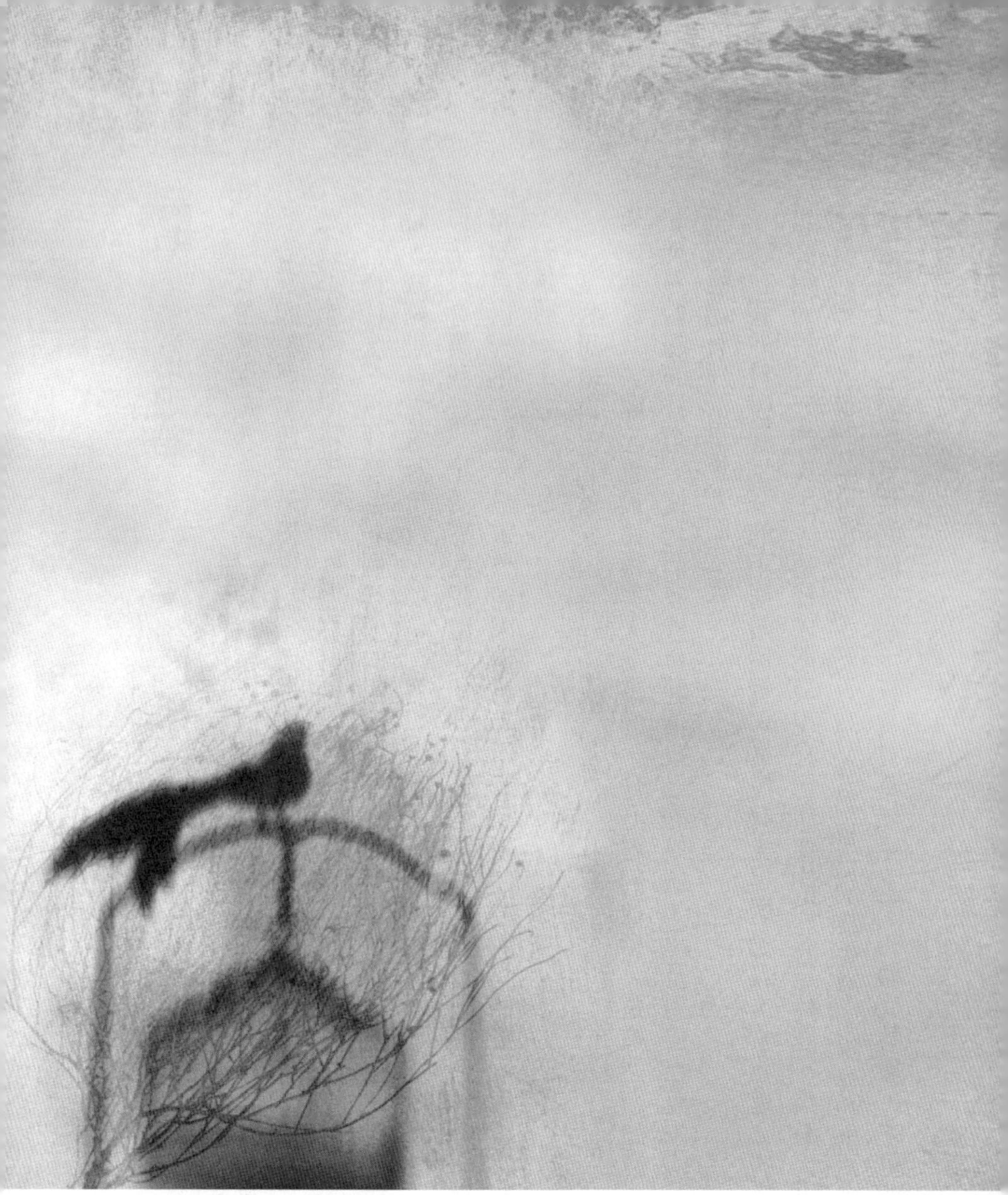

16 不尋常的病例

與心靈的連結

我帶著你和我一起「巡視病房」，並不是因爲他們很特殊；正好相反，我所寫下的許多心靈的經歷，並不是獨特的，而是你每一天都可以在每一所醫學中心發現的普通事。雖然我不能爲其他醫生發言，但我敢說這些經歷大多數都被忽略了或甚至嗤之以鼻。

爲什麼？爲什麼當一個心靈的經歷在我眼前發生，我清清楚楚地用我的兩隻眼睛看到時，我總是會先告訴自己，那是一個巧合呢？最初，我的反應是，忽略那些事。那些事件似乎只會讓我分心，誘惑我脫離完成外科醫師訓練的正道。然而，這些經歷後來卻成爲我認知自己一生的職志最重要的因素，其中許多事件牽涉到性靈、超感能力和超自然力等較大的議題。

當我思索自己的事業中有什麼最特別的事時，意識到最不尋常的並不是我進行的手術；那最令人難忘也最值得與人分享的，是心靈的連結，這種連結超越了手術室裡的科技和純熟的超刀技巧，使我們有機會評估自己的價值，以及對自己有限的一生的認知，並解析究竟還有什麼更重大的意義。

在我外科醫師生涯的不同階段裡，從沒有人提醒過我，當我進入病人的人生時，同時也必須面對自己的人生，這樣才能發現自己想要的究竟是什麼。沒有人警告我，我的性格會受到測試，我的品格會受到挑戰，我將會爲自己的缺失感到謙卑和渺小。沒有人告訴我，你必須放開心胸接受性靈的編制，以及有時候免不了的徹底轉變，才可能進行一項重大的手術——無論是病人或醫生皆然。我早該猜到的。不過，最後我終於走得夠遠，有足夠的成長，得以認清每一次的手術都提供給我一個機會，使我更進一步深入自己沒有任何侷限的心靈領域，每一位病人都帶引我更靠近心靈的目的地。

最近的一個病例，也將是我們在本書中最後一個一起探視的病人，提供我一個獨特的機會，讓我評估在我們有限的生命之外，可能還有些什麼。這件事發生在外面的一處醫療機構。由於病例極不尋常，事實的摘要非常吸引人，使我忍不住跑到鳳凰城，直接和相關的醫療人員和病人晤談。我想看到所有的紀錄，我請求除了看一般的醫學圖表，如血壓、體溫和心電圖等之外，還可以看其他資料，包括三百多頁的腦波紀錄。我要求看手術過程所錄製下來的錄音帶和錄影帶，此外，還有多次與病人晤談時所錄下的帶子。我覺得自己就像個帶著搜索狀的警探。

我不是唯一一個要求看這些資料的人。由於這個病例已在當地的醫療體系中傳了開來，其他對意識有研究的醫生、研究員和專家也都提出相同的要求。我們這些醫生幾乎都沒想到自己可能會碰到全新或獨特的事物。絕大多數探查這件病例的人，都以爲我們最後會爲已經發生過的事找到一個世俗的、合理的解釋。我們以爲，那似乎是奇蹟的事，會無可避免地失去神奇的光彩，所以才迫切地需要確認那些紀錄，也就是所謂的種種證據，並未受到污染，導致後來無人可以解讀。我們怕因爲不合宜或含糊不詳的紀錄，使我們無法對這件看似不尋常的病例提出合理的解釋。我們抱著對此事加以解釋的目的而來，結果面對的卻是一個獨特的機會，使我們得以評估超越人類腦部之生理、生物和病理界限的意識潛力。

簡而言之，我們都必須自問：思想是否完全脫離中樞神經系統而獨立存在呢？對我而言，這個病例提供的是畢生難得一見的機會。

精密的手術計畫

這個病例牽涉到一個三十四歲的婦女，她是在貝洛神經醫學中心工作的湯瑪斯．李德的病人。我認識湯瑪斯不只十五年了，我認爲他是世上極少數最有天賦的神經血管外科醫師之一。這位婦女在一家建築公司工作，有一天她坐在辦公桌前，突然覺得整個房間的燈閃爍個不停。「那些燈就像聖誕彩燈一樣，到處閃爍。」她自己這樣敘述：「接著便是劇烈的頭痛，像是有人拿了一把刀刺進我的頭部中央，然後我一定是昏倒了，因爲當我恢復知覺時，同事都圍在我旁邊。我立刻用雙手抱著頭，覺得整顆頭快爆炸了。」

事實上，她所經歷的是雖然小卻幾乎致命的顱內出血。血的源頭最終被認定是所謂的「基部尖端動脈瘤」（basilar tip aneurysm）。基部動脈瘤可是不容小覷的，從基部動脈直接分支延伸出的血管，將血液送到腦幹的重要部位，也就是控制呼吸、吞嚥、甚至調節心跳的區域。當基部動脈瘤有一點不對勁時，病人幾乎無可避免的就是死路一條。但是這位婦女沒有死，這表示我們必須將她的基部動脈瘤移除。

就科技的角度來看，這顆動脈瘤頗具挑戰性。動脈瘤腫大如球形的部分，將兩條重要的動脈完全吞噬、包圍，但這兩條不能被傷到或犧牲。這顆動脈瘤已經腫大到像是發酵的麵包，所以必須將它自兩條血管上剝離，然後才有可能移除。可是要怎麼做到呢？幾乎可以確定的是，將這顆動脈瘤切開，勢必造成它的爆裂，這樣一來，她便非死不可。但如果在它爆裂時不讓血噴濺出來呢？如果完全不讓血流出來呢？

外科團隊決定著手進行移除，程序是先降低病人的體溫，使她進入一種近似生命停滯的狀態。她的體溫必須低到讓心跳停止，因此血液也不再流動，也許必須長達二十分鐘。爲了完成這個目標，我們必須藉助一部心肺人工血管的機器，能夠先送氧氣，之後再把血液推回病人身體，使這位婦女的體溫慢慢降低。最後，等病人的體溫降低到華氏九十度以下時，她的心臟會完全停止跳動。心跳一停止，機器也會停止運轉，所有流到她體內和腦部的血液也會停止流動，這時，EEG腦波監視器上會顯示她的腦波活動已經降爲零，我們便可著手摘除這顆動脈瘤，不會被血流阻擋。這顆動脈瘤將在降低體溫處置下切除，而這個任務必須在二十分鐘內完成。到那時，如果一切進行順利，李德醫生將會成功切除那顆動脈瘤，使它完全被排除在血液循環之外。期限一到，人工血管機器就會再度啓動，她的血液會慢慢並漸漸回溫。我們希望當她的體溫慢慢接近正常時，心臟也會開始跳動。等血液再一次流入腦部時，人人都希望腦子會從冰冷的麻痺狀態中甦醒，而正常的腦波活動也再次恢復。至少，計畫是這樣的。

不難理解，病人嚇個半死。湯姆告訴她，她死在手術台上的機率高達百分之五十。雖然必須冒這麼大的危險，但如果不動手術，她的死亡率會是百分之一百。她在啜泣中簽下手術同意書，而這次手術無疑是所有外科手術中最危險的手術之一。到目前爲止，在腦部手術中，讓心臟完全靜止的做法不會超過二十五次。在這些最初的嘗試中，有許多都因失誤、中風和心臟麻痺而失敗。其中有兩個病例是，病人的血液供給始終無法復甦。

在心臟外科手術中，常常會讓病人經歷預先計畫的心跳停止的狀態，稱之爲「停跳液」（cardioplegia），因爲心臟會停止收縮。在這種情況下，心肺人工血管的機器會取代心臟，負責重要的運輸作用。因爲這樣，心臟便不會收縮，也不再是一個「活動的目標」，而心臟科的醫師就可以對它動刀。但是在基部動脈瘤的手術中，有一個很重要的差異：血液的流動將會完全停止一段時間。在這項手術中，就連心肺人工血管的機器也會被關掉。在基部動脈被修補好之前，病人所有的血管裡（包括將血液輸送到腦部的動脈）都沒有血液流動。在心臟外科手術中，當病人的心臟停止跳動時，心肺人工血管的機器是絕不允許關掉的，除非病人已經死了，那時關掉機器，只是手術中死亡的最後一道程序而已。

在正常的生理狀態下，腦部的血流停止最多不能超過二到四分鐘，只要超過這個時間，就是腦死，這是立即且無可挽回的。但只要將腦部冷卻，它停止血流的時間就可以延長。腦部的溫度愈低，維持個人神經代謝能力所需要的氧氣就愈少。在某些不尋常的病例中，尤其是兒童（他們的軀體較小，比大人更容易冷卻），病人的腦部在冰冷的液體中浸泡長達四十分鐘的時間，卻可以存活下來，且腦部沒有受到任何損害。通常這發生在冬天，病人掉進冰冷的水中。我們雖明瞭這種生理學，但要在手術房裡上演這種特技卻是很不容易的。就像火箭發射成功一樣，如果順利升空，就非常精彩；但如果不順利，就是恐怖的撞擊了。

從科技的角度來看，爲了這次冒險的手術所需要的一切都非常順利，沒有閃失。病人的身體冷卻了，心跳一如預期的停止，腦波也消失了。以現代醫學的每一種臨床標準來說，她已經死了。在她成爲「一具屍體」的短短十七分鐘裡，醫生和外科團隊持續進行手術，偶爾交換幾句對話，將鈦金屬製的腦動脈夾小心翼翼地放進它最後的位置，把那顆動脈瘤永遠封存。大多數的談話集中在他們手邊的手術和科技問題上。外科醫師和助手注視著顯微鏡，處理敏感的血管，低聲交談；麻醉師望著他的儀器，但有時間和護士聊天；而所有人都在等待腦動脈夾就位並封閉，最後將動脈瘤的危險永遠摒除。

多數的談話是輕鬆的。手術的進行透過顯微鏡錄影和錄音下來。錄音的部分是將一個小型麥克風所收到的任何細微的聲音錄下來。沒什麼奇特的，那種麥克風在任何一家音響器材行都買得到。這卷錄音帶最後卻成爲我們必須一一檢視的證據中，最重要的一件。

手術慢慢進入尾聲時，開始出現幾段不重要的對話。有一部分是湯姆．李德和負責監控心肺人工血管機器的技師之間的談話。

湯姆問：「我們必須在一、兩分鐘內開始將血液送回。一切都準備好了嗎？」

「是的，我們都準備好了。我們必須先開始吹。」負責機器的技師回答。「吹」是我們的通用語，指開動機器，讓它循環幾秒鐘，確定系統內的泡泡都已清除後，再重新建立病人體內的血流。機器準備要運作時，麥克風傳來了第二段重要的談話。手術室裡一位名叫麗姮．海淘的護士宣佈她剛剛訂婚了，有兩個護士跟著興奮地尖叫。因爲麗姮必須刷洗乾淨後戴上手術用手套，所以手指上並沒有戴訂婚戒指。

但是她說：「喔，等你們看到戒子就知道了，那是一顆一克拉半的方形黃鑽，而且他是在莫登餐廳向我求婚的。約翰跪下來，求我嫁給他。事實上，有個服務生因爲沒看到他，還絆到他而摔在酒箱上呢！雖然他沒有撞破任何東西，不過很好笑。」接著是幾聲「喔」和「哇」。背景有個人問鑽戒在哪裡買的。「江斯頓珠寶店。」那是鳳凰城地區最有名的一家珠寶店。「約翰特別向他們訂製的。」

泡泡都消除了。「老大，已經吹好了。」

「好。我們開始輸送血液吧？」

人工血管機器啓動，紅色的鮮血再次開始流過病人的組織。病人的身體慢慢回溫，心臟也再次開始跳動。幾分鐘後，EEG又一次現出正常、健康的腦波模式。李德醫生所進行的手術毫無瑕疵，可是有一件事卻令所有人感到困擾，我也正是因此才非要親自走一趟不可。

一個腦死病人的真實記憶

當病人在加護病房中清醒時，已逐漸脫離痲醉藥帶來的模糊昏眩。過了幾個小時後，她已經不再昏頭昏腦了。那天晚上當李德醫生和他的團隊到病房去看她時，她坐起身迎接他們。

「今天一切進行的順利嗎？」病人問。

「標準的完美。」湯姆微笑。他很快爲病人做了檢查，這一切都經由病房內的錄影攝影機記錄下來。

「呃，我在手術中好像聽到有什麼要『吹』的。」她說：「是動脈瘤吹了嗎？」

「不是。」湯姆的臉色必然變得慘白。我看不見，因爲他背對著角落的攝影機。

「我好像聽到有人說：『已經吹好了。』」她又說：「就像《白鯨記》裡的句子。」

「是的，呃，那個……你聽到的可能是……是技師在跟我說，輸血管裡的泡泡都已經吹掉了，就是那樣。」

「喔，我很高興。我只是記得，你說過如果那顆動脈瘤有缺口或爆裂，可能會是一場災難。」

「沒有，那顆動脈瘤處理得很乾淨。」湯姆彎身靠向病人。「你還記得別的嗎？」

「有啊，戒指。一枚從江斯頓珠寶店買來的一克拉半的黃鑽。喔……還有在莫登餐廳裡，有個人摔到酒箱上。」

湯姆目不轉睛地瞪著她。「這些你都記得？」

「是呀。爲什麼？這表示什麼呢？」

「呃，那些是我們在手術室裡的談話，沒什麼特別的。」

湯姆離開病房後，立刻呼叫麻醉師。

「她記得在手術室裡發生的事！」

「不可能！」麻醉師答道：「那是絕不可能的事！」

一分鐘後，麻醉師到了，衝進病房去，要她逐字逐句重複說她所記得的每一件事。他開始搔頭低喃：「這怎麼可能呢？」

每個看過這段湯姆與病人之間的錄影帶的人，都會感到震驚；因為我們都知道這個女人的腦部當時是死的，沒有任何電波的活動，這表示所有的腦細胞都不活躍，因此無法觸動或發射出電流的訊號。然而病人卻不知怎麼的，在她的EGG完全是直線的情況下，設法記住了手術室裡的對話。換句話說，正當所有臨床症狀都顯示她已死亡時，也就是她的腦部根本沒有功能，她卻有辦法將手術室裡的對話轉化為特定的記憶，而且還不是模糊不清的回憶。病人重述別人當時所說的每一字、每一句，包括珠寶店的名稱和服務生絆倒的細節，毫無疑問的，她清楚地記得當時的談話。

從我們現在對腦部的運作所知的一切，無論自生化、代謝或生理的角度來說，這個女人的腦根本不可能創造記憶；唯有當神經元活躍，得以將輸入的電流信號編碼時，才有可能做到。這種電流的活動會使信號轉換為電壓信號，通過細胞表層黏膜，鑽進每個神經元傳信核醣核酸（mRNA）謄寫的特定變化中。這些mRNA的變化造成某種分子的改變，也改變了成千上萬個細胞中之氨基酸和縮安酸的生產，才能製造腦部可以回憶的長期記憶。為了要製造「柯達美好的回憶」，腦部必須非常活躍，充滿電流，而細胞內的代謝也必須完全達到每個細胞的最大能力。

然而，我們現在卻看到一個無可置疑的科學例證：在所有的對話發生時，她的腦部不只沒有在運作，而且完全缺乏皮層的電流活動，因此，這些全新的記憶到底是在哪裡製造的？這些記憶跑到哪裡去了？這種地方會存在哪裡呢？無論它存在哪裡，一定超越了我們目前所能瞭解的腦部和思想的侷限。可是不管這些記憶在她的腦部停止作用時存在何處，後來它們又是如何自此處被取得的呢？在她的腦子復活並清醒過來後，才得以將這樣的記憶存入儲藏記憶的「虛無飄渺中」，但這些記憶又如何在那「虛無飄渺中」保持原封不動？有一件事是很清楚的：不管有沒有解釋，她把當時所發生的記憶儲存起來，而且可以精確地回想。

我們必須提出一些新的解釋才行。有一個理論是，她的腦部，以及腦部產生的清楚意識，跑到別處去了，超越了它的實體和生理的侷限——跑到太空去了。腦部所產生的意識認知可能有獨立存在的生命，這種想法令人難以理解，至少對我們醫生而言。或許對西藏佛教或其他相信輪迴的宗教來說，這並不難理解。

另一個想法也和第一個想法一樣玄，是由一群物理研究員提出的。他們的想法是，手術室裡談話的記憶，可以以能量的抽象量子完整存在。這和恆星光線的概念一樣：那些恆星在銀河系之外，但光線卻可以到達地球。我們在今晚感覺到的光線，實際上是幾百萬年前的過去傳送出來的。我們所感知的光的量子，獨立存在於恆星之外。事實上，送出能讓今天我們的視網膜感受到光的那顆恆星，說不定很久以前就已經消失了。我們所感受的光的量子，獨立存在於那顆恆星之外。同樣的，量子，也就是一束束的記憶能量一旦存在，便可能獨立於任何能記住它們的腦部能力之外。照這樣說來，這些量子後來便可能重新進入腦子裡。因此，就像我們今天透過望遠鏡所看的光波，是幾百萬年前就由一個遙遠的恆星創造出來的一樣，記憶也可以獨立存在於太空之間，直到某人的腦子已經準備好要去「體驗」它們爲止。

想像一下，這種意識能量的量子可以獨立存在於宇宙之間，隨時可能從任何地方進入的概念。說不定它們也可能進入甚至根本就不在場的人的腦子裡，也就是本來記憶就不可能儲存的地方。如果眞的儲存了，那是誰或是什麼東西造成的呢？一個昏迷或「腦死」的病人，有可能造成這種儲存嗎？這一切都將我們帶向一個未知的領域，而在這個領域裡，理論物理與意識的範圍融合成一體。我們所知的存在和知覺，現在和量子力學及恆星本身混合了。

無論我們如何解釋，這位婦女的經歷似乎顯示，意識所在的心智，可以被抽離，與創造它的腦部分離。心智可以生存，不需要任何一種量子的支撐。或許「類似死亡」的狀態正是使它抽離的必要條件。

這就是爲什麼許多醫生和研究員蜂擁而至，到斯寇戴爾去看這位病人，並仔細查閱各種紀錄和資料。手術室裡的人員都個別接受各種詳細的詢問，以確保沒有一個人的回憶因爲聽到別人的說法而受到影響。病人也接受訪問和錄影。手術室內所有的人員（除了湯姆和麻醉師之外）都被要求不要去見病人，病人簡直就像考古時找到的稀世珍寶一樣，我們不願考古地點受到侵擾。

我們開始進行詢問時，抱著一種模糊、幾乎是自以爲是的科學的好奇心，自信會找到一個合理的解釋，破除這似乎神秘難解的事。例如，我們必須完全確定，沒有人，包括病人本身，可能從別人那裡輾轉聽到關於手術室裡的談話。當合理的解釋一個接一個消褪後，我們開始猜疑也許我們碰到的是一件獨特的事，甚至是很神奇的一件事。我們目睹的可能類似神經病理學中的聖杯嗎？我們是否握有確切的證據，可以證明意識能完全脫離腦部而存在呢？甚至是在中樞神經系統之外產生的，而不是它的副產品？我們——科學家也好，醫生也好——都無法想像有一天我們可能會相信個人的意識是超越腦部的。事實上，儘管有足夠的證據顯示病人的腦暫時是死亡的狀態，不可能創造出一點電流，但這個病人的意識卻似乎還繼續活著。

如果將這個概念運用於每日生活中，那就好像碰到一個沒有電（腦部）卻能繼續發亮的電燈泡（意識）。我們原本相信，只有當電流通過，使燈絲發亮時，燈泡才有可能發光。以我們在湯姆的病人身上所發現的，我們面對的是一種全新的範例：電燈泡不需要有電就可以發亮了。可是我們又必須自問：如果電燈泡不需要電流，到底它們是怎麼發亮的？

模糊卻真實

我們再一次和病人見面。她名叫莎拉·葛第恩，個子嬌小，黑色短髮，有兩個兒子，分別是五歲和八歲。現在兩個小孩都上學了，所以莎拉又開始工作，在鳳凰城的一家建築師事務所當接待員。她最喜歡的消遣是縫拼布被，她常常和母親及姊姊一起縫製。她是個天主教徒，小學時念教會學校。她會上教堂，但「我應該更常去才對，」她說：「不過我只有在神聖的日子才去，復活節、聖枝主日、聖誕節或聖誕夜。」她告訴我說，她每晚睡覺前都會禱告，但在教堂外她很少讀《聖經》。

我問：「你以前曾經有過靈魂出竅的經驗嗎？」

「我靈魂出竅了嗎？」

「不，不是的。我也不知道，我們沒有人知道。」我結結巴巴地說。

「我有什麼不對勁嗎？我的腦部？」

「沒有，一點也沒有。只不過，你被送到加護病房時，記得許多在手術室裡聽到的談話。那個，呃，那是從未發生過的。在那種……在你接受手術的情況下……那應該是不可能發生的。你記得自己在手術室裡嗎？從上面往下看？也許看到你自己躺在手術台上？」我問。

「沒有。」她幾乎是不假思索地答道：「對不起，我什麼都不記得，只記得我所聽到的。」

「你記得聽到聲音嗎？有人在說話的聲音？」

「有，但也沒有。例如，我聽得出是個女人的聲音，但我不知道她長什麼樣子。」

「在你的想像中，」我問：「那個討論自己訂婚的女人，長什麼樣子呢？你認爲她大概是什麼模樣？」

她低頭看握在手心裡的叫喚護士按鈕燈，臉上浮現一種悲哀的神情。「我想像，」莎拉坦承：「她有一頭金髮，大約五尺六吋高，身材苗條，戴著手術面罩和帽子。」

「眼睛是什麼顏色呢？」

「藍色。」她專注地注視著喚人的按鈕燈，看起來像是想向人求助似的。

「她頭上的帽子像是手術時戴的大帽子嗎？像浴帽一樣罩住她的整個頭部？」

「我想是的。」

「莎拉……你怎麼知道她有一頭金髮呢？沒錯，她的確是金髮。」

莎拉閉上眼睛。「因為有一綹金髮從她的帽子下露出來，像是掉出來的，就在她的額頭上。」

我又詢問她更多細節時，發現她顯然知道手術室裡每個人的長相，知道非常多的小事實。例如，她可以告訴我那部心肺人工血管的機器放在房間裡的哪個地方，可是那部機器是在她已接受麻醉過了一、兩個小時後才被推進手術室的。莎拉也知道那個操作機器的技師留著大鬍子。她告訴我說，第二個負責清洗的護士是個黑人，而且個子很高。

接下來的兩天，我和莎拉談過好幾次，我們由這些談話中推論，她感受到那個房間、房間裡的人，以在裡面發生的談話。雖然她的意識在任何方面都沒有腦部支援，但卻存在那場手術中。

她的經驗使我得以領會在我的事業中，自己所經歷過的一切。許多年前引導我的那個坦賓村的夢；洛基的兒子在他死前的那個晚上回去找他；湯瑪斯的父親從墳墓回來探望他的兒子，以確保兒子已回復生命；哈利的預感，以及後來他的太太幾乎要隨他而去；亞弗瑞的死直接影響到我的身體，令我背痛不已；還有信仰堅定的奚茲太太。

這些過去的交流似乎將我身為醫師的經歷，和由他人所運作或透過他人所呈現的超自然力連結在一起。我忍不住想，我們有沒有可能被超越個別腦部能力可以感受和理解的力量連結在一起呢？

由數千隻閃亮的魚匯聚在一起而成的魚群，可以像一個單一個體那樣轉彎，卻沒有一隻魚意識到或洞察到。有沒有可能，我就像一隻魚一樣，誤以爲我步上的旅程是單獨一個人的，而實際上這個旅程是許多、許多人的存在所造成的？這些生命彼此交織成一塊意識的織物，不是我們的感官或智力能夠理解的。或許我們就像一群匯聚的魚，每個人既保持單一的自我，但我們的集體意識也驅策自己自在地進入不可認知的深處。也許有些魚往上看，看到穿過水面的陽光，不禁想著：「我所看到的那些漣漪是什麼呢？」那些漣漪，是否就像我在醫學的診療表面所經歷的超自然漩渦一樣，說明超越了海洋的侷限，也是我們所接受的唯一眞正的現實之外，還存在著別的領域？那一條魚看到一絲漣漪時，會想像充滿了叢林、高山、極地冰帽和沙漠的陸地嗎？

我們這些醫界的人，面對無解的問題，即超自然的漣漪時，應該怎麼辦呢？置之不理？禁止討論？或宣佈那只是令人困惑的科學與性靈的混合？我們這些醫生，就不能允許自己去思考：超自然力、神力和魔法，有沒有可能只是構成現實世界的基礎？光是去挑戰我們的想像力，不是會令我們更加富足嗎？對那些向我們求助的人，我們至少也應該爲他們提出這個問題才對吧？我們就不能承認說，我們渴望一瞥心靈的神秘嗎？而當我們正好碰到證據，證明意識超越腦部的生命而存在時，我們也應該要發問吧？

我想起躺在巴黎聖母院大教堂螺塔頂端的一座天使雕像，她的臉背對著頭部上方的十字架，而且她用手臂遮住了眼睛。謠傳藝術家將她刻成這樣，是表示她在見過上帝的榮耀之後，眼睛就瞎了。所以，或許莎拉的經歷和記憶就是我們所能得到的最接近神蹟的事物——只是瞥見，但那一眼便將我們科學的信仰和限制完全翻轉了。很有可能，我們可以延伸我們的存在，進入超越物質限制的領域，雖說由於數千年來的科學實驗和研究，已使我們學習接受這些限制是不可違背的。正如法國數學家及哲學家布萊茲・巴斯葛所寫的：「上帝可以使一切都昭然若揭，但你必須付出代價。」所以，要記住那個性急的天使帶給我們的教訓，我們必須為模糊的一瞥感到滿足，並相信目前所揭示的，就是我們所能承受的。為了我們自己的好，我們無法全盤獲悉，也無法加以測量或探究，但或許現在這樣就夠了。

疑問背後的答案

我知道既然我有疑問，其他在我之後的醫生和病人也會有疑問。現在是我說出心裡想法的機會，我這樣做，是因為自我有生以來和開始我的事業以來，第一次覺得我也許知道自己應該做什麼。我並不是要從同事或科學文件中尋找外在的導引。對於自己為了種種可能性所感到的驚異和興奮，我覺得很滿足。我可以告訴你這一點：不管我們在人生的旅途中感覺多麼孤獨，都只是自己編織出來的。唯有我們可以判決將自己關禁閉，唯有我們有能力決定去想像並擁抱我們的心靈。經歷重病的不確定性、重大手術的焦慮，以及生命本身的脆弱，都使我們更易於感受自己與超自然力的連結，在這三者之中隱藏了閃閃發光的通道。

我和莎拉最後一次談過話後的第二天，她就出院了。有許多迷團並沒有解開，許多問題並沒有答案。首先，兩個醫生在醫院的自助餐廳裡展開熱烈的爭辯。一位是來自英國的麻醉學者紐頓．皮康爵士，是將量子物理運用在意識科學這個領域的權威。紐頓爵士認爲，毫無疑問地，莎拉的病證實了意識與腦部的活動狀態是分離的、獨立的。這個看法被來自亞利桑納大學醫院的一位神經生理學家全盤否決，他質疑「EEG紀錄顯示腦波沉寂的程度」，換句話說，他不相信莎拉的腦部在手術時是完全沉睡的狀態。

爲了讓自己滿意，我拿了一份EEG的紀錄，給我在神經科裡每天例行讀EEG圖表的兩位同事看。我分別對他們兩人說明這份EEG紀錄，是一位我被要求宣佈「腦死」的病人的；簡而言之，這個病人的腦子已被認爲完全損毀，而我想要確定沒有任何腦波活動的證據。他們兩人都向我保證，那份EEG圖是無可置疑的：這個病人的腦確已死亡——死了。於是這個病例使我們分成不同陣營，彼此爭論。

然而，莎拉留給我一個更令人困惑的問題。我問過她：這個「回憶手術室裡說過的一切」的經驗，有沒有使她對人生或上帝的看法有任何改變？

「有。」她說：「我有信仰，我信上帝，我知道我死後會和祂一起在天堂裡。永遠。所以這件事提醒我，我眞的相信。」

我說：「我也信上帝。」

「是的，只是你要我對你證實上帝是存在的，你想知道我曾經與祂同在。你問了我這麼多問題，是出於你自己的懷疑，你自己的恐懼。」

「也許是吧。我只是想……」

「你只是想**知道**，而不是相信。只是想知道，確知。」

我說：「大概是吧。」

「你有沒有想過，我之所以經歷了不管那是什麼，不管你和你的同事們跑來跑去想要證明的是什麼，很可能只是反映了我的信仰？」

「我大明白你的意思。」

「我信上帝，所以我可以加入祂。你不信，或者你憂慮自己不信，所以你不能。」

我只是啞口無言地瞪著莎拉。她說得一點也沒錯——關於我想要知道的慾望，關於我的懷疑。我謝謝她抽空和我談，我擁抱她。對她，我已別無所求，也無話可說。我離開了。該是我思考，嘗試找到問題的答案的時候了。我沒有再看過她。

六個月後，一家電視台播出一部紀錄片的特別節目，片名叫「死而復甦」，內容很聳動，畫面不停地搖晃，還有模擬演出，並插播專家的片段，包括紐頓爵士戲劇化地以側面呈現，而背景是一座墓園。

一年後，莎拉從建築師事物所下班回家途中，一輛垃圾車闖紅燈，把她當場撞死。她因頭部受中傷而死。在她的驗屍報告中，瑪瑞柯帕郡的法醫描述莎拉的頭部所受到的多重傷害。當她將腦子的基部自頭蓋骨移開時，一點金屬的閃光引起了她的注意，她從太陽穴腦葉的邊緣下方看到了那個鈦製的血管夾。湯姆非常謹慎地將血管夾放置在基部動脈瘤的位置上，當時整個團隊都大費周章，手術講求無比地精確。爲了將那個夾子放妥，必須使用循環系統暫停的做法，引發了後來有關莎拉意識的許多問題。那位法醫取出腦子，浸泡在福馬林液體中，又將腦子翻轉，好看清那個小小的血管夾。她對著麥克風發言記錄：「發現一個裝置合宜的鈦金屬夾，夾住一個基部動脈瘤的底部。這夾子與病人的死因無關，在本案中提及只因是無意間發現的。」在我看來，那夾子絕不是無意的。就莎拉的事例所引起的種種議題來看，我覺得那夾子可以說超越了實體的意義。

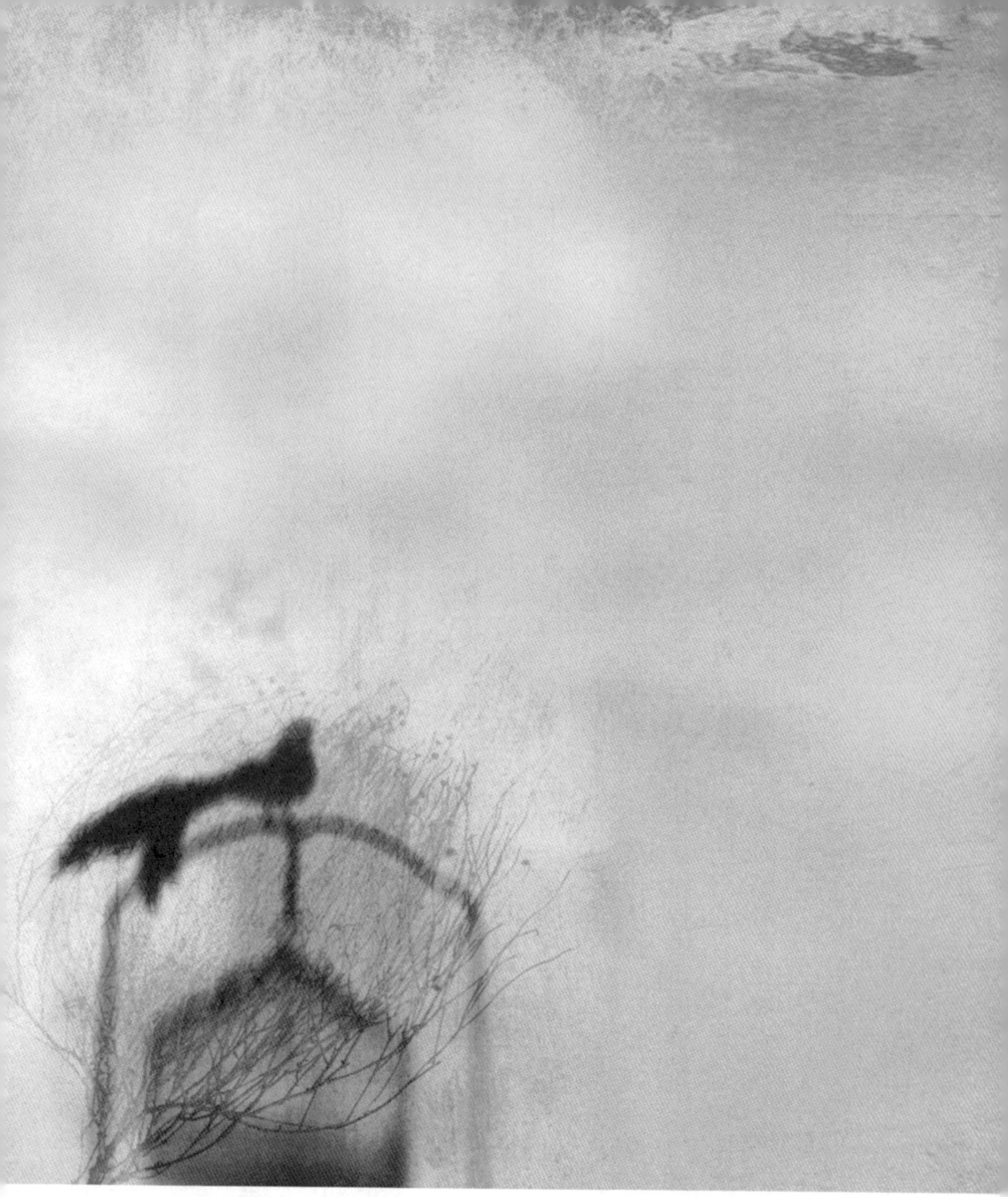

後記 成爲病人，再次出發

我再也不是外科醫生了

當我開始寫此書時，根本不可能預見自己的旅程可能會有意外的發展。在許多病人的故事中，我一直強調人生充滿了「不確定性」——充滿無法預測卻會改變一切的驚奇。正如某人所說的：「神存在嗎？我不知道，但祂們還眞會表現！」所以，神對我開了一個玩笑。你會以爲這應該是我預料中的事，但我根本連想都沒想到會發生。我在第一回合就被擊昏了。

二〇〇四年，我下半身的脊椎必須接受重大的重建手術，那是慢慢累積的後果：早先在沙漠風暴中脊椎受傷，亞弗瑞死後可能有一個椎關節裂開了，以及，最後，從馬背上摔下來。我的好運用盡了，脊椎開始在長時間的手術過程中感到疼痛，到最後，我已無法置之不理。每次進行長時間的手術，我的左腿都會麻痺，接著右腿也開始灼痛。我的左腳漸感無力了，讓我開始擔心雙腿可能報廢了，常常在錯誤的時間裡，例如手術進行到一半的重要時刻，雙腿發軟。我一直都明白人體在手術過程中可能會禁不起考驗，但沒想到會是我的。我從沒理由懷疑自己完成每一次手術的能力，可是現在我有理由懷疑了。

MRI的顯影指出，我的尾椎兩側末端都因壓縮而有癱瘓的危險。我別無選擇：我必須成爲病人，而且必須在難以想像的事情發生之前趕快下定決心。於是，我接受手術治療。我投降了，雖然深知無論我們有多希望手術成功，但它仍可能會失敗。如果手術結果必定是好的，不需冒任何危險，那就不是我們所知道的手術了。沒有機運、運氣、命運，就不是外科手術了。這些都是手術的重要成分。

我的手術比預料中更爲複雜，原本預期的兩個小時，變成長達十小時的手術，我全身的血流失了一半。醫師以鈦金屬重造我的脊椎，並用以我的骨盆製造的合板釘來釘入。他爲我的脊椎費盡心力，彷彿是以自己的生命做賭注似的。直到現在，我想像爲了完成那次手術——我們的手術，他必須承受多少壓力時，仍深感歉意。後來，我發現我不可能完全復原。

我躺在加護病房的床上，當同事們禮貌地來探望我時，我從他們的眼神中看出了某種焦慮。我看得出來，有些人的眼底隱藏了恐懼，使我不禁想著：他們到底看到或聽說了什麼不能對我說的事呢？或許是懷疑我永不可能恢復到又可以動手術了；也許我看到的是所有外科醫師心底都有的恐懼：放棄手術刀，我知道有外科醫師因無法再動手術而寧可自殺了結。我們犧牲那麼多的時間和力氣，才終於成爲外科醫師，因此我們之中有許多人將它視爲生命的唯一寄託。儘管聽起來難以置信，但可以說我們爲了手術室而保留最後的心跳。

那種恐懼令我無助。所有的外科醫師都怕在動手術時太過投入，以致於迷失在枝微末節中，無可挽回。就像童謠中的蛋人，摔碎之後永遠無法再拼湊回去——至少，不是完美無瑕的。我們的雙手碰觸過的身體，再也不可能回復原先純淨的狀態了。最後，我的外科醫師告訴我不要抱著太大的希望。看來，我不大可能再操刀了。我們的談話最後以一句「我們慢慢等等看吧」作爲結束，但我看到的卻是，沒什麼希望了。

整整過了一年多，我脊椎的骨頭才長好，既不夠快，也不夠穩固。我服用鈣片、維他命D，以及許許多多我以前的病人會吃的補充品和草藥。我就像任何其他人一樣，在醫學文件和網路上到處搜尋，找尋每一種可以幫助骨頭癒合的另類療法。有長達半年之久的時間，我以強力的磁鐵治療傷口。還有，是的，我甚至嘗試了鯊魚軟骨奶昔，但只有一次，那眞的很難喝。有幾次我痛得受不了，深信我在痊癒之前一定會先瘋掉。幸好那已經過去了。

我的左腿會抽筋，腳踩地板時非常笨拙。有時候因爲我的腳已經麻痺了，所以根本不知道使力是否恰當得足以支撐我的體重。我的一隻腿比另一隻長，也比較強壯。整整一年半，我穿著一副由鐵和塑膠製成的巨大支撐架，以防一不小心彎身或骨頭在彎曲時分裂。

現在我走路時常撐著枴杖，以防腿突然不聽使喚；我去超市買東西時，會讓裝貨的小弟幫我把東西放到車上；空服員會禮貌地讓我比其他旅客先登機；我學會忍受在電扶梯上想要快步超過我的一百個身手矯健的人，對我的瞪視。

我也曾經健步如飛，但現在，每當眼前出現相當長的階梯時，我便開始找尋電梯。我也學會如何向人求助，請人扶持，扶我上人行道，和其他一千件以前我會感到羞辱的小事。有很長一段時間，我的技術和身體的能力定義了我；而現在，我只是……呃，我只是另一個病人。

我也必須學習如何下台階。一步下一級階梯——我步下外科主任的職位，也不再是神經外科主任。一個已不再開刀的人，不應該再領導外科部門，這聽起來很合理。

於是我辭掉了主任的職務，仍是外科教授，但當時我即使靠著支架也只能勉強走幾步路，我必須請求別人幫我擦屁股，這與外科醫師無所不能的形象太不相符了。有時候，當我在半夜裡因背痛而醒過來時，會全身冒冷汗，想著，既然我已經不是外科醫師了，那麼我現在到底是誰？這令我感到驚慌。太太會告訴我說我仍然是她的丈夫，孩子會告訴我說我仍然是他們的父親，可是對於我到底是誰這個問題，我自己並沒有答案。

有時候我會得意地想，我所成就的可能已經超越大多數的外科醫師。我比多數外科醫師都爬升得更快，只是我的事業比他們的短暫一些，我將事業濃縮到工作生涯的一半。但接著，我會聽見自己說，那又怎樣？爲什麼那麼急著要搶先呢？那使我得到了什麼？有一年多的時間，我自怨自艾，覺得自己殘破不堪，沒人理睬。

二○○四年萬聖節的晚上，我參加在舊金山舉行的一個神經外科研討會。我想要繼續維持醫學教育的名聲，以備再次回到手術台吧，我想。街上聚集了許多人，全都精心打扮過。當我要走回位於吉利街的摩納哥飯店的房間時，和一對顯然已經準備好要徹夜狂歡的年輕夫婦一起搭乘電梯。女的穿著緊身到不行、又很暴露的護士制服，上面濺了假血；男的穿著外科醫師的手術服裝，衣服上同樣濺了假血。電梯門開啓時，那對夫妻正在親密地擁吻，我記得她甚至有一隻腿是翹起來的。

當我拄著柺杖步入電梯時，望著他們服裝上滿佈的假血，開玩笑地問：「病人怎麼樣了？」

穿著外科醫師手術服的男人也玩笑地答道：「我已經盡力了，就是救不了她。」極盡誇張之能事。

我假裝關切地說：「嗯，我知道那種感覺。你跟他的家人宣佈了嗎？」

「沒有，我做不到。」他說：「你走進來時，我的護士和我就是在談這件事。」

「喔，你是說那熱情的擁吻嗎？」

「是呀，她要我鼓起勇氣。」

「我知道那種狀況，老兄。我曾經是個外科醫師。」

「眞的？」那男人問。

「是呀……我曾經是……我是說，我是……我曾經是外科醫師……專門動腦部手術的醫師。」

是喔，才怪。他們兩人望著我的眼神，好似我是個可悲的騙子。但我自己卻爲了我用「曾經」這兩個字而吃驚——我已經開始說「曾經」了，我應該立刻說「我是外科醫師」才對，但我想前者才是我的眞實感受。

在恢復期的第二年，我又開始重新思考人生的方向。正如一個病人的生命不只是他的病症而已，我也開始學習自己不只是一個醫師而已。我開始自問：如果我可以將全部的心力集中於改變外科的某一個層面，那會是什麼呢？我知道這個問題的答案：我會重新發明自己。那可能需要很長一段時間才能達成，我並不比我的病人更清楚要如何達成這個目標，只能過一天算一天，但最後，一個答案出現了。

還有更重要的事可以做

當外科醫師似乎已經是過去式了，屬於另一個生命。不過有些職業就是可以在你已經變成另一種人之後，對你依然具有魔力。舉例來說，一個作家即使在做別的事，仍然會是個作家。天主教徒說，一個神職人員永遠都會是個神職人員，即使他後來還俗亦然。但是一個外科醫師呢？那似乎比較像是你所從事的範圍，是一種生活的狀態，而不是你可能成爲的人。你自問：一個歌劇明星在失去她的聲音後，還會是個歌劇明星嗎？一個外科醫師不再動手術後，還是一個外科醫師嗎？外科這個行業並不是被動的：不再動手術，你就被拒於門外了。你被剔除了，驅逐了。

那麼，我能做什麼呢？我決定，如果我可以改變外科的一個層面，那就是去除可能對病人造成傷害、殘廢或死亡的失誤。我決定踏出新的一步：我要蓋一個實驗室，一個讓外科醫師、研究員和生物科技業者都可以使用的「智庫」，找尋減少診斷和技術錯誤的新方法。我要創造「一個沙坑，讓醫生可以落實醫療」。我要將這座實驗室命名爲「ＡＳＴＥＣ」，也就是「亞利桑納擬態技術與教育中心」的縮寫。

接下來的一年，我召集了一個團隊，熱中於教導下一代的醫師避免犯下悲劇的、昂貴的和可以預防的錯誤。ＡＳＴＥＣ開始運作了，創立不到一年，便有超過一千人登錄，接受超過五萬小時的訓練。我們設計了一系列免洗、合成的材料，讓醫師和學生可以不用動物組織，在人體的任何部位模擬開刀過程。學生和駐院醫師可以在進入手術室之前，藉由ASTEC的設施練習開刀技術，使技術臻於純熟。我也加入了工程、電腦動畫和視覺的團隊，創造新一代的外科工具。

我們稱之爲「智慧」工具，因爲這些工具可以記錄並導引一個外科醫師的動作，甚至當工具脫離外科手術的範圍而危及附近的器官時，還會對醫師提出警告。電腦化且由影像導引的新科技，很快就可以讓外科醫師看見全面的立體解剖圖，而經由肉眼看來，這解剖圖會放置於躺在手術台的病人身體上。這樣的展示，可以使外科醫師有效地「透視」病人的肌肉組織，讓重要的解剖構造在可能遭受無可挽回的傷害之前，清楚地呈現在眼前。下一代外科手術的新世界，現在在我的眼前開展，在我的想像中，以及我的腳邊。我現在在大學的四個不同學院裡任職，但外科仍是我的本行，也是我心所繫之處。

當我到醫院的辦公室工作時，病人對我微笑，那似乎是不同於往日當我自以爲只是個外科醫師時所得到的微笑。現在我是個必須拄著枴杖走路的跛腳人，只是擠在醫學中心走廊上的那些動作遲鈍、笨拙但勉力而爲的人之一，只是一個身體殘缺的人之一。現在當我看著病友時，彼此的問候有一種不一樣的溫暖。我們的相似處多於相異處：他們是尋找醫生的病人，而我是一個尋找病人的醫生。在我的外科醫師的航行中，又將完成一個新的階段。我以通過某個隱形的門檻——更像一個病人，而不是外科醫師。而我可以接受這一點，甚至比之前所想的更快樂。

「病人」一詞的意思源自於拉丁文的形容詞patiens，字義爲「忍受的人」。我們自沉靜的、生命的孤獨中向宇宙發射出的所有問題：「爲什麼？我爲什麼存在？」唯一合理的答案就是忍耐。

起初，我們所得到的唯一答覆是：等待！等待！耐心地等待，眞心誠意地等待，像一顆石頭般地等待，無論多久都得等，然後再等一下。可以等待的人會更靠近天堂。謙卑地等待，沒有怨恨。天堂找尋那些可以自我昇華，直到可以把自己的生命視爲銀河無限波動之隱喻的人。忍耐的心靈得到的回報是，得以一窺由上帝親手在星辰中畫出的星際間的忍耐。

恆星和行星都不在乎時間的流逝，它們聽不見時鐘的滴答聲。時間是人類迷團的一種測量。死只是一種幻影，是時間虛構出來的。當我們生病時，感受到與生命的拉扯，其實是一種矛盾，出自於我們感受到星系的永恆，和它們想要與我們每個人重新聯繫的親密渴望之間。恆星渴望與我們重逢，受到我們與它們聯繫的能力所影響。當我們呼喚時，它們極力地想要回應我們，回答我們最眞誠、最神聖的問題。我們必須等到它們以純愛的語言給我們答案之時。太空深處的冰冷數學，被恆星想要與我們結合的熱情穿透，天堂終於以無條件的愛之語言來回報。和我們每一個人，爲我們每一個人。

因此，當個病人使我學習等待，全心全意地等待，而體驗等待就是等待唯一的目的。完完全全的。我可以將自己投入石頭般的耐性中，開始聽到宇宙最初發出的低喃聲。那眞的是一個母親的呼喚，對我召喚，那聲音是如此輕柔，如此甜蜜，就像音樂，但又超越了音樂。我必須使自己的心跳停止，才能聽到由星星發出的音樂聲。當我聽到時，它們溫柔的低語：「你是我們的孩子。」最後，它們回答了：「是的。」它們唱著：「你是我們的眞愛，永遠的眞愛。」

Nada te turbe
Nada te espante.
Toda se pasa.
Dios no se muda.
La paciencia todo lo alcanza.
Quien a Dios tiene nada le falta.
Solo Dios basta.

不要讓任何事物驚擾你，
不要讓任何事物嚇到你。
所有的事物都是過眼雲煙。
上帝永不會改變。
耐心可以獲得一切事物。
有上帝的人便沒有缺失。
上帝即已足夠。

——西班牙，阿碧拉的聖泰瑞莎（1515-82）

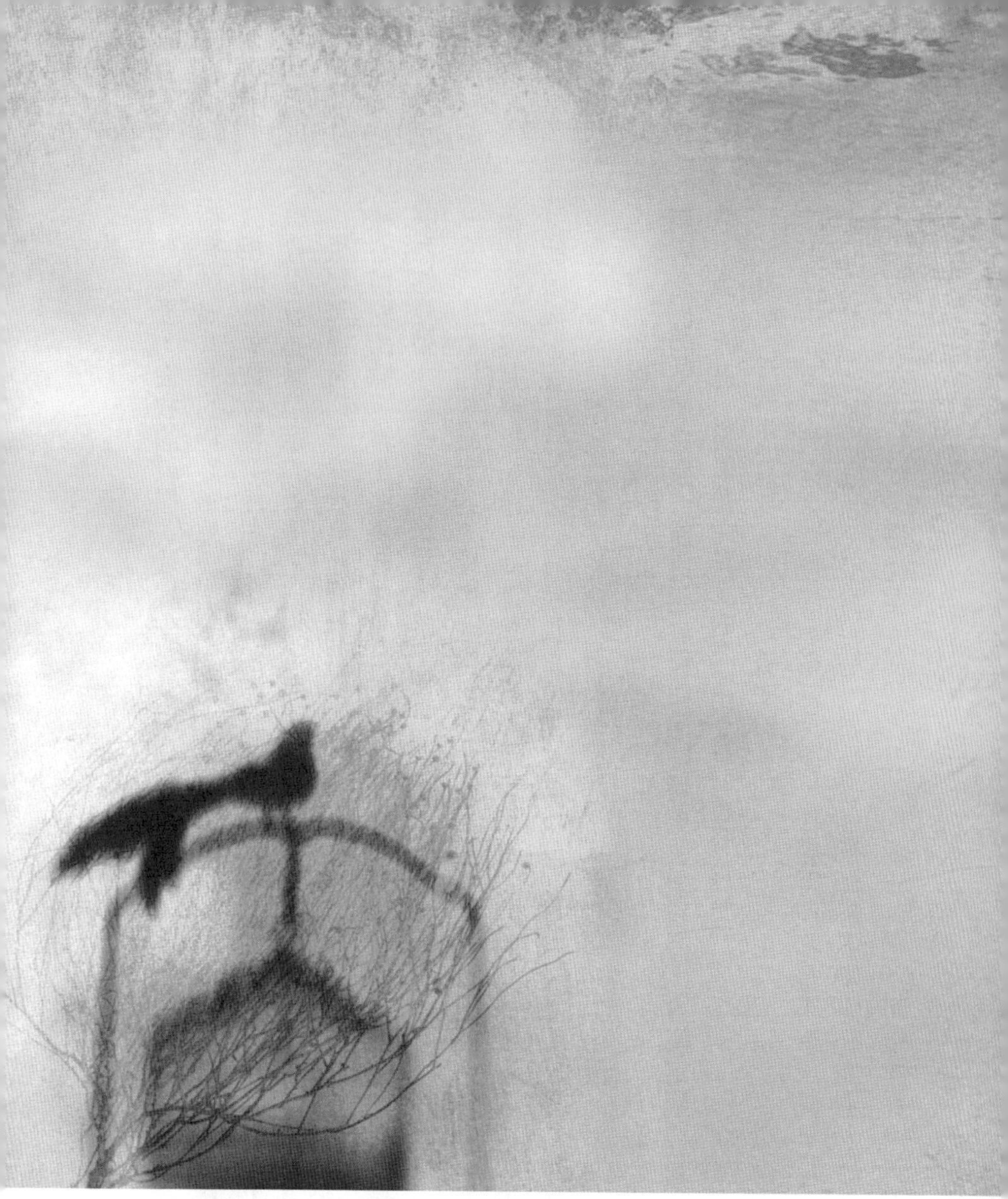

附錄 二十條黃金忠告

那麼，從我的經歷，我與你分享的這些故事中，我可以得到什麼結論呢？所有的故事都有一個共同的特點：每一個重大的手術或疾病都有潛在或眞正的心靈轉變的時刻。與健康相關的危機會製造脆弱和敏感的窗口，質疑我們已經成就、追求或夢想的一切。一場重病會引發充滿懷疑的危機，但也可能成爲我們的一個機會：使我們得到啓發，而這或許是人生絕無僅有的一次經歷。在醫院裡，「注意」和「意圖」變動不止，使一個人可能突然有種心靈的體驗。當生命將我們推出正軌，使我們失去平衡，我們便可輕易地從內心感受到劇烈的變動。當我們無法呼吸時，便會深刻體會到呼吸的意義。

對生命造成威脅的事件令人驚恐，病人飽受痛苦，陷入疾病空洞又禁忌的場域中，孤獨一人，沒有路標指示方向而迷失，恐懼撕扯著我們的心靈。醫院的經歷對醫生和病人都可能造成影響，然而，只有病人會面對生死之間。在某一個點，醫師必須做出選擇：保持無動於衷，疏離地爲病人的病情發展做記錄；或者選擇感同身受。若選擇後者，勢必要冒險，病人和醫生必須一起出發，通過心靈和生理的荒野。每個人總有一天都要經歷這段疾病與死亡的荒漠之旅，而這段旅程如何影響並改變我們，會決定我們是否可以帶著新的視野，全身而退。醫學藝術眞正的魔法來自於親眼目睹轉變。

要把自己看成是神所設計之戲劇的一部分，或是由基因決定之戲劇的一部分，兩者意義不盡相同。不管兩者背後的邏輯是什麼，作者可能都是上帝。凡人只能左右爲難：接受或拒絕上帝之愛的概念。弔詭的是，如果上帝是無所不能的造物主，那麼祂必然會讓我們——祂的子女，自己去**感覺**愛，那我們對祂的愛。我們不可能被命令去愛上帝。上帝雖有無上的權力，但如果沒有**選擇**的自由，一個人和上帝之間便不可能存在眞正的愛。上帝的愛或許無盡且永恆，但每個人必須自己決定是否要讓這愛是相互的。決定要拒絕或擁抱上帝，無論作何選擇，我們扮演自己的角色，而該發生的事情也照樣發生。

布崙特．寇提斯和約翰．艾瑞基在他們的著作《神聖的羅曼史》（*The Sacred Romance*）一書中，提出了選擇是否愛上帝這個深刻的議題：

（上帝）可以轉動地球，改變天氣，推翻政府，弭平軍隊，死人復活。我們要求祂干涉我們的事務，這要求會太過分嗎？但是祂似乎常常十分冷漠，對我們完全無法掌控的困境幾乎是麻木不仁。如果沒有上帝，情況會更糟嗎？如果祂並不存在，至少我們不會抱著希望。我們會認命地接受，在宇宙中我們真的是孤獨的。

——湯瑪斯．倪爾森出版公司，一九九七年，頁六十九

我明白，除了自己的意識之外，想要將任何人的意識導引到一個新方向，是徒然無功的。老實說，我努力想控制自己的心靈之舟，我必須握緊舵柄，所以我也沒有資格提供別人諮詢。身爲一個神經外科醫師，並沒有給我特殊的權威去佈施有關心靈的忠告。我承認，當醫學生和駐院醫師時所經歷的許多事，使我因自我懷疑而動搖。有時候，我的自信會拋棄我；有時候，我覺得自己似乎是在玩一種沒有規則或界線的遊戲，而且沒有裁判，沒有

條例。就像威廉・高定所寫的《蒼蠅王》書中那些遭遇船難的學童一樣，我必須自訂規則。這些規則在我當醫學生和駐院醫師的那些年裡，幫助我想清楚病人的病情，並導引我身為醫師的行為。多數的規則都來自於個人的經驗，而不是來自任何特別的智慧。

我已將身為外科醫師和外科教師的生涯中，最重要也最有影響力的事件都告訴你了。現在，我要和你分享我的一些規則。這些規則並不獨特，但對我而言卻都禁得起時間的考驗。我希望將它們一一寫下來，可以使讀者，包括病人和醫師、學生和朝聖者也加以運用。我祈禱這些守則會對你、你所愛的人、以及你服務的人都有用。規則的最終目的是要幫助你超越，得到靈感，並通過疾病的考驗和苦難。

第一條守則：絕不低估運氣，無論是好運或厄運

在前往翟比斯的路上，
我的運氣來了，我碰見一個可愛的惡魔，故事是這樣的：我讓自己變成惡魔。

——史丹利・庫尼茲，《通往翟比斯》（*The Approach to Thebes*）

運氣是個人的惡魔，是我們都得屠殺的惡龍。我們受到召喚，與運氣交鋒，無論是好

運或厄運。有人說我們製造自己的運氣，而非運氣決定我們現在是誰和也許會成爲誰，這或許有幾分道理。我們每個人都必須學習在人生展望中掌控運氣。

運氣規範可能性的範圍，也限定了我們對事情和對彼此會有的反應。我們巧遇我們的伴侶，我們的夢中情人，這都多虧了我們自己嗎？我們可不可以說，我們選擇父母，以及父母如何塑造我們，我們都參與其中？一個四十五歲的男人，一輩子都慢跑運動並且喜歡吃青菜，卻突然死於心臟病突發，我們能夠解釋嗎？另一個男人，不但是老煙槍，又是個酒鬼，卻活到九十歲，在睡夢中平靜地死去？有些人生下來就享有特權和安逸，有些人卻因生下來就缺乏食物和水，只活了短短幾個月，這有道理嗎？

生在第一世界或第三世界，差別就在運氣。當你很幸運時，絕不要以爲是你個人的勝利，你要爲自己的幸運心懷感激。當我們感覺自己很幸運時，也應當要感受一種道德的負擔，希望有一天可以看到其他人也享有同樣的機會。

運氣這個東西，有種變化多端、難以捉摸的特質。以一場致命的車禍爲例，車禍的肇因，常常是喝醉酒的駕駛突然開車越過中線，撞到對向駛來的小休旅車，使車裡的一家人全都喪命。有人說，這是上帝的旨意。我們相信，創造天地的上帝，會抱著惡意或隨意傷人嗎？不可能。愛因斯坦曾說，他懷疑上帝在創造世界時會擲骰子決定，意思是說，上帝不可能隨興所致地玩機運的遊戲。創造是隱含目的的。

我相信上帝觀察我們的試煉和悲劇時，所感受到的哀傷絕對超過任何人所能感受到的。《聖經》說：「兩個麻雀不是賣一分銀子嗎？若是你們的父不許，一個也不能掉在地上。」

（馬太福音，第十章第二十九節）上帝知道人生充滿意外。例如，小休旅車內的那一家人，如果因爸爸必須找鑰匙而耽擱一點時間，在那致命的一刻，那輛車就不會在那裡。如果那個醉漢的太太不要在那一晚離開他，他可能就不會藉酒消愁，在那一家酒吧，在那個特定的時刻。這些隨機事件之間的關聯，一連串的「如果」，可以一直往前追溯，直到亞當和夏娃在伊甸園的時候。無限長的一連串巧合和事件，最後達到運氣的一刻——好運或厄運。無論好壞，那一刻是我們的，是我們擁有的，以我們個人的惡魔呈現。

厄運降臨時，人們會詛咒；可是好運降臨時，人們卻會找到理由加以解釋，爲什麼那是應該的、應得的。接著受到好運眷顧的人開始認爲，那不只是意外而已。但就是因爲無法解釋，找不到因果關係，也沒有功過存在，才使得好運有些令人尷尬。因爲我們知道沒有人比其他人更應該有好運，比其他人更値得看到那輛衝過來的車而轉彎開走，使我們逃過一劫。哪一個士兵應該聽到敵人的槍扣動板機的聲音呢？哪一個旅人贏得神奇的拯救，使他轉機時錯過了後來失事撞毀的班機呢？

只有當死亡在最後一秒鐘轉彎離你而去，帶著驚喘聲自你身邊通過，與你相差毫釐，這時你才會看清生命的本質就是意外。想想看，當你逃過劫難的那一刻，你有什麼感覺吧！你的心猛烈跳動，全身發抖，甜蜜的呼吸成爲恩賜。在這樣的一刻，你不可能覺得是有理由的，你只會覺得狂喜，完全的放鬆。在這關鍵的一刻，生命有如浪潮般向你湧來，以生命的細線將你往上拉，高高地越過底下的深淵，然後輕輕將你放下，於是，生命得以持續，沒有結束。你活著，得到你所能接受的最好禮物，因此你要感到歡欣，心存感激！

但要記住：我們不可能控制好運。我們不是運氣的主人，而是它的玩具。在一個病人的復原過程中，最有利的秘方就是發現自己依然活著，自己已經騙過死亡所感受到的震驚。有人說，機運會找上有準備的人；我說，好運落在尊敬它的人身上。我的經驗是，最珍惜運氣的病人，也是最快樂的病人。

第二條守則：找一個關心你的醫生

當病人或病人的家屬向我承認說不喜歡他們的醫生時，我通常啞口無言；更糟的是，他們覺得他們的醫生並不喜歡他們。這是怎麼回事？你對你的醫生都有這種感覺了，可是你還是要讓這個人分享人生重大的轉變事件嗎？你明明認爲這個人並不關心你，卻還把自己的命交到這個人手上嗎？這眞是太沒道理了。

那麼你怎麼知道是不是找對醫生了呢？因爲唯有這個醫生會給你重要的意見。你會明瞭，醫院中所有的商議，都不比你的心告訴你的來得重要。正如傅克曼醫生在醫學院的畢業典禮上所說的，你必須找到屋裡那一個眞正的醫生。身爲病人，那個醫生就是你所需要的一切。一旦你找到他，停止，你已經完工了，其餘的都可以拋開了。忘掉你的恐懼和驚慌，把自己交到醫生手上，創造你和這位醫生的伙伴關係，以及連結。你的搜尋已經結束了。

第三條守則：生命的品質永遠重於數量

懦夫在死前要死上許多次；
勇者只面對一次死亡。
在我所聽過的奇事中，
我覺得最奇怪的是人會感到懼怕；
因為死亡是個必要的結局；該來時，它就會來。

這是莎士比亞在《凱薩大帝》一劇中所寫的。要放掉生命需要很大的勇氣，尤其是放掉我們所愛的人的生命。我們都認識一小群人，例如我們的孩子、配偶、或許是一個摯友，如果可以讓他們活下去，我們寧可犧牲自己的生命。我們會毫不遲疑地放棄自己的性命，因此我們覺得有些生命比自己的更珍貴。如果我們接受這個前提，爲什麼我們難以接受在某些情況下，死亡，尤其是快速、勇敢、有尊嚴的死，比僅只是活久一點要好多了呢？我祈禱當我的時間來到時，可以沒有掙扎或不捨地離開這個世界。我希望可以勇敢地死，而且只死一次。

生命該不該持續，這個問題的答案端看這個生命的品質如何。但誰來測量生命的品質呢？當然是由你自己。外人只是觀衆，不能做此評估。品質是個人的量尺，可能隨著時間的消逝或在不同的情況下而改變。如果想要活下去的意志繼續燃燒，那麼健康養護團隊就沒有特權可以捨棄這個病人的性命；另一方面，如果一個病人決定投降，那麼醫生也沒有立場去勸服病人爲了活下去而接受更進一步的治療。要活下去，還是要離開，是病人自己要下的最終決定，而醫生有職責支持一個病人所做的任何決定。

第四條守則：在有生之年要懷想著死亡

佛教有一個重要的信念：無法放下就是痛苦的根源。唯有放下，我們才能體驗眞正的喜悅和自由。這就是死亡給我們的神秘大禮。我們知道死是免不了的，終有一天，我們必須面對離開此生的那一刻。只要我們能夠參透死亡的意義，就會珍惜有限的一生。死亡是一把鑰匙，能夠開啓那扇門，讓我們在活著的每一刻找到善美和眞諦。既然我們堅守成爲「戰士」——活得完全了然於心，就必須學習在死亡迫切的提醒下，把握每一刻，仔細掌握每一個行動。不能有「本來我會那麼做」或「本來可能會那樣的」。生存的希望，全都凝聚在此時此刻中。

我最喜歡的一部電影《末代武士》中，那個日本武士森勝元將軍告訴美國人艾格倫隊長：「完美的（櫻）花是很少見的，你可以終此一生都在尋找，而那不會是浪費的一生。」在最後高潮的一場戰役中，森勝元在垂死之前宣稱：「完美……它們（櫻花）全都完美。」一個人懷想著死亡而活，提醒自己，此時、每一刻微妙又令人難以承受的美，即使那可能是他的最後時刻，就是像那樣。如果我們讓自己相信還有很多時間，相信還有未來可以讓我們改變，無論變好或變壞，或可以讓我們去改正錯誤，那我們就是笨蛋。眞正的事實，也就是死亡的基本原則是，我們的未來時時刻刻都在消失；在出現的那一刻就消失了。韓克．威廉斯說：「我們絕不會活著離開這個世界。」所以，唯有擁抱自己致命的冒險，才是眞正的活著，這就是死亡教我們的生活方式。

身爲外科醫生，我有許多機會觀察到病人的死。我和這些瀕死的病患談話時，每一個人都告訴我說，當死亡降臨時，他們感到極度的平靜。他們描述自己感受到一種美麗、神聖且充滿愛的存在。我的病人們在接近結局的最後一刻時，似乎都會感覺到最終的恩典和狂喜。他們總是說，最盡頭處有一種燦爛的光芒，一股巨大的愛推動著他們跨過深淵。我想那說出了在這一生之外，當我們終於「逝去」之後，究竟有什麼。我知道這使我活著的每一天都感到慰藉。

這是我當醫生所學到的課程中，很重要的一課。對我來說，並沒有確切的證據證明在我們此生之外，有某種榮耀神奇的世界存在。這隱含與上帝以及所有我們曾經愛過或將會愛上的心靈的美妙結合，是我們逝去時的終點。死亡並非終結，而是一種新的生命形式的開始，是一種輝煌的、全新的自我顯示。如此看來，死亡只是一個持續的循環當中，另一種戲劇化的轉變而已，性質與出生類似。當我們從一個生命和意識跨越到另一個時，我們拋棄生命的外殼，進入下一個更神奇的生命。

就像《魔戒》中，甘道夫對皮平說的：「結束？不是的。旅程並不是就此結束。死亡只是另一條道路……是我們每個人都必須走的路。這個世界灰暗、多雨的簾幕會向後捲退，一切都會變成銀色的草地，然後你就會看到了……白色的岸……和更遠的地方。在快速上升的太陽中，一個綠色的國度。」

第五條守則：你躲不掉上面刻有你名字的那顆子彈

據說拿破崙皇帝曾對他的醫生說：「我們的時刻是注定的，所以命中注定何時要死，誰都不可能多要一時半刻。」

我看過許多病人爲了自己的生命「討價還價」，因此經歷痛苦又毀滅的過程。我眞希望可以在談話中問他們，如果你已經知道你的死是絕對必然的，那一刻已被註記，無法避免，也無法改變，你該怎麼辦？你還要掙扎嗎？你會放棄尊嚴嗎？每個人都得面對死的那一刻，沒有討價還價的可能，沒有絕望，你的死已經到來。

因此，拿破崙的話可以提供一點慰藉。每個人都有一顆注定要射中我們的子彈，想要閃躲，根本就不可能。那顆子彈可能化爲癌症、心臟病、溺水、或從車上射擊的亂槍。我們的生命如何終結，不是我們所能控制的，因此我們可以放棄嘗試去控制。我們可以鬆手，不要妄想執守，要平靜地領悟死亡是不可避免的，讓無法逃避的死亡成爲勇氣的來源。我們以認知死亡，而非抗拒死亡，來提升自己的意識。

讓死亡強化生命的意義，和「將活著的每一天都當作生命的最後一天」之間，是有差別的。沒有人可以眞正把每一天都當作是生命的最後一天去過，而不會被抓去關起來。事實上，我們根本不可能把每一天都當作是生命的最後一天。如果你發現這一天結束時你就會死，那麼你會做什麼呢？你會去工作嗎？你會坐下來禱告嗎？你會慌張地跑來跑去，想要寄出最後一批信件或電郵嗎？把東西送給別人？我不確知我們任何一個人在這種情況下可能會做什麼，但我猜想那不會是很舒服的感覺，那會使我感到沮喪，我會不知道該到哪裡去。

我想要說的是，我們應該要過得充實，但不要把日子當作最後一天在過。就如西部鄉村歌手拉斯可・傅萊特在他的歌詞中所說的：「當沙子漏光時，我希望我還能跑。」那就是我的意思。唯有接受死亡的事實，我們才能這樣過生活

第六條守則：請求你的醫生和你一起禱告

有時候病人會對自己在接受重大的手術前，或在生一場大病時想要祈禱而感到愧疚，他們會怯怯地承認：「我並不眞的信神，我根本就不上教堂了，所以如果我現在祈求上帝幫助我，就太僞善了。」才怪。上帝才不在乎你過去有沒有信仰，上帝只在乎你現在的感受。如果你覺得你需要有信仰和幫助，那你就要開始禱告。

有很多醫生不願意禱告求助，因此你要請求他們坐下來，陪你一起禱告。許多醫生是怕他們在病人眼中會變得很脆弱，他們擔心禱告會使他們顯得軟弱且缺乏自信。可是哪一

個醫生能不承認說她或他可能需要幫助呢？我們都是不完美的人，不能拒絕上帝的幫忙。

不要不好意思請求你的家人和朋友在醫院裡和你圍圈而坐，一起禱告。他們不是感同身受，就是不再來探病。無論是哪一種，都好。

家人和朋友形成支持的圈子，他們是我們的「部族」，是我們情感的連結。雖然將每個人拉在一起，手握著手，圍成一個圓圈，最初會覺得有些做作，但過一會兒之後就會覺得很好了。我們自己的愛的圈圈就這樣圍繞著我們，保護著我們，將強大的治癒力向內朝著我們發送。

我常指示禱告圈要像「交談圈」一樣地進行，就是每個人輪流被交遞一樣東西（一根羽毛、一根棍子或一個空尿桶，什麼都可以）。拿著「談話物」的人，是唯一可以開口講話的人，此人可以和同一圈的人分享任何事情。通常我會請躺在病床上的病人最後握有「談話物」，這樣他或她才可以回應圈內所有其他成員所說過的一切。

這種圈圈對每個病人而言，都可能是一種很有力量的儀式，也會帶給需要與同一群人分享某些情感重擔的家人或朋友很大的安慰。只要懷著尊敬的心加入祈禱圈，祈禱圈的情感衝擊就會十分強大，甚至可能改變病人的病況。

不要害怕請求醫院裡的牧師或神職人員到你的病床邊，和你交談並一起祈禱。一場威脅生命的重病，應該是一個使你可以對上帝敞開胸懷並提升精神意識的機會。麥克阿瑟將軍說：「巴丹的狐狸洞內沒有無神論者。」當疼痛、受苦和死亡使我們想要接近上帝時，並不需要感到羞愧。

海明威在《我們的年代》這本短篇小說集中寫道：

在佛薩塔，當轟炸把戰壕炸得粉碎時，他平躺在地上，汗流浹背，開始禱告：「喔，耶穌基督，帶我離開這裡吧。親愛的耶穌，請帶我離開。基督，求求你，求求你，基督。只要你讓我全身而退，你要我做什麼我都願意。我相信你，而且我會告訴世上所有的人說只有你才是最重要的。求你，求你，親愛的耶穌。」

這男人逃過一劫，猛烈的砲轟轉移到別處去了。海明威又戲謔地加了幾句：「第二天晚上，回到瑪斯特時，他沒有對在羅莎別墅與他一起到樓上去的那個女孩，談起有關耶穌的這件事。他從沒有對任何人提起過。」

我對這一段描述記憶深刻，它生動地捕捉了絕望可以在一瞬間使我們猛然轉向上帝，然後我們又往前進，甚至可能遺忘當我們在危急時刻時，曾有多麼需要上帝的幫助。

第七條守則：絕對不要相信「不會出任何差錯」的說法

每次一個醫生以任何物品，譬如一種藥物、一根針或甚至是一個栓劑侵入身體時，就會擾亂身體的自然平衡。身體是神聖的創造物，可以處理大多數的擾亂，可是沒有人知道什麼時候身體的反應會不依照預期的方式。併發症就是會發生，那是生命的一個事實。

要問問自己：我們之中有多少人從沒發生過車禍？每個人在駕駛生涯中，一定至少碰過一次檔泥板擦撞的情況吧？有多少人從未接到過任何罰單呢？應該沒有吧！沒有任何情況可以向任何人保證說意外或不幸的事故絕不會發生，因此如果有外科醫生告訴你說「絕不會出任何差錯」，那他若不是個笨蛋，就是在說謊，或許兩者皆是。

我記得當我還是個神經外科的駐院醫師時，曾經目睹一件悲慘的病例。出事的是一個三十幾歲的健康男人，有三個稚齡的小孩，他和太太決定不想再生育了，所以他這個當丈夫的應該接受結紮手術。他們的決定很合理。輸精管切除術是一個小手術，出現併發症的機率極低，而且復原的時間比女性接受輸卵管結紮手術要快多了。

他進醫院接受手術。手術進行得很順利，第二天他就回去工作了，到了第三天，他開始覺得鼠蹊部有點痛，隔天疼痛的感覺有增無減。他約好在同一天下午去看他的醫生。當醫生檢查傷口時，發現傷口已經受到感染。他讓這個年輕人服用抗生素，並且要他兩天後再去看他。當那個男人回診時，鼠蹊部已經嚴重發炎，有些紅色的感染物也向上感染到腹部，身體兩側的淋巴結也都腫大了。

那位泌尿科的外科醫師立刻讓那男人住院，他和感染病症的專家會診過後，爲那男人注射強力的抗生素，以控制發炎。儘管所有的措施都緊急且合宜，感染仍持續擴大，侵入病人的血管。接著，他的心臟瓣膜也受到感染，心臟開始衰竭，於是他接受了緊急的瓣膜替換手術。當瓣膜被切除時，我們稱爲「植物」，也就是瓣磨邊緣塊狀的感染物斷落了，轉移至他的腦部，不久，他的腦部便出現了濃瘡（我是因此而認識他的），最後他還是死了。

當你追溯這一連串的事件時，始作俑者就是最初的輸精管結紮手術。沒有人會想到這個可憐的男人會因爲接受這個小手術而死亡，可是結果還是發生了。

最後，有一點小迷信是有益的。如果你說絕不會出任何差錯，那麼你就是把厄運帶給你自己。基本上，你創造了一個機會或理由讓不幸的意外發生。要謙卑，要感恩，因爲好運是一種恩賜。

第八條守則：不要被變成只是另一個病人

醫院就是有辦法使每個病人看起來都差不多，而且感覺也一樣。病人穿著單調的醫院袍子，拖著點滴桿，汲著塑膠脫鞋，彎腰駝背地在醫院裡走動，全身都有一股醫院的味道，就像過期的維他命和清潔劑。

變成沒有面孔、沒有名字的病人，對任何人而言都不好。沒有人應該只是四四八號病床那個盲腸發炎的病人而已。很難伺候的病人令醫院傷腦筋，醫院最不想碰到的就是Homo indominatus——野蠻人。醫院不想處理每個人的獨特性，就算只是一套睡衣，或是繡了我們姓名縮寫的浴袍。醫學中心的運作依靠一致性，他們希望每張病床、每件衣物和每盤食物都一模一樣，這樣對他們來說比較容易管理。

可是對活生生的人而言，一致性卻不好。生命本來就具有多樣性的變化，這些特徵會增加生活的色彩、層次和興奮。因此我要鼓勵當病人的你反抗，你要當一個獨特的人，要把你喜歡穿的舒適衣物帶到醫院去，把小孩的照片擺出來，把祖母為你縫的被子帶去。這些都是幸運符，是提醒你獨特性的神聖物品。詩人迪倫・湯瑪斯說，我們都應當「憤怒，憤怒地對抗即將消失的光芒」。最後，我們的家人和朋友提醒我們，我們有多麼受到重視。他們給我們生動的提示，展現我們生活的目的。

第九條守則：聽你愛聽的音樂

我不會想要住在一個善最終無法戰勝惡的世界裡，或者是一個沒有音樂的世界。我無法想像一個沒有音樂的世界。有人說：「音樂是人類心靈的語言。」音樂帶給我們活力，為我們注入情感的色彩。音樂的活力可以讓你的病情好轉，只要戴上耳機，你可以聽你最喜歡的音樂而不會干擾到任何人。

音樂治療領域的新研究指出，病人的心跳頻率常會與音樂的節奏同步。人們覺得巴洛克音樂聽來令人舒坦，原因之一是這種音樂固定每分鐘六十四到六十八拍，與心情平靜且放鬆時的心跳頻率相同。音樂可以是治療過程中一種有力的附加物，也是你所能找到的最安全的藥物，你可以自己決定劑量，而且不用擔心有毒的副作用。

我非常贊成在動手術，當病人已經沉睡時，讓他們透過耳機聽音樂。根據報導，這樣的病人醒來時，比沒聽音樂的病人意識更清楚，心情也更平靜。我認為，從麻醉的狀態進入一個充滿撫慰作用的音樂世界，對病人一定是有助益的。我也主張病人的家屬帶一些病人最喜歡的音樂，讓昏睡不醒或意識尚未恢復的病人透過耳機聆聽。音樂的作用是情感的，出自心靈深處的，而我希望可以運用所有正面的能量來幫助病人復原。

第十條守則：絕不要讓醫院的規則妨礙探病時間

大多數的醫院要所有人在晚上八點以前都要離開醫院。奇怪的是，家人和朋友在夜晚時會有所妨礙，但白天時卻不會。醫院也有限制兒童到醫院的規則。如果你生了一場大病或經歷一次大手術後，已在慢慢復原中，難道不想要你的孩子來看你嗎？我認爲這種限制家人探病的堅持是不健康的，根本就是去除支持的體系。當然，這一切都要視病人的希望而定。

如果我可以決定，我會允許連狗都可以帶進醫院。馬、鸚鵡、受過訓練的海豹，誰眞的在乎呢？我們所愛的人或動物帶給我們的生趣，怎麼可以在我們最需要的時刻遭到封鎖呢？你不認爲，如果我所愛的狗可以和我一起睡在病床上的話，我會好得快一點嗎？那還用說！

摩納哥飯店是我到舊金山時最喜歡住的一家旅館，原因是他們會在旅館房間內放一隻金魚陪伴客人。我發現自己會和那隻金魚說話。那隻金魚會將新的生命帶進我的房間，成爲我的伴侶，我的旅館室友，使我的精神振奮。對一隻兩吋大的小魚來說，還眞不賴吧！

你想，有任何醫院會有這樣的想法嗎？不可能！他們會找傳染病專家及表情嚴肅的行政人員一起開會，然後會在白紙上預測，一個破魚缸的碎片可能會割傷病人的腳，引發水傳染的疫病和醫療訴訟的惡夢。醫院會提出一百個「好」理由，說明爲什麼他們絕不可能在病房裡放一隻金魚。

因此我建議你盡快出院回家去。離開醫院後，你就開始取回恢復環境的控制權，你可以和你的狗在一起。我也會告訴你，無論你的狗在舔你的臉時可能帶給你什麼病菌，根本比不上我們醫院內那些已經對抗生素產生抗體的劇毒飛蟲。

另一點相關的是，我必須說，小兒科病房現在已經接受了讓父親或母親陪小孩在病房裡，要比讓小孩單獨在病房裡更爲健康的說法了。所以說，如果一天二十四小時都有家人陪伴並不會害死我們的孩子，爲什麼我們不讓這個政策擴及所有的病人呢？最後，如果你沒有一個親愛的家人夜裡在醫院內「值勤」，那麼誰可以來看護你呢？誰可以來監看可能發生什麼事情呢？

身爲外科醫生，我看到家屬爲了陪伴病人而留在醫院過夜時總是感到很放心；相反的，當我看到病人孤單一人，常常都沒有家人照料時，我就會開始擔心。沒人來探病，就是一個警示，我會想，當這些病人回家後，誰來照顧他們呢？站在專業的立場，我會問自己，如果他們在這世上是孤獨的，那麼他們想要活下去的意志力會有多強呢？想要活下去的意願是任何復原過程中最重要的一部分，而這總是與我們感覺有多麼被愛有關。

第十一條守則：自己要有活下去的意志力

有一個奇怪的老笑話，關於一個男人去拜訪他的律師，想要討論爲什麼太太最近看起來似乎很不快樂，他擔心太太可能準備要離開他。

律師問他：「嗯，你太太快樂嗎？」

丈夫回答：「我想她並不快樂。現在想起來，她好像從來都不笑。」

律師說：「那就回家去，想辦法讓她笑吧！說些笑話給她聽。」

於是丈夫回家去，開始說笑話給太太聽，一個接一個地講。

一個星期後，男人又來找他的律師，說道：「呃，我太太離開我了。」

律師問：「你沒有說笑話給她聽嗎？」

丈夫回答：「有啊，她告訴我說她不快樂，但卻一路大笑著走出門去。」

這故事是要說，你可以讓別人笑，卻不一定能使他們感到快樂。同樣的，如果他們很悲傷、很消沉、很氣餒，如果他們已經不想活下去了，就算外科醫師的技巧再高明，都不可能違反他們的意志而使他們痊癒。我們不是常看到，某個人在失去人生伴侶後便跟著慢慢凋逝了嗎？我們不是也常看到，一個人變得完全「洩氣」，就像我在幾章前所提到的洛基那樣，最後無可避免地逐漸消逝嗎？有多少次，我們看到一個人因心碎而死？沒有人可以取代你的人生，沒有人可以給你生存的慾望，沒有人可以給你生存的意志力。

第十二條守則：創造你自己的痊癒儀式

從我之前的忠告中，或許你也可以看出，我希望病人在治病的過程中，扮演主動的角色。他們必須創造個人的儀式或典禮，幫助自己專注於治癒的能量，或改正內在的不平衡。我不管那可能是什麼儀式——煙燻、水晶、芳香療法、按摩、甚至蠟燭（記得吉普賽女王的故事吧），這些儀式可以很通俗，像每天禱告或冥想；也可以很有創意，例如在身上塗抹熊脂和香草（但千萬不可以塗在傷口上，拜託！）。

心理神經免疫學是一種新科學，探查我們的情感狀態如何增強或干擾免疫系統的反應，而直接影響我們的生理。我們的白血球可以對抗細菌、病毒和質蛋白質造成的感染，每一顆都有接收器可以偵測到其外表某種特定的縮氨酸。這些縮氨酸是由腦部所釋出的分子，告訴身體的其他部位（尤其是我們的免疫細胞），我們有什麼「感覺」。想像一下，你就要被一隻史前的長牙虎攻擊了。在老虎咬你的情況下，可能的好處是你的免疫系統會突然激烈地啓動。如果你的身體出現傷口，你就可能需要增強的免疫系統來對抗感染，因此便自然發展出一種方式，讓我們的情感狀態自動調整我們的免疫系統。人類的白血球接收器連接到特定傳送訊息的分子，已經歷了相當程度的進化。我們的免疫系統對於一種稱爲「腦內啡」（腦所分泌的具有鎮痛作用的氨基酸），意思爲「由內部鎮痛」的分子，特別敏感。腦內啡是一種如鎮定劑般、很有力的分子，可以調節中樞神經系統內的愉悅與幸福感。當我們覺得快樂時，我們所分泌的腦內啡會比難過時所分泌的濃度更高。當循環的腦內啡濃度高時，就會有更多分子附著於白血球的接受器上，啓動白血球去對抗感染。如果你覺得悲傷或氣餒，白血球所受到的刺激會比正常情況下少，因此你的免疫系統可以說受到了抑制。這個事實可以說明，爲什麼心愛的人死去所造成的傷痛，對於倖存者的發病和存活會有那麼深刻的衝擊。

白血球這種被循環的腦內啡啓動的能力，可以說相當戲劇化。在一個例子中，一群自願者被帶去看輕鬆的電影（多半是鬧劇），他們看了幾個鐘頭後，接受抽血樣本。第二群自願者被帶去看恐怖片，是那種會讓你心跳加速、以手遮住嘴巴以免失聲尖叫的電影，同樣的，這群人也接受抽血測試。

接著，這兩群自願者的白血球被分離出來，放到培養皿中去攻擊在培養皿內的細菌。你猜怎樣？從看喜劇片而歡笑的那群志願者所分離出來的白血球所殺死的細菌，超過從看恐怖片那群人所分離出來的白血球——快樂可以增強免疫系統的功能。相反的情況也可以解釋爲何有人會屈服於「巫毒」而死亡，或因心碎而死。

第十三條守則：想要盡快痊癒，就要避開負面的影響

我一輩子幾乎都夢想在西部擁有一座馬場。我住在波士頓時，固定和一個同爲外科醫師的同事共進午餐。他名叫雷夫，人很好，我們經常交換有關家人的故事，如此數年，雷夫和我成爲很親近的好友，最後我也把想到西部去的夢想和他分享。只不過，似乎每次一

談到這個話題，雷夫就會說出一大串會使我不可能達成夢想的阻礙。頭一、兩次，我只是聳聳肩，不加理會，可是我注意到他提出反對和阻礙卻成爲一種習慣，而且每次都令我感到洩氣，漸漸的，我發現自己迴避和雷夫一起吃午餐了。他慢性地在毒化我的夢，但我需要這個夢來支持我捱過駐院醫師的時期。過了一陣子，我便決定只有當我自認爲很有防禦，而我的馬場夢也不會出現在餐桌的談論中時，我才和雷夫碰面。

我們在生活中總會碰到負面的人和影響，雖然他們存在，但並不表示我們一定要接受。當我們受到負面影響時，自己必須清楚知道。決定要避開這種負面的「震央」並沒有錯，你要牢記，要接受什麼影響是你的職責。當我們生病、有壓力或悲傷時，更容易受到負面的影響，這個時候，我們必須排除無法使我們振奮起來的勢力。最簡單的基本原則是：這個人來看過我之後，我會不會覺得比較好？不要因爲要保護自己而感到愧疚。

第十四條守則：不要為年老而抓狂

美國文化對於老年有種恐懼，在接下來的幾十年裡，我們的社會會因爲嬰兒潮的狂流，而經歷有史以來前所未見的人口老化問題。我們要將這麼多人安置在哪裡呢？我們要如何重整社會脈絡，以處理所有老年人的問題呢？我承認我也將是其中的一個。

在北美原住民及亞洲的許多文化，例如中國、印度和日本，老年人受到的待遇是不同的。這些文化中，老年人不會受到排斥，而是受到敬重，他們被視爲是家族中的珍寶，年輕人爭相著要照顧老年人。照養老年人被視爲家庭中最高的榮譽，是神聖的職責，必須經過挑選才能擔任。如果美國文化也以這樣的角度去看待老年人，我們的老年會有多不同？我們對老弱的認知又會有多大的改變呢？我們不用害怕會被放逐和禁錮在養老院裡，而是有家人尊敬我們，直到我們走到盡頭爲止。

爲什麼我們會憎恨，或者是害怕老年呢？我相信，部分原因是因爲我們在日常的意識中根本沒有想過相互性、群居性的死亡經驗。想想這個統計數字吧：接受施測的人之中，有百分之九十五的人清楚地表達希望能死在家裡；然而，目前卻是有百分之九十的人死在醫院裡，這很不對吧。

有人提出一個解釋，說醫院比較適合處理死亡。「他們有設備。」我們告訴自己。「而且，在家裡，我們要如何護理病人呢？小孩子會怎麼想？帶他到醫院去吧，他可以在那裡死去。」結果是，死亡的經驗自我們的生活中剔除了，有許多人從未見過一個人去世。我相信我們對於老年、老弱（甚至畸形）的態度，在我們發現可以將死亡以一個更好的方式整合到每個人的經驗之前，都不會改變。只有當我們達成夢想，可以有尊嚴地死在家裡，四周圍繞著我們所愛的人時，我們才有可能「治癒」這個憂慮。選擇如何死，和選擇如何活，一樣重要。

第十五條守則：不要摒棄替代醫學

我最喜歡的文學和醫學英雄之一威廉．歐斯樂爵士，在一九一〇年時曾針對替代醫學寫道：

我覺得我們醫學界的態度不該是敵視的，對於我們被另一種新信念的風吹走的兄弟和姊妹們，我們必須溫柔相待。

——〈療癒的信念〉，《英國醫學期刊》，一九一〇；一：一四七〇—二

多數醫生對於替代或整體醫學有種天生的不信任。爲什麼醫生對於整體醫學會如此抗拒呢？我完全想不透。如我在稍早的一章中討論過的，整體醫學之所以廣受歡迎，一定有它的道理。首先，我們似乎都同意，不管內心的感覺是什麼，對健康都有戲劇性的影響，每個人都這樣覺得。一種醫學的形式，例如整體醫學，會使個人受到吸引（並有道理），一定也適用於所有的人。

第二，一般大衆懷疑醫學專業極想導引病人遠離整體的解答，這種不信任一部分來自於有些醫生對另類醫療的嚴加譴責，他們根本連聽都不願聽另類醫療可能有的好處，便嗤之以鼻。這種醫學「偏見」已經有了改善，因爲聯邦政府已開始資助（雖然金額少得可憐）

另類治療的研究，這可以使整體醫學在傳統醫生的眼中，具有較能被接受的科學立場。

底線是，當傳統的對抗療法已證明無效時，就必須探查另類療法。對另類醫療嗤之以鼻的醫生不但有偏見，且心胸狹窄。我通常懷疑，如果他們那麼快就斷定另類醫療無效，那麼他們對任何新的醫療也可能同樣具有偏見，不管經由什麼方法。心胸狹窄的人，對所有新的想法同樣都難以接受。

第十六條守則：絕不要讓醫生決定你的尊嚴

醫療照護體系中，有許多是令人覺得屈辱和丟臉的。我相信病人對於什麼可以接受，什麼不可以接受，應該要嚴格要求醫生。我們當醫生的常常對病人做某些事情，只因爲我們知道該怎麼做。醫學的干涉可以到什麼地步，最好是在我們生病之前就要想清楚。在威脅生命的危機中，對於接踵而至的事件便很難阻止了。要大聲且清楚地把你的希望說出來。

我必須對病人指出，我認爲「活下去的意志力」和「事先的指示」是無價的。有許多病人會指示，他們不希望爲了使他們存活而採行「英雄的方式」。例如，如果一個人指示，他不願靠呼吸器和插管來維持生命，醫生或家屬仍有許多斟酌的空間。病人的意思是說，絕不可以使用呼吸器嗎？還是說，治療如肺炎那種暫時的狀態是可以使用呼吸器的；但如結果可能導致長期靜止的狀態，必須無限期的使用呼吸器，就必須避免？治療他的醫生對於結果有多確定呢？百分之九十？萬一結果不如預期，醫生有權力拔除呼吸器嗎？而且必須在哪種情況下？在最後的分析中，只有家屬、血緣最近的人（或我們透過律師的力量而賦予權利的人），才可能在變動的醫學場景中值得我們信任，護衛我們的尊嚴。

在這方面，我認爲病人必須和家屬及朋友進行一系列「死前的」討論。在你生病前和入院前，就該進行這些談話。想像一些場景，雖然有些是很不愉快的，但對於你所珍視的和所關切的，都要說清楚。記住，你是在提供未來的指示和一份地圖，在你已無法讓別人知道你想要什麼的情況下，指示你親近的人該如何著手處理。這顯然是一件重要的事，且唯有被看成是表達一種相互的愛和支持時，才能做到。

第十七條守則：絕不要讓醫生限制結果

有很多醫生可能沒什麼想像力，尤其是在預測某些疾病或外科手術的結果時。對於癒後，他們常會以某些慣用語來開場，例如：「多數病人無法恢復原本活躍的生活型態」或「你會發現必須限制自己的許多活動」。這種「社論」式的意見會在病人心中種下一顆種子，限制病人的期望。其次，某些事情對「在大部分曲線之下的（多少）人」可能發生，也可能不會發生。記住：所謂的「平均」人數，只是統計想像中虛構出來的，並沒有一個平均的人存在，所以也沒有所謂「平均的結果」。

我曾經認識一個數學家，他向我解釋統計學的「主觀性」。他說：「假設一棟大樓的屋頂上有一個槍手，大樓下面站了一百個人，你是其中之一，你被告知槍手必須開槍打死你們之中的一個人，被殺的機率是百分之一。那一槍發射的一剎那，對被射中的那個人而言，機率是百分之百。稍早之前他有百分之九十九可以活命的機率，已完全無關了。」同樣的，即使某種病的存活率只有百分之十，而你是這百分之十中的其中一人，那麼你存活的機率剛剛已上升到百分之百了。

每個病人都被統計數字所苦，這些數字似乎已經成爲敘述每種疾病過程不可或缺的一部分。在各種研究和調查的支持下，這些數字成爲「機率」、結果，或癒後。它們就像可怕的野獸，從科學文獻裡蹦出來。我們爲了支持自己通過威脅生命的疾病而構築起來的心理防禦，可能會因這些數字而瓦解。聽到或發現統計數字，常是我們了解疾病最難受的一部分。病人需要聽到事實，但是他們也需要由這個事實得到安慰：統計數字對單一個人而言並不具任何意義。當數學家考慮到單一個人，也就是所謂 $n=1$ 時，所有統計數字的機率和預測便失去了意義。數字能告訴我們的只有人口，一大群一大群的病患。採樣的個人愈多，統計數字就愈精確，但是這些數字永遠無法預測到某種病症或接受某種手術的**一個人**會有什麼結果。我們可以在這種統計數字的無效性和數學的單一性中，得到庇護。當數字壓得我們喘不過氣時，我們便可在獨特性中得到保護，這爲我們免除了所有的機率。

每個人的心裡都有一個勝利者，在適當的時間、適當的情況下，我們都可能會有「奧運的表現」——一生之中至少一次。記住，得到金牌的運動員是因爲他是「全世界最好」而接受冠冕，而不是因爲他「比一般平均好」。因此，不要讓醫生隨口說的數字扼殺了你心裡面那個「運動員」。想要痊癒或從重大手術中恢復，就應該要有運動員爲了回到運動場上所必須有的訓練和決心。最好的醫生會鼓勵病人，使他們有最好的表現，就像教練一樣。其他的醫生卻常常潑你冷水，但千萬不要讓他們使你灰心。每個病人都想要自己的復原是個例外，是全世界最好的，因此不要怕去想要讓它成真。我的經驗告訴我，那些相信他們的病會好的病患，通常都會痊癒。

第十八條守則：一定要問醫生，如果是他，他會怎麼做

問你的醫生，面對和你一樣的難題時，他會怎麼做。如果是他所愛的某個人發生了同樣的事呢？這是運用任何醫學照護或治療的最終標準。所以，問問你的外科醫師，換成你是我的話，你會怎麼做？然後當他回答時，你要直視他的眼睛。假如他移開目光，一定有什麼不對。我的忠告很簡單：如果醫生無法坦白告訴你，你又怎能再繼續接受他的診治呢？去找另一個外科醫師吧！

第十九條守則：指定某人為你的守護天使

如果你是病人，想要活著離開醫院，擁有一個可以看顧你的守護天使是很重要的。多數人對於醫學界有多容易出錯都沒有概念。研究指出，曾經住院過的人，都曾經是一次或多次疏失的受害者。幸好，大多數的疏失都是無害的。手術之後，當你已經可以進食時，

餐盤沒有送來；你應該要吃兩顆止痛藥，結果護士只給你一顆；醫院給你的拖鞋，是另一個病患穿過的。這些都是小事，但仍然是失誤。

然而，更可怕的事實是，據聯邦政府估計，每年因爲醫療體系出錯而喪命的人，可能高達二十五萬人。一項研究顯示，這些錯誤有一半是完全可以預防的。健康照護界的人都堅持說他們已經盡一切可能減少疏失，但其實並不然。再說，單靠人的努力並不能減少失誤。想想看，如果空中交通控制系統只靠一個人的記憶或手寫的紀錄來確保飛機不互相擦撞的話，那會有多安全呢？那會是一場災難。因此航空當局很久以前就已決定，必須以精密的電腦化監控來引導和警示空中交通控制人員處理空中複雜的變數。

回顧這種電腦系統化的監控系統，自一九八〇到一九九〇年間，航空業與飛航相關的致命事件，減少了百分之三十以上。一個人死於撞機或飛航事故的可能性，低於三百萬分之一。就統計學來說，一個人必須一天飛行二十四個小時，每星期飛七天，連續飛行四年，才有可能碰上一次事故。不過，在同樣的十年間，美國健康醫護業的致命率卻上升了百分之兩百以上。經歷醫學疏失而延誤出院時間的機率是百分之一，因爲疏失而喪命的機率則接近千分之一！這些可怕的統計數字使美國醫學界蒙羞。

許多健康照護的專家抗議說，多數醫院和醫療院所的利潤極低，因此無法投資於爲了降低這些醫療疏失的悲慘數字所需要的精密系統。但是他們並未指出，這些醫療疏失所造成的損失有多驚人：每年超過四百億美元。甚至只要減少一部分的疏失，就已超過讓美國健康照護安全的支出了。爲什麼就是沒人站出來抗議說這必須停止，而且就在此時此刻？

每年因醫療疏失而造成的死亡人數，相當於一年中每一天都有一架七四七噴射機墜機所造成的死亡人數。你認爲這還要持續多久，政府當局才會下令讓所有的飛機在系統改善之前全都停飛呢？如果安全有疑慮，我們之中有多少人會願意座上一架七四七噴射機呢？然而，無論你喜不喜歡，幾乎每個人都得進醫院，不是嗎？我們不能當待宰羔羊，靜待系統改善。

因此，我的忠告是，從你的家人中指定一位聰明又專注的人，派他記下你所接受的一切事物——一切。他們必須記下每個出現的問題，要去詢問醫護人員，檢查醫藥，鉅細靡遺地問東問西。他們必須仔細記錄，無所遺漏。他們必須檢查送來給你吃的每一顆藥，並問：那顆藍色藥丸是做什麼的？他下一次吃止痛藥的時間是什麼時候？在那瓶點滴打完前，他們不是應該再掛另外一瓶嗎？今天什麼時候要接受CAT掃瞄？醫生何時要來巡房並和我們談話呢？

一如我稍早已經指出的，每次有人入院，就會出錯。不過到目前爲止，最多的疏失是因醫藥失誤而引起的，所以你要學習詢問施予病人的每一種醫療、每一顆藥丸和每一次注射。

我現在要告訴你，當我是實習醫師時所發生的一件幾乎致命的意外。在一間兩人房的病房中，一號病床有個剛動過選擇性手術的病人，而醫生所寫下的指示要他開始喝清澈的液體，並在能夠容忍的範圍內進食。護士決定給他一杯蘋果汁，這是所謂「清澈的液體」中最受病人喜愛的。二號床的病人則是「脆弱的」，他的血糖可能猝然改變，他是個剛接受截肢的糖尿病患者。第二個病人應該每隔四小時就取一杯尿的樣本去驗尿，好讓護士根據尿液中是否有過多糖份而調整胰島素的注射量。你大概可以猜到接下來發生了什麼事。

一位護士進來，把蘋果汁錯放到二號病床旁，也就是有糖尿病的那位病人。第二個護士進來，看到一杯琥珀色液體放在糖尿病病患的床頭桌子上，以為那是尿液樣本，抓起杯子，迅速插進量液棒。當然，這是一杯加了糖的蘋果汁。量液棒的驗尿結果是糖份高到危險的程度。護士驚慌失措，離開病房去取高劑量的胰島素來為病人注射。

第三位護士進來了，發現糖尿病患者那杯尿液放在病房外面，就在第一位病人的病歷表旁。她看見紀錄上寫了蘋果汁，以為這就是一號病床的病患要求要喝的果汁，便拿起杯子，放到病人的床頭櫃上。第二位護士回來了，在二號病人的靜脈注射管中加入了高劑量的胰島素。不用說，當一號病人突然吐出他所喝下的惡臭室友尿液時，二號病人也因為接收大量胰島素而痙攣。我們必須總是抱著某個環節一定會出錯的想法。

不要怕被嫌小題大作。記住，只有吱吱作響的輪子才會得到潤滑油。醫護人員知道有人一天到晚盯著看時，一定會比較留意的，這是人性使然。問你自己：我們有多少人在看到警車停在路邊時還會繼續加速呢？誰都不會！我們都會踩剎車，讓車速回到速限以下。醫院裡的情況也是一樣。

第二十條守則：能不開刀就不開刀

動手術是「最後策略」，只有當比較不具侵入性也不危險的醫療無效或失敗時，才需接受手術治療。大多數「預防性的」手術，我都不贊成，因爲有太多意外可能會發生。通常你想要藉由開刀預防的併發症，正好就是開刀時會出現的。例如，有個病人被發現頸椎盤腫大，外科醫生建議進行切除，因爲「萬一出車禍時，說不定會半身不遂」，於是病人便同意將頸椎盤切除。

難以想像的事發生了：手術中，出現對脊椎意外地操弄和創傷。頸椎盤切除了，但病人醒來時已經全身癱瘓。也有可能，你爲某人的臉部動手術，想讓他看起來比較年輕，但卻出現了併發症，一連串的感染開始了，使病人變得畸形。所以說，從可能發生意外的角度來看，整形手術合理嗎？無論你喜不喜歡，動手術就是雙重賭注，對病人和醫生皆然。

因此，病人何時可以同意動手術呢？必須符合兩種情況中的其中一種，才能接受手術。第一，你的性命是否有立即且直接的危險。假設你被診斷出罹患癌症，必須移除癌細胞。雖然有些違反常理，但此時的決定是直截了當的。如果你不開刀，便很有可能會死，那麼你值得一賭。同時要找有經驗的外科醫師爲你動手術，這樣賭贏的機率才會更高。然後，就像他們在賭場裡說的：**Les jeux sont faits.** 賭注已下，你只能把一切交給上帝和你的同伴了。孤注一擲吧，因爲將會發生的事必會發生。別忘了禱告。

第二種狀況比較複雜，想知道是否已經符合這個條件比較困難。問你自己：如果不動手術，生活方式會受到嚴重的威脅嗎？例如，你的膝蓋受傷了，對原本活躍的生活造成困擾，讓你不能去爬山健行。因爲太不舒服，你也不能再打網球或騎單車了。這個作用不良的膝蓋並不會致命，但沒有矯正的話，你可以享受生活的樂趣嗎？所以，要不要開刀由誰決定？由你自己。這是外科醫師能提供你選擇的灰色地帶，將各種機率告訴你，但只有你知道自己想要怎樣的生活；也只有你知道爲了自己想要的生活，你願意冒多大的危險。

眾生系列 JP0038X

手術刀與靈魂：外科醫師與超自然經歷的邂逅，以及療癒的希望

作　　者／艾倫．翰彌頓（Allan J. Hamilton）
譯　　者／謝瑤玲
編　　輯／游璧如
業　　務／顏宏紋

總 編 輯／張嘉芳
出　　版／橡樹林文化
城邦文化事業股份有限公司
台北市民生東路二段 141 號 5 樓
電話：(02)25007696　傳真：(02)25001951
發　　行／英屬蓋曼群島家庭傳媒股份有限公司城邦分公司
台北市民生東路二段 141 號 2 樓
客服服務專線：(02)25007718；25001991
24 小時傳眞專線：(02)25001990；(02)25001991
服務時間：週一至週五上午 09:30-12:00；下午 1:30-17:00
劃撥帳號：19863813；戶名：書虫股份有限公司
讀者服務信箱：service@readingclub.com.tw
城邦讀書花園網址：ww.cite.com.tw
香港發行所／城邦（香港）出版集團有限公司
香港灣仔駱克道 193 號東超商業中心 1 樓
電話：(852)25086231　傳眞：(852)25789337
Email: hkcite@biznetvigator.com
馬新發行所／城邦（馬新）出版集團【Cité (M) Sdn.Bhd. (458372 U)】
41, Jalan Radin Anum, Bandar Baru Sri Petaling,
57000 Kuala Lumpur, Malaysia.
電話：(603) 90578822　傳眞：(603) 90576622
Email：cite@cite.com.my

版型設計／雅典編輯排版工作室
封面設計／黃健民
印刷／崎威彩藝有限公司

初版一刷／2009 年 3 月
一版六刷／2017 年 10 月
ISBN／978-986-7884-95-4
定價／320 元

城邦讀書花園
www.cite.com.tw

國家圖書館出版品預行編目資料

手術刀與靈魂：外科醫師與超自然經歷的邂逅，以及療癒的希望 / 艾倫・翰彌頓著；謝瑤玲譯.
-- 初版. -- 臺北市：橡樹林文化, 城邦文化出版：家庭傳媒城邦分公司發行, 2009. 03
面； 公分. --（衆生系列；JP0038）
譯自：The Scalpel and The Soul

ISBN 978-986-7884-95-4（平裝）

1. 神經外科 2. 奇聞異象 3. 通俗作品

416.29 98002024